Inhalt

Zu diesem Buch

Es ist mir eine Auszeichnung und ein großes Vergnügen, ein Vorwort zu Jan Silberstorffs neuem Werk, „Schiebende Hände – die kämpferische Seite des Taijiquan", zu verfassen.

Wir sind beide die offiziellen Vertreter eines traditionellen Kung-Fu-Systemes: Meister Silberstorff des Chen-Stiles des Taijiquan und ich des Leung Ting-WingTsuns. Beide betreiben wir eine Kampfkunst, die, um mit Jan Silberstorffs Worten zu sprechen, auf Leute sehr abstrakt wirkt, die es gewohnt sind, Trainierende zu sehen, die mit klar erkennbaren Techniken zum Angriff und zur Verteidigung aufeinander eindreschen. Wir beide lehren Techniken nicht, damit der Schüler sie einschleift, sondern damit er Spielmaterial hat, um die Prinzipien unserer jeweiligen Methode zu praktizieren und zu verinnerlichen.

Prinzipienorientiert statt technikorientiert zu sein ist sicherlich ein Merkmal der inneren Kampfkünste sowie es die Energiearbeit in einem unbeweglichen Stand ist. Taijiquan teilt sich mit dem Wing Tsun, so wie ich es lehre, aber auch die meisten taoistischen Prinzipien, denn unsere Künste wollen Taoismus übersetzt in Bewegung sein. Wir sind beide auf Unspezialisiertheit spezialisiert und üben unsere Formen und Partner-Routinen nicht als Selbstzweck, sondern um allgemeine Voraussetzungen für Wirksamkeit zu schaffen. So will ich diese „Großen Sieben" entwickeln: Bewusstsein, Beweglichkeit, Gleichgewicht, Körpereinheit, sinnliche Wahrnehmung, Timing und Kampfgeist.

Unser Element ist das Wasser und unser Tier die Schlange. Unsere spontanen Bewegungen sind idealer Weise unwiederbringliche Bewegungen des Augenblicks und sie entstehen – wie von selbst – durch die Interaktion mit dem Gegner.

Unsere jeweilige Struktur ist anders und die Interpretation mancher Prinzipien und tradierte Formen hat oberflächlich anders „aussehende" Bewegungsformen hervorgebracht.

Wir beide erachten es als höchste Kunst, selbst wenn wir nach dem anderen starten müssen, dennoch vor ihm am Ziel zu sein.

Seitenweise könnte ich unsere gemeinsamen Prinzipien aufzählen, aber ich glaube auch, dass wir uns dasselbe übergeordnete Konzept teilen.

Ich zitiere aus dem vorliegenden Werk: „ ... zu einer Einheit zusammenzuschmelzen ist ein hohes Ziel ..." oder „. solange ich mich von meinem Kontrahenten getrennt fühle, bin ich nicht bei ihm, und solange ich nicht bei ihm bin, keine Einheit mit ihm bilde, solange kenne ich seine Absicht nicht."

Alles ist eines. Wir und die Welt sind eines, wir sind nicht getrennt. Der andere ist auch ich. Ich bin auch der andere. Die höchste Stufe der asiatischen Kampfkünste ist immer eine spirituelle und die Stufe der sog. Erleuchtung. Wer sich nicht mehr mit seinem Verstand identifiziert bzw. verwechselt, sondern seinen Verstand nur als Knecht benutzt, wenn er ihn braucht, wer ihn aufgrund seines Meditationstrainings nach Belieben längere Zeit abzuschalten vermag, kann (wie es Eckard Tolle formulierte) den Schleier zerreißen, der uns Menschen die Illusion gibt, dass wir getrennt sind von der Natur, dem Sein (Gott) und dem Mitmenschen. Der Erleuchtete erkennt, dass wir auf einer Ebene, die jenseits der des Körpers oder des Verstandes liegt, eins sind mit allem was ist, auch mit dem anderen, der sich aufgrund seiner Identifikation mit seinem Verstand für unseren Feind hält.

Aber seine Energie ist meine Energie, meine ist seine. Seine Bewegung determiniert meine, so dass man sagen kann: Seine Bewegung ist meine Bewegung.

„Ich habe die Techniken des Gegners zu meinen gemacht", heißt es bei Bruce Lee. Jan Silberstorff schreibt: „Das Gegenüber bestimmt meine Bewegung."

Der Angriff des anderen liefert mir schon meine Abwehr mit, wenn ich entspannt bin und im Einklang mit mir und der Welt. Wir müssen nichts tun, alles ist schon da. Wir müssen das Tun aufgeben oder das Nicht-Tun tun.

Die tiefe psychologische Erkenntnis, dass alles eins ist und die Menschen sich selbst ihre Probleme kreieren, erfordert zwingend eine Transformation des Menschen, der Kung Fu mit Erfolg betreiben will. Wenn er sich nicht verändert, dann wird seine Kampfkunst immer so bleiben, wie er selbst ist, aber es wird sich nie dem Ideal nähern.

Wenn ich das gesamte Kampfgeschehen grob einteilen sollte, dann sehe ich drei Teile, die ineinander übergehen und zu einem werden:
1. Ich verbinde mich mit dem Gegner, um seine Absichten und ihn zu kennen und dadurch nicht getroffen zu werden (Adaption).
2. Ich trenne mich von ihm, um ihn zu schlagen oder ihm das Gleichgewicht zu nehmen und nicht mit ihm zu fallen (Elimination).
3. Ich besinne mich wieder darauf, dass der Ex-Gegner auch ich ist, beende die Kampfhandlung und kümmere mich um den anderen (Empathie).
Der Kreis schließt sich. Meine Devise ist dabei: Dein Wille geschehe, damit sich meine Nicht-Strategie erfüllt!

Ich surfe gelassen auf dem komplexen Prozess der Interaktion und nutze den richtigen Augenblick zum mühelosen Angriff.

Vor dem Kampf bin ich vom Gegner getrennt, das heißt, wir haben keinen taktilen Kontakt. Um in Kontakt zu kommen und ein Körper mit dem Gegner zu werden, bewege ich dem gegnerischen Angriff meine(n) Arm(e) entgegen. Alles Übrige geschieht von selbst ohne mein bewusstes Dazutun. Wenn ich meine Hausaufgaben gemacht habe und dazu gehört in erster Linie mein Chi-Sao-Training, muss ich mir keine Sorgen machen.

Im Taijiquan entspricht unser Chi-Sao dem Tui Shou, den „Schiebenden Händen". Da dem taktil-kinästhetischen Training 70% unserer WingTsun-Trainingszeit gewidmet ist, habe ich das Werk meines Kollegen Jan Silberstorff mit großer Aufmerksamkeit studiert und kann es jedem ans Herz legen, der Einblick in die Kampfesweise interner und taktil gesteuerter Systeme gewinnen will, die ihre „Techniken" aus ihren Prinzipien generieren statt tausend Antworten einzuüben, die dann vergeblich auf tausend dazu passende Fragen warten.

Prof. Dr. h.c. Keith R. Kernspecht
10. Meistergrad im Leung Ting WingTsun (IWTA, Hongkong)
Leiter der Europäischen WingTsun Organisation (EWTO)
69257 Neues Schloss Langenzell bei Heidelberg
www.ewto.com

Vorwort

Die Schiebenden Hände (tui shou – pushhands) sind nicht zu trennen von den Handformen des Taijiquan. „Was immer wir uns für Abkürzungen oder Vereinfachungen während des Formentrainings erlaubt haben, so werden sich diese bei den Schiebenden Händen als Schwachpunkte erweisen. Dies wiederum wird es dem Gegner erlauben, sich uns gegenüber einen Vorteil zu erringen.", so Großmeister Chen Xiaowang in seinem Artikel über die 5 Stufen der Entwicklung im Taijiquan.

Wenn also im Folgenden die Schiebenden Hände (tui shou) im Einzelnen und in einem in sich abgeschlossenen Rahmen besprochen werden, so geschieht dies nur vor dem ernsthaften Hintergrund, dass ein gewissenhaftes und vor allen Dingen korrektes Formentraining als Hauptbestandteil des täglichen Trainings vorausgesetzt wird.

Denn zum einen ist es nicht nur verstaubte Vergangenheit oder Tradition, wenn behauptet wird, alles Gongfu liege in den Formen. Aus meiner eigenen Entwicklung heraus kann ich bestätigen, dass zumindest mein eigenes Level, wie hoch oder niedrig es auch immer einzuschätzen ist, sich hauptsächlich aus dem Formentraining entwickelt hat. Ich hatte bereits einige große Turniere gewonnen, bevor ich meinen Unterricht bei meinem Meister Chen Xiaowang beginnen durfte. Aus heutiger Sicht war das Training, wie ich es vorher absolvierte, tatsächlich in der Art, wo Form und Kampf zwei mehr oder weniger unterschiedliche Dinge waren und zwar beieinander waren, sich aber gegenseitig relativ wenig befruchteten.

Doch als Chen Xiaowang mich in die Seidenübungen (can si gong, reeling silk) und in die `Stehende Säule´ (zhan zhuan) einführte, erschienen mir diese Basisübungen der Form so entscheidend, dass ich ein Jahr lang niemanden mehr „anfasste" und ausschließlich diese Übungen machte. Nach diesem Jahr war mein Können in den Schiebenden Händen etwa verdoppelt worden. So hatte sich für mich eine lange Sehnsucht endlich erfüllt: Den wahren Inhalt des Taijiquan erlernen zu dürfen. Und nicht wie so oft durch fehlendes Verständnis inhaltslos gewordene Formen mit angedichteten Inhalten zu füllen, um dann den Kampf in einer hiervon völlig unterschiedlichen Weise einzutrainieren. Viele Systeme, die der Versportlichung zum Opfer gefallen sind, stagnieren an diesem Problem des verloren gegangenen Verständnisses des Zusammenhanges von Form und Kampf. Schon Gichin Funakoshi (jap. 船越義珍; * 1868; † 1957), der offizielle Begründer und wohl gleichzeitig größte Gegner des

heutigen Shotokan Karate, unterstrich den Fehler der aufkommenden Unterscheidung der Prinzipien von Kata (Form) und Kampf.
Und genau das würde (und wird) auch dem Taijiquan und seinen Schiebenden Händen widerfahren: Die Schiebenden Hände würden nicht nur ihr legendäres Level verlieren. Sie würden keinen nennenswerten Beitrag mehr zur Gesunderhaltung und spirituellen Entwicklung des Menschen beisteuern. Und nur um sich ein bisschen herumzuschubsen, brauche ich meine Lebenszeit nicht zu investieren.
Mit der richtigen Basis aber bekommen die Schiebenden Hände eine sehr tiefgründige Bedeutung und sind auf alle Belange des Lebens übertragbar. Ausgangspunkt hierzu bildet jedoch immer die Selbstverteidigung. In meinem ersten Buch „Chen" habe ich versucht, die Basis des Systems zu vermitteln. Nun möchte ich dies auf die Schiebenden Hände übertragen und hoffe, hiermit erneut ein Werk zu schaffen, das vielen ein Erkennen ermöglicht, das sie sich vorher vom Taijiquan intuitiv auch immer erhofft, vielleicht aber nicht immer gefunden haben.

Dieses Buch stellt ein in sich geschlossenes System der Schiebenden Hände dar, wobei dieses vertiefte Verständnis zu jeder Zeit in enger Verknüpfung mit dem Rest des Taijiquan zu sehen ist. Ohne diese Verknüpfung würde es über den Versuch, eine vereinfachte Form des Ringkampfes auf andere Weise zu lösen, nicht hinauskommen.
Den Erläuterungen und vorgestellten Übungen dient der Chenstil, als historisch früheste Form des familiären Taijiquan, als Ausgangspunkt.

Der Schwerpunkt des Buches liegt auf der vertieften Theorie und der darauf basierenden praktischen Übungsanleitung des Themas.
Ich hoffe, dadurch sehr viel mehr Klarheit und tieferes Verständnis in eine Materie zu bringen, die sooft als „innere Kampfkunst" bezeichnet wird und mit welcher doch so wenig Praktizierende wirklich etwas anzufangen wissen.
Alle Theoreme basieren auf den 5 verschiedenen Arten von Partnerroutinen des Chenstils, welche in ihrem praktischen Ablauf in den folgenden Kapiteln zum Eigenstudium dargestellt und erläutert werden. Jedoch glaube ich, dass die von mir gegebenen Informationen stilübergreifend arbeiten können und müssen (es gibt nur ein Taiji-Prinzip, unabhängig davon, welcher Stil versucht, dieses als Kampfkunst umzusetzen) und ich mit diesem Werk daher niemanden zum Chenstil „bekehren" (allerdings auch nicht abhalten) möchte. Auch sollen die Ablaufsbeschreibungen der fünf Routinen keinesfalls den Unterricht

ersetzen, da man etwas so Komplexes nicht ohne persönliche Unterweisung und Korrektur sinnvoll erlernen kann. Insofern sollen diese Beschreibungen lediglich den Schwerpunkt des Buches, die vertiefte Theorie, zu verstehen unterstützen helfen.

Auch wenn dieses Buch eine in sich geschlossene Einheit darstellt und daher auch von Neulingen leicht gelesen werden kann, so habe ich grundlegende Informationen über das Taijiquan, seine Geschichte, den Chenstil und auch die Schiebenden Hände bereits in meinem Buch „Chen – lebendiges Taijiquan in traditionellem Stil" niedergeschrieben und möchte es hier nicht wiederholen. Zu meiner großen Freude konnten wir dem vorliegenden Buch noch die Porträts der wesentlichen Chenstil Meister, verfasst von meinem Schüler Nabil Ranné, so wie einige interessante, erst nach dem Erscheinen von „Chen" erschienene Artikel von mir, sowie erstmalig auf deutsch die „10 wichtigen Thesen" von Chen Changxing, in einer Übersetzung von Wang Ning, beifügen.

In diesem Sinne wünsche ich dem Leser freudiges und unterhaltsames, hauptsächlich aber ernsthaftes Studium und fruchtvolles Begreifen einer Materie, dessen Untersuchung wie alles im Taijiquan, niemals ein Ende nehmen kann.

Daher bereits an dieser Stelle meine Entschuldigung für alle möglichen Versäumnisse, Unklarheiten oder mangelnde Erkenntnis der Materie meinerseits.

Jan Silberstorff, 22.3.2004

Was ist Taijiquan?

Taijiquan (auch Tai Chi Chuan geschrieben) ist eine alte chinesische Kampf- und Bewegungskunst. Sie dient der Kultivierung des Lebens, der Gesundheit, der ganzheitlichen Entwicklung von Körper und Geist sowie der Selbstverteidigung. Sie ist meditativ und körperkräftigend, sie fördert die Entfaltung der inneren Energie und ist damit sowohl therapeutisch als auch kämpferisch einsetzbar.

Dieses vor Jahrhunderten in der Familie Chen entstandene System macht sich die Philosophie von Yin und Yang, deren Wandlungsphasen sowie der Harmonisierung von Körper, Geist und Seele zunutze. So beschreibt Taiji den Menschen zwischen Himmel und Erde und gibt ihm seinen Sinn (Dao). Es verbindet Bewegungen der Selbstverteidigung (Wushu) mit der Führung der inneren Energie (Qigong) und gilt daher als „innere" Kampfkunst.

Seit Mitte des vorletzten Jahrhunderts wurde Taijiquan auch an Interessierte außerhalb der Chen-Familie weitergegeben. Hieraus entwickelten sich verschiedene Stile, insbesondere die der Familien Yang, Wu, Wú und Sun. Der Chen-Stil ist der Ursprung aller familiären Taijiquan-Systeme und hat sich inzwischen auf der ganzen Welt verbreitet.

Die Bewegungen sind sanft und fließend, voller Ausdruck, Schönheit und Energie. Taijiquan geht in seiner Art weit über gewöhnliche Fitnessprogramme hinaus und kann durch seine essentielle Philosophie als wirklicher Lebensweg, aber auch einfach als Hobby beschritten werden. Sein gesundheitlicher Wert ist weltweit anerkannt, die Krankenkassen übernehmen teilweise die Unterrichtsgebühren. Als Kampfkunst folgt es den Überlieferungen traditionellen Übungsgutes, welches gerade heute in allen Situationen einsetzbar ist. Es ist der wohl am weitesten verbreitete Gongfu-(Kungfu-)Stil der Welt.

Da der Schwerpunkt auf die innere Arbeit und nicht auf äußere Kraft gelegt ist, ist Taijiquan von Jung und Alt, Mann und Frau, Klein und Groß gleichermaßen erfolgreich ausübbar.

Was sind die Schiebenden Hände?

Die Schiebenden Hände, im Westen hauptsächlich auch als „pushhands"
bezeichnet, entstammen dem chinesischen Begriff „tui shou". „Tui"
bedeutet soviel wie „schieben" (man findet dieses Zeichen z.b. auf allen
Türen chinesischer öffentlicher Einrichtungen, die nicht aufzuziehen,
sondern aufzuschieben sind.) „Shou" ist das chinesische Zeichen für
„Hand" bzw. „Hände". Es sind Partnerübungen und beschreiben einen
wesentlichen Teil des Gesamtsystems des Taijiquan und sind von diesem
nicht zu trennen.
Sie bilden die Brücke zwischen den Handformen des Taijiquan und der
Selbstverteidigung.
Auf in der Regel sanfte Weise werden dem Schüler über die Schiebenden
Hände alle Prinzipien und Grundelemente der Selbstverteidigung
vermittelt, ohne dass eine elementare Verletzungsgefahr besteht.
Mit der Zeit wurde aus den Schiebenden Händen auch das
stilübergreifende „pushen" entwickelt, in denen die Ausübenden ihr
Können miteinander zu vergleichen suchen, um hierdurch an ihrer
Technik zu wachsen. Den Gipfel hiervon bilden die erst seit einigen
Jahrzehnten entstandenen Pushhands-Turniere. Zumindest für den
letzteren Bereich ist eine Verletzungsgefahr rudimentär nicht mehr
auszuschließen und im Gegensatz zu dem klassischen Inhalt ist dies in
dem Bereich Sport anzusiedeln.
Auch wenn die letzten beiden Bereiche in diesem Werk mit angesprochen
werden, so liegt doch das Hauptaugenmerk dieses Buches ganz klar
auf der Beschreibung des klassischen und ursprünglichen Inhalts der
Schiebenden Hände.
Es soll ihre Technik, ihre Relevanz in der Kampfkunst des Taijiquan und
deren spirituelle Entwicklungsmöglichkeit, sowie deren Umsetzung im
alltäglichen Miteinander aufgezeigt werden.

Zu den Biographien

Über die Suche nach Ursprüngen, von Nabil Ranné

An verschiedenen Stellen dieses Buches sollen fünf Persönlichkeiten aus der Chen-Familie porträtiert werden, die an der Entwicklung des Taijiquan direkt oder indirekt beteiligt waren und es entscheidend geprägt haben: Chen Bo, Chen Wangting, Chen Changxing[1], Chen Fake und Chen Xiaowang. Da die Herkunft des Taijiquan durchaus ein Politikum in der Kampfkunstszene ist und diverse Traditionen unterschiedliche Geschichtsschreibungen bevorzugen, soll hier kurz auf die Umstände und auch die Problematiken der Entstehungsgeschichte eingegangen werden.

Grundsätzlich ist anzumerken, dass es Geschichtsschreibung nun mal an sich hat, dass sie, je länger die zu beschreibenden Ereignisse zurückliegen, immer bruchstückhafter wird und man aus immer weniger Material Geschichte konstruieren muss. Das ist in der chinesischen Geschichte nicht anders als in der europäischen. Zudem neigen wir dazu, bestimmte Entwicklungspunkte stark zu betonen und Geschichte zu personifizieren, so dass in der Geschichtsschreibung z.B. häufig einzelne Heerführer Schlachten schlugen, wo doch eigentlich zehntausende Soldaten das Gro der Arbeit erledigten.

Es gibt außerdem häufig nur wenige unabhängige, d.h. nicht-interessengeleitete Geschichtsschreibung. Gäbe es kein Eigeninteresse, würden sich die meisten Geschichtsschreiber nämlich nicht die viele Mühe machen, sich auf diese Weise zu betätigen. Nur wenige der im Folgenden behandelten Informationen sind daher in externen Quellen wie z.B. offiziellen Dokumenten oder in Zeitungen zu finden. Manchmal wurden Informationen schriftlich in den Familien-Chroniken festgehalten und häufig wurden sie nur oral tradiert. Schriftliche Überlieferungen können also nur selten tatsächliche Beweise liefern. Das gilt im Übrigen nicht nur für das Taijiquan, sondern durchaus auch für andere chinesische Kampfkünste.

Allgemein kann aus den vorhandenen Informationen geschlossen werden, dass Taijiquan wohl als chinesisches Kulturgut über einen sehr langen Zeitraum von Jahren entstanden ist. Dieser Entstehungsprozess beinhaltete die kontinuierliche Entwicklung mehrerer Inhalte, von Kampfkunstanwendungen angefangen über taoistische und alchemistische Konzepte hin zur feinen Ausarbeitung innerer Energieführung (chin. 气功 - Qìgōng), so dass je nach persönlicher Gewichtung durchaus unterschiedliche Entstehungszeitpunkte angenommen werden könnten. Daher besteht wohl auch so viel Diskussionsstoff[2].

Doch auch Vertreter von anderen Familientraditionen[3] stimmen meist zu, dass alle Formen auf die Chen Familienform zurückgehen, sie gewichten diese Tatsache nur teilweise anders. Geht man aber weiterhin davon aus, dass von Chen Wangting Charakteristika wie die Schiebenden Hände, die klebenden Speere sowie innere Prinzipien gemäß seiner Verweise auf taoistische Klassiker praktiziert wurden, findet man hier die Essenz des Taijiquan bereits erkennbar vor[4]. Es gibt vor Chen Wangting keine Anzeichen, dass Taijiquan bereits in einer solchen Form bestanden hätte, daher kann man noch immer dem berühmten chinesischen Kampfkunstforscher Tang Hao (1897-1959; chin. 唐豪 – Táng Háo)[5] zustimmen, dass Chen Wangting Begründer der Kampfkunst ist[6], die später innerhalb seiner Familie entscheidend weiterentwickelt und systematisiert wurde, aber erst viele Jahre nach seinem Tod den Namen Taijiquan erhielt.[7]

Vielleicht findet sich genau hier die entscheidende Erkenntnis: Dass Taijiquan eben nicht die Leistung nur einer Person ist. Vielmehr hat der kleine Ort Chenjiagou wohl einen idealen Nährboden für die kriegserprobte Chen-Familie geboten, um Taijiquan zur Blüte zu bringen. Denn obwohl Taijiquan sehr effektiv ist, hat es doch keine auf den ersten Blick erkenntliche Gesetzmäßigkeit, die man sich selbst ausdenken könnte. Vielmehr ist seine ausgeklügelte Methodik sehr viel Praxis zu verdanken.

Der verwurzelte Stand z.B. erschließt sich nicht aus bloßem Überlegen und dem Lesen von klassischen Texten, sondern muss trainiert und direkt von einem kompetenten Lehrer erfahren werden. Sonst käme wohl niemand von allein auf die Idee, die anstrengenden Standübungen über lange Zeit zu exerzieren. Wie lange muss dieser Prozess des Austrainierens, des Erfahrens wohl gedauert haben? Wagen wir einen Blick in unsere heutige Zeit: Auch heute noch gibt es viele gute Kampfkünstler mit guten eigenen Ideen.

Doch nur wenige geben den Generationen nach ihnen noch etwas weiter, denn es wird in Seminaren gelehrt und die Schülerschaft wechselt ständig zwischen unterschiedlichen Konzepten hin- und her, so dass diese originellen Ideen verloren gehen und nur selten zur Reife gebracht werden. Aber genau dieser Reifungsprozess hat in Chenjiagou stattgefunden. Denn hier gab es keine Alternativen, keine anderen Stile, keine anderen Ideen. Und wenn doch einer mit einer tollen neuen Idee vorbeikam, hat man diese einfach in das eigene System integriert, ohne jedoch dessen Kern zu verlassen. Man hat also einfach den eigenen Stil austrainiert, wodurch ein System entstehen konnte, dass später aufgrund seiner Ausgereiftheit weltweit Erfolg verbuchen konnte.

Eingedenk all der genannten Probleme gibt es also nichtsdestotrotz einiges über die Entstehungsgeschichte zu sagen und Erkenntnisse zu erlangen. Hier habe ich versucht, die jeweils wahrscheinlichste historische Version zu entwickeln und zu erläutern. Dabei weise ich stets auf die entsprechenden Quellen hin, so dass die/der geneigte Leser/in sich ihr/sein eigenes Bild machen kann und Gedankenschritte nachvollziehbar bzw. angreifbar bleiben. Chinesische Ausdrücke werden häufig erwähnt, so dass Interessierte jederzeit auf die dargebotenen Informationen zurückgreifen und sie bei Aufkommen neuer Erkenntnisse ausweiten können. Dabei habe ich versucht, den Lesefluss möglichst wenig zu stören. Ob das gelungen ist, möge die Leserschaft entscheiden.

**

[1]   *In diesem Kontext wird aufgrund seiner großen Verdienste natürlich auch Yang Luchan porträtiert.*

[2]   *Dieser Sachverhalt wird noch verkompliziert, da die Annahme von bestimmten Entwicklungszeitpunkten und die Anerkennung von herausragenden Persönlichkeiten immer mit der eigenen Authentizität und der eigenen Abstammungslinie verbunden wird. Grundsätzlich spielten natürlich z.B. taoistische Konzepte eine große Rolle bei der Entwicklung des Taijiquan. Insofern könnte wohl jeder Taoist als Begründer desselben gelten. Hier spannt man den Begriff Taijiquan allerdings so weit auf, dass man kaum noch sinnvoll mit ihm arbeiten kann. Man datiert ja die Erfindung des Automobils auch nicht auf die Entdeckung des Rades zurück.*

[3]   *z.B. Douglas Wiles, Tai Chi's Ancestors, S. 2*

[4]   *Vgl. auch Brian Kennedy und Elizabeth Guo, Chinese Martial Arts Training Manuals, S.214*

[5]   *Tang Hao reiste 1932 mit Chen Ziming (chin. 子明 - Chén Zǐmíng) nach Chenjiagou und untersuchte dort historische Dokumente sowie orale Überlieferungen der Chen Familie und veröffentlichte seine Ergebnisse in Chen Zimings Buch „Die durch Generationen überlieferte Kunst des Chen Familien Taijiquan" (chin. 氏世   太极拳*

- Chénshì Shì Chuán Tàijíquán Shù). Daraufhin kam er zu dem Schluss, dass Taijiquan in Chenjiagou entstanden war. Allerdings soll darauf hingewiesen werden, dass schon zu Tang Haos Zeit die Ursprünge des Taijiquan teilweise mehr im Legendenhaften denn im Historischen zu finden waren.

[6] *Jan Silberstorff schlussfolgert: „Von Chen Wangting sind authentische Nachweise über das Taijiquan erhalten, die sich wiederum klar auf das Werk Qi Jiguangs [s.u.] beziehen. Weiter lässt sich von allen großen Taiji-Meistern der [Chen-, Yang-, Wu-, Wú, Sund- und Zhaobao] Stilrichtungen eine Beziehung zu Chen Wangting zurückverfolgen [...]. Somit muss Chen Wangting als Urbegründer des Taijiquan aller gängigen Stilrichtungen gelten"* (Chen, S.32).

[7] *In den Chen Familien Annalen (chin. 陳氏家譜 - Chénshì Jiâpú) taucht der Name „Taijiquan" erst 1858 auf, also sechs Jahre, nachdem der Taijiquan Klassiker des historisch umstrittenen Wang Zongyue erschien (vgl. Jarek Szymanski, Einführung zu ,Brief Analysis of Chen Family Boxing Manuals', 2000, www.chinafrominside.com/ ma/taiji.html).*

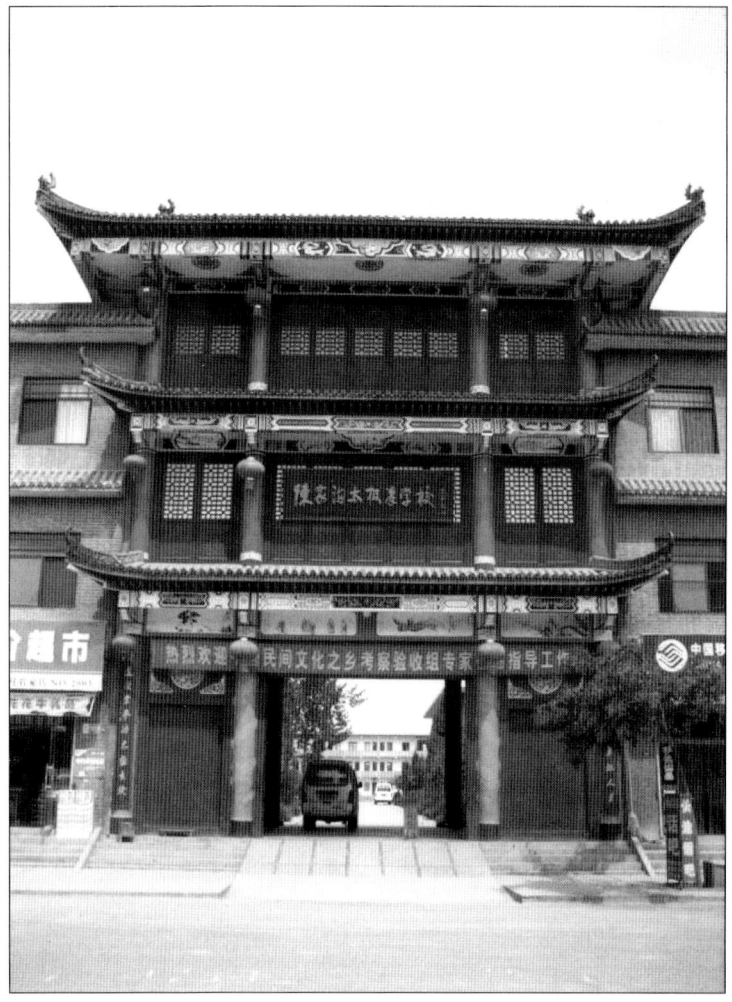

Abb. 1
Taijischule in Chenjiagou

Porträts großer Taiji-Meister

Der Gründer von Chenjiagou

Eine Chen Bo Biographie, von Nabil Ranné

Einleitung

Chenjiagou (chin. 陈家沟 - Chénjiāgōu) gilt als der Ursprungsort des Taijiquan. Dort wurde die von Chen Wangting geschaffene Kampfkunst durch seine Nachfahren weiter ausgearbeitet und tradiert. Chenjiagou wiederum hatte wahrscheinlich schon vorher eine lange Kampfkunsttradition. Begründer der Ortschaft Chenjiagou, des Heimatorts der Familie Chen, war Chen Bo (chin. 陈卜 – Chén Bo). Er übte eine ursprüngliche Kampfmethode des Chen Clans und legte damit einen Grundstein für die späteren Entwicklungen.[8]

Die Geschichte der Chen Familie führt also über 600 Jahre zurück bis zur ersten dort ansässigen Familiengeneration von Chen Bo.[9] Er kam ursprünglich aus der Shanxi Provinz und migrierte nach dem Fall der Yuan-Dynastie[10] in die Henan Provinz, um dort das noch heute existierende Dorf Chenjiagou in dem Bezirk Wenxian zu gründen. Zunächst wurde es noch Changyang (chin. 常阳 - Chángyáng) nach einem alten, gleichnamigen buddhistischen Tempel im Ort genannt. Die Chen-Familie wuchs nach und nach an und später wurde der Ort in Chenjiagou, den „Graben der Chen-Familie",[11] umbenannt.[12] Hier sollen die Geschichte des Chen Bo und die Gründungsgeschichte von Chenjiagou ausführlicher behandelt werden.

Der historische Kontext

Chen Bo lebte im 14. Jahrhundert, zur Zeit des Falls der Yuan-Dynastie und der Regentschaft des ersten Ming-Kaisers Hongwu.[13] Wie so oft in der Geschichte war der Herrschaftswechsel begleitet von heftigen Gewaltausbrüchen. Schon ab 1330 wurden aufgrund vieler Hungersnöte, ausgelöst durch Bevölkerungswachstum und Überschwemmungen des Gelben Flusses (chin. 黄河 - Huánghé), etliche Bauernaufstände entfacht, so dass die Yuan-Regierung in Bedrängnis geraten war. Die Aufständischen bündelten nach und nach ihre Kräfte und die einflussreichste so entstandene Gruppierung unter ihnen nannte sich die „Roten Turbane" (红巾 – Hóngjīn; unter ihnen zunächst noch der spätere Kaiser Hongwu). Daraufhin wurde China in einen Bürgerkrieg verwickelt, der von 1352 bis 1368 währte. Während dieser Zeit lebten die Menschen in Angst und Schrecken und die öffentliche Ordnung war stark gefährdet. Während der Kämpfe um die Herrschaft in China wurde die Präfektur Huaiqing[14] besonders in Mitleidenschaft gezogen. Huaiqing verwaltete damals acht Bezirke, darunter auch Wenxian,[15] in dem das heutige Chenjiagou liegt.

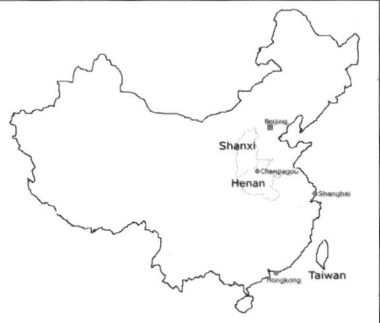

Abb. 2 Übersichtskarte China

Die dortige Yuan-Garnison verteidigte sich hier jedoch heftig gegen die Soldaten von Hongwu und die Stadt wurde erst nach langer Belagerung eingenommen. Hongwu war nach der Niederwerfung von Huaiqing zornig auf die Bewohner, weil er meinte, sie hätten die Yuan unterstützt. Daher verfügte er über die Ausrottung der dortigen Bevölkerung. Beschönigend wurde diese Prozedur die „drei Reinigungen" (chin. 三洗 – Sān Xǐ) genannt. Sie führte zur völligen Vernichtung der Gegend, mehrere tausend Quadratkilometer Land wurden verwüstet und über tausend umliegende Dörfer verlassen. Das Land lag brach und alle Behausungen waren zerstört. Angeblich war der Boden übersät mit verwesenden Körpern.[16]

Das Gebiet sollte nun wieder besiedelt werden, um das verwüstete Land neu zu bewirtschaften, denn Hongwu wollte Chinas Landwirtschaft gegenüber der Handelswirtschaft fördern und ausbauen. Da Shanxi eine der bevölkerungsreichsten Gegenden war, wurde in Hongtong[17] ein Migrationsbüro eröffnet, welches drei große Zwangsmigrationen von Shanxi nach Huaiqing regelte. Dadurch wurden die leergefegten Ländereien neu besiedelt.

Die frühen Jahre Chen Bos in Shanxi

Unter den Umsiedlern war auch Chen Bo. Chen Bo stammte laut offiziellen Angaben[18] gebürtig aus dem Dorf Dongtuhe und der Präfektur Zezhou in der Provinz Shanxi. Er floh mit seiner Familie[19] wohl aufgrund des Huaiqing-Massakers aus seinem Heimatdorf, welches nahe an der Huaiqing-Präfektur lag, und reiste zunächst etwa 20km nach Jincheng. Doch auch in Jincheng war die Lage schlecht und um den dortigen Hungersnöten und Epidemien zu entkommen, flüchtete Chen Bo mit seiner Familie nach Nordwesten in das 130km entfernte Hongtong. In der damaligen Zeit dürfte das Reisen über eine solche Distanz sehr schwer gewesen sein, denn Mittellosigkeit, Krankheiten und Räuberbanden waren

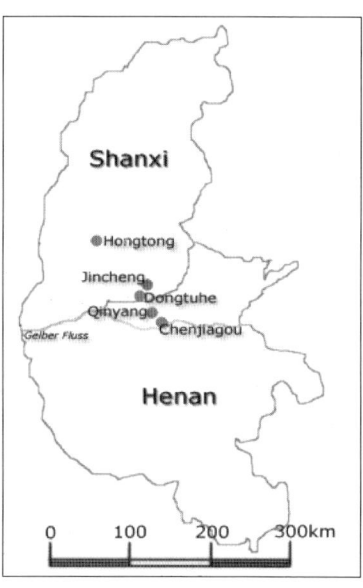

Abb 3 Reisestationen von Chen Bo in Shanxi und Henan (heutige Grenzen und Flussverläufe)

lebensbedrohlich. 1372 wurde er von Regierungsbeamten auf die Liste von Leuten gesetzt, die umgesiedelt werden sollten, um Huaiqing neu zu bevölkern. Das neu eröffnete Migrationsbüro in Hongtong regelte diese Zwangsumsiedlungen und so musste Chen Bo Hongtong wieder verlassen.

Gründung von Chen Bo Zhuang

Die Siedler erreichten eine etwa 180km weit entfernte Gegend in der Präfektur Huaiqing südöstlich des heutigen Qinyang. Die tief gelegene Gegend erschien ihnen viel versprechend. Daraufhin säuberten sie die Region und begruben die Leichen, machten das Land wieder nutzbar und bauten sich neue Häuser. Da Chen Bo der Anführer war und hohes Ansehen genoss, wurde der Ort wohl nach ihm benannt: Chenbozhuang,

Chen Bos Dorf (陈卜庄 – Chénbozhuāng).[20] Obwohl Chen Bo später weiter zog, blieb der Dorfname doch bis heute erhalten.[21]

Siedeln in Changyang

Chen Bo zog 1374 von Chenbozhuang wegen häu-figer Überschwemmungen und aufgrund des schlechten Bodens weiter in das nahe gelegene Changyang, nur wenige Kilometer östlich der Stadt Wenxian. Dort gab es einen natürlichen Schutzwall, eine Erhöhung namens Qingfeng (chin. 清风 – Qīngfēng), auf der der Ort gelegen war. Der Gelbe Fluss verlief im Süden und die Taihang Berge (chin. 太行山 - Tàiháng Shān) im Nordosten. Auch das Land schien ihm fruchtbar und so entschied er, sich hier niederzulassen. Chen Bo war sehr zufrieden, doch die Dorfbewohner erzählten ihm, dass Räuber in der hügeligen Gegend ihr Unwesen trieben und den Ort häufig ausraubten. Die Regierung hatte, wohl auch aufgrund des

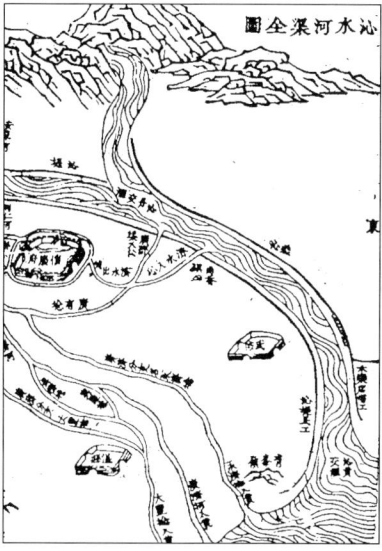

Abb. 4 Chenjiagou (unten links) auf einer Karte aus der Ming-Dynastie

erst gerade beendeten Bürgerkrieges, keine Soldaten geschickt, um der Bevölkerung beizustehen. Nachdem Chen Bo mitsamt seiner Familie von Chenbozhuang nach Changyang gesiedelt war, gründete er daher eine Kampfkunstschule, um so die Bevölkerung verteidigungsfähig zu machen. Chen Bo genoss bei den Dorfbewohnern wegen seines Großmutes und seiner Kampfkunst viel Respekt. Doch die Räuber stellten sich wohl wirklich als Plage heraus und griffen aus ihren Hügelverstecken häufig die Haushalte der Bewohner an. Chen Bo fasste daraufhin den Plan, die Räuber zu vertreiben. Er führte über eine Hundertschaft seiner Angehörigen und Schüler in die Hügel und vernichtete die Räuber mit einem Schlag. Daraufhin wurde er in der Gegend berühmt und seine Schülerschaft wuchs stetig.[22] Möglicherweise hatte Chen Bo die Kampfkunst (Hongtong-) Tongbeiquan aus Shanxi mitgebracht.[23] Zumindest errichtete er eine Kampfkunstschule in Changyang und lehrte so viele Schüler, dass seine Kunst immer mehr Anhänger fand und die Chen Familie den Ruf erlangte, besonders kriegserprobt zu sein. Viele Nachkommen Chen Bos nahmen später militärische Positionen ein.

In den darauf folgenden Generationen vermehrte sich die Chen Familie beständig, so dass der Großteil der Menschen in Changyang schließlich mit Nachnamen Chen hieß. Daraufhin wurde der Ortsname in Chenjiagou umbenannt.[24]

Es gibt kaum Niederschriften über die Geschehnisse zu dieser Zeit, so dass der Zeitraum von Chen Bo bis zu Chen Wangtings Errungenschaften nur schwerlich belichtet werden kann. Chen Xiaowang fasst dieses so zusammen:[25] "Chen Bo war ein versierter Kampfkünstler, so dass seitdem alle Dorfbewohner Gongfu übten. Es passierte aber nicht viel bis zur neunten Generation, bis zu Chen Wangtings Zeit, der ein herausragender Gelehrter und Kampfkünstler war."

Wenn auch über Chen Bo nur wenige Details vorliegen, so hat er doch zumindest den Grundstein für die Entwicklungen gelegt, die später im Taijiquan münden sollten.

***

[8]   *Vgl. Dietmar Stubenbaum, Taijiquan & Qigong Journal 4/2000*
[9]   *Aus der Zeit von Chen Bo gibt es keine schriftlichen Überlieferungen der Chen-Familie (Chen Xiaowang, 21.11.2007, persönliches Gespräch). Erst ab der siebten (Davidine Siaw-Voon Sim & David Gaffney, Chen Style Taijiquan, S.12) bzw. neunten (vgl. The best of The Chen-Style Journal, WCTAG, S.147) Generation wird sein Name schriftlich erwähnt und die Familientradition auf ihn zurückgeführt.*
[10]   *Die Yuan-Dynastie* (chin. 元朝 - Yuán Cháo) *regierte als mongolisches Kaiserhaus von 1279-1368 über China. Der letzte mongolische Kaiser über China war Toghan Timur. Die Ming-Dynastie* (chin. 明朝 - Míng Cháo) *löste sie ab und herrschte von 1368-1644, also bis zur Zeit Chen Wangtings.*

[11] *"Chen"* (chin. 陈 - Chén) *bezeichnet hier den Familiennamen, "Jia"* (chin. 家 - Jiā) *heißt "Familie" und "Gou"* (chin. 沟 - Gōu) *bedeutet "Graben", denn in dem Ort gibt es einen Graben, der von Norden nach Süden verläuft.*

[12] *Vgl. Chen Xiaowang, www.tai-chi-centre.com/keeper.htm [Zugriff: 19.12.2007]*

[13] *Sein kaiserlicher Name lautete Hongwu* (Chin. 洪武 - Hóngwǔ), *er regierte von 1368 bis 1398 und war der erste Ming Kaiser, sein persönlicher Name war Zhu Yuanzhang* (chin. 朱元璋 - ZhūYuánzhāng), *der ihm posthum verliehene Name Ming Taizu* (chin. 明太祖 – Míng Tàizǔ).

[14] *Huaiqing* (chin. 懷慶 - Huáiqìng) *befindet sich im heutigen Qinyang* (chin. 沁阳 - Qìnyáng), *dieses liegt in der Provinz Henan* (chin. 河南 – Hénán)

[15] Chin. 温县 – Wēnxiàn; *der Bezirk Wen in Henan*

[16] *Vgl.*陈氏太极拳古今 - *Chen Family Taijiquan - Ancient and Present der CPPCC (Chinese People's Political Consultative Conference), 1992, in der englischen Übersetzung von Jarek Szymanski, The Origins and Development of Taijiquan, 1999; auch Davidine Siaw-Voon Sim & David Gaffney, Chen Style Taijiquan, S.10*

[17] Chin. 洪洞县 - Hóngtòng Xiàn *in der Provinz Shanxi* (chin. 山西 - Shānxī)

[18] 陈氏太极拳古今 - *Chen Family Taijiquan - Ancient and Present der CPPCC (Chinese People's Political Consultative Conference), 1992, in der englischen Übersetzung von Jarek Szymanski, The Origins and Development of Taijiquan; der angegebene Ort ist geographisch plausibel, allerdings ist nicht verifizierbar, ob er an der heutigen Stelle lag*

[19] *Er hatte wohl zumindest einen Sohn (vgl. www.wenxian.gov.cn/Html/lyjd/134341114.html [Zugriff: 19.12.2007]) und vier Enkel (vgl. Davidine Siaw-Voon Sim & David Gaffney, S.11). Bis zur siebten Generation wurden keine Aufzeichnungen gefertigt, so dass hier keine genauen Angaben bestehen. Weibliche Nachkommen bleiben, falls vorhanden, leider unerwähnt, was den Gepflogenheiten der Zeit aber durchaus entspräche.*

[20] *Das Dorf gehörte früher zu Qinyang, heute gehört es zu Wenxian.*

[21] *Vgl.*陈氏太极拳古今 - *Chen Family Taijiquan - Ancient and Present der CPPCC (Chinese People's Political Consultative Conference), 1992, in der englischen Übersetzung von Jarek Szymanski, The Origins and Development of Taijiquan, 1999; auch www.wenxian.gov.cn/Html/lyjd/134341114.html [Zugriff: 19.12.2007]*

[22] *Chen Zhaopi (09.05.1935), aus dem Englischen von Herb Rich (www.chenstyle.com/history/origins/index.html [Zugriff: 19.12.2007])*

[23] *Vgl. hierzu das Kapitel über Chen Wangting*

[24] *hierzu vgl.*陈氏太极拳古今 - *Chen Family Taijiquan - Ancient and Present der CPPCC (Chinese People's Political Consultative Conference), 1992, in der englischen Übersetzung von Jarek Szymanski, The Origins and Development of Taijiquan, 1999*

[25] *Eigene Übersetzung aus dem Englischen nach www.tai-chi-centre.com/keeper.htm [Zugriff: 19.12.2007]*

Geschichte und Ursprung der Schiebenden Hände

Die Schiebenden Hände wurden historisch erstmals bei dem General Chen Wangting (1597-1664), 9. Generation der Chen-Familie und Urbegründer aller Taijiquan Familienstile, vermerkt.

Dies geht zurück auf einen Untersuchungsbericht, den der bekannte Kampfkunstforscher Tang Hao in den 30er Jahren des letzten Jahrhunderts im Auftrage der chinesischen Regierung angefertigt hatte und welcher bis heute als authentisch angesehen wird.

Als Hauptpunkte seiner Untersuchung gab Tang Hao, welcher übrigens selbst nie ein Schüler der Chenfamilie gewesen ist, drei Punkte an:

1. Alle nach ihm in der Geschichte erwähnten großen Taiji-Meister aller Familiensysteme sind auf Chen Wangting zurückführbar. Chen Wangting jedoch ist mit dem von ihm vermittelten System des Taijiquan auf niemanden vorher zurückführbar.

2. Das von ihm vermittelte Taijiquan war in den bis dahin bekannten Schriften über Kampfkunst unerwähnt.

3. Die von ihm kreierten Schiebenden Hände waren in den bedeutendsten Schriften der Kampfkunst bis zu seiner Person ebenfalls unerwähnt bzw. unbekannt.

Daraus ließ sich nur die eine gesicherte Erkenntnis ableiten, dass Chen Wangting der Begründer des Taijiquan, sowie der darin enthaltenden Schiebenden Hände gewesen ist. Da sich alle führenden Meister, auch der anderen führenden Familiensysteme (Yang, Wu, Wú und Sun), auf Chen Wangting zurückführen lassen, ist Chen Wangting als Urbegründer aller großen Taijiquan-Familienstile anerkannt (1).

Chen Wangting suchte nach einer Methode, die Kunst des Boxens zu vermitteln, ohne dass der Trainierende sich, bis er sein Ziel erreicht hat, zu viel bereits durch das Training selbst verletzt hat.

Es macht keinen Sinn, ein Selbstverteidigungssystem zu erlernen, auf dessen Trainingsweg mehr Verletzungen durch z.B. Freikampf- oder Abhärtungsübungen liegen, als ich in meinem Alltag durch gewaltsame Übergriffe je erleiden würde. Die Schiebenden Hände stellen daher einen Weg dar, alle Vorgänge innerhalb einer Situation körperlich/ geistiger Auseinandersetzung auf sanfte Weise zu analysieren und beherrschen zu lernen. Ein weiterer, wesentlicher Gesichtspunkt war, durch gezielte Übungen die Aktionen des Gegners lesen zu lernen, bevor diese stattgefunden haben. Dies soll dem Schüler ermöglichen, zwar erst als Letzter zu starten, also nicht anzugreifen, aber dennoch jeder Aktion des Gegners zuvorkommen zu können.

Dabei sollte der Adept innerhalb der Übung erlernen, unabhängig von der Veränderung der Situation, sich dieser anpassen und immer selbst im Gleichgewicht bleiben zu können, sowie seinem Gegenüber nicht zu gestatten, sein eigenes Zentrum lokalisieren zu können. Hierüber wird es dem Adepten weiterhin möglich, das Zentrum des anderen auf das Genaueste zu lokalisieren und er kann ihn seinerseits auf einfache Weise schlagen. So wird die Kampftechnik nicht nur äußerst effektiv, sondern sie schult weiterhin, mit der Energie des Gegners zu arbeiten, indem ich ihr folge und gegen ihn benutzen lerne. So kann der Lernende auf eigene Aggressivität verzichten und das Training kann aus ihm einen immer friedlicheren Menschen machen.

Die Übungen gestalten sich über den Körperkontakt, zumeist der Arme und Hände. Über den Impuls des Schiebens, sucht man auf der einen Seite das Gleichgewicht des Gegenüber kontrollieren zu können, auf der anderen Seite anhand des Kontaktes dessen Bewegungen bzw. Angriffe schon im allerersten Ansatz wahrzunehmen und aussteuern zu können. Alle Prinzipien des Taijiquan kommen hier zur Anwendung.

Die Schiebenden Hände schlagen eine Brücke zwischen der Form und der direkten freien Anwendung. Sie selbst sind jedoch traditionell nicht die Selbstverteidigung an sich, sondern eine im Taijiquan ausschlaggebende Grundvoraussetzung für die direkte Fähigkeit zur erfolgreichen Anwendung. „Direkt" bezeichnet hier zwei Dinge: 1. Über den geschulten Kontakt kann die Anwendung direkt von Körper zu Körper intuitiv erfolgen. Sie braucht die Befehlsgewalt des Verstandes dadurch nicht mehr. 2. ist mit „direkt" das Ziel eines sofortigen Ausschaltens des Gegners gemeint, der im Ideal einen Kampf auf seinen allerersten Moment reduziert.

Das gesamte System des Taijiquan baut aus seiner kämpferischen Perspektive her gesehen wesentlich auf die Natürlichkeit und Einfachheit der Bewegung, sowie dem Gleichgewicht des Ausübenden und der beständigen Kontrolle des anderen auf. Hierdurch sucht er eine Konfrontation direkt in ihrer Entstehung zu lösen, ohne sich in einen Abtausch von Techniken einlassen zu müssen.

Die Schiebenden Hände bilden hier einen wesentlichen Teil der Ausbildung, dieses Ziel mit Sicherheit erreichen zu können. Von

Chen Wangting wurde diese Technik innerhalb seiner Familie über Generationen weiter getragen und verfeinert. Auch Außenstehende wurden teilweise unterrichtet, wodurch das Taijiquan und damit auch die Schiebenden Hände zuerst ihre weltweite Verbreitung fanden. Traditionell mit zwei Händen ausgeführt, kamen mit der Zeit auch einhändige Übungsabläufe mit hinzu. So entstanden innerhalb des Chenstils fünf aufeinander aufbauende Partnerroutinen, die, jede für sich, die Basis für jeweils ein Kapitel von uneingeschränkten Möglichkeiten und Einzelübungen bieten.

Durch die weltweite Verbreitung ist es inzwischen einerseits möglich, allerorts Taijiquan zu erlernen. Da aber aufgrund einer jeden Verbreitungsproblematik nicht immer dieselbe Qualität weitervermittelt werden konnte, gab es zunehmend Missverständnisse und Verwässerungen des einstigen Taijiquan. Gerade die Schiebenden Hände waren es, die aufgrund ihres eigentlich fortgeschritteneren Übungsinhaltes (sollte man doch zuerst die Basisübungen und Handformen ausreichend beherrschen können) am nachlässigsten behandelt wurden und nur unzureichend ihre Verbreitung fanden.

Hinzu kommt eine modernere Zeit, in der die klassischen Kampfkünste glücklicherweise kaum noch in einen ernsthaften praktischen Gebrauch kommen müssen. Letzteres allerdings beinhaltet auch ein wachsendes Desinteresse an den wirklichen Inhalten der alten Kampfkunst und damit auch der Schiebenden Hände in ihrem ursprünglichen martialischen Gebrauch.

Durch dieses immer mehr gesellschaftliche und intellektuelle Umfeld haben sich die Schiebenden Hände seit spätestens der 1950er Jahre in einer Art Spiel angefangen zu verselbstständigen. Unter Missachtung der eigentlichen Zielsetzung wird es oft heruntergebrochen zu einem reinen Geschicklichkeitsgerangel, welches mit der Zeit seine eigene Dynamik und Reglementierung erhalten hat. Letztere ist jedoch häufig nicht mehr von ernsthafter kampfbezogener Relevanz. Im Gegenteil, es besteht teilweise die Gefahr, einen Reaktionsreflex anzutrainieren, der sich in einer Ernstsituation sogar als hinderlich erweisen könnte.

In den letzten Jahrzehnten ist zudem eine Variante des sportlichen Wettkampfes, dem Turniersport, aus den Schiebenden Händen entstanden, die in einem gesonderten Kapitel behandelt werden soll. Diese Entwicklung teilt das Taijiquan jedoch mit allen klassischen Kampfkünsten, die sich der Vergesellschaftung und Versportlichung preisgegeben haben. Da Taijiquan auf diese Weise einer international uneingeschränkten Zielgruppe mit positiver Wirkung nahe gebracht werden konnte, gilt es nicht, diese Entwicklungen zu kritisieren. Doch es ist wichtig, innerhalb dieser Verbreitung den wahren Kern des Taijiquan und seiner Schiebenden Hände zu hüten und innerhalb der Tradition von Generation zu Generation weiterzugeben.

Die 13 Grundtechniken

Innerhalb der Schiebenden Hände des Taijiquan widmet man sich vorrangig dem Übertrag der 13 Grundtechniken auf den Partner. Diese „inneren" Grundtechniken bereiten der eigentlichen äußeren Technik maßgeblich den Weg.

In der modernen Taiji-Literatur findet man die 13 Grundtechniken (Stellungen) in der Regel interpretiert als nur 8 Grundtechniken und 5 Bewegungsrichtungen. Ursprünglich aber haben wir es mit tatsächlich 13 Grundtechniken (shi san shi) und 5 Bewegungsrichtungen (wu bu) zu tun. Schon die unterschiedliche chinesische Namensgebung weist darauf hin, dass die Grundtechniken und die Bewegungsrichtungen zwar zu einem System gehören, aber dennoch zwei verschiedene Kapitel sind. Daher ist es nicht richtig, bei den 13 Grundtechniken (shi san shi) von 8 Grundtechniken plus 5 Bewegungsrichtungen (wu bu) gleich 13 „Stellungen" zu sprechen.

Zu den 13 Grundtechniken (shi san shi):

Ist die Körperstruktur die Hülse, so ist die entwickelte Energie in Verbindung mit diesen Grundtechniken quasi das Pulver einer Gewehrpatrone. Einfach nur eine Kugel ist für sich ungefährlich. Man muss höchstens darauf achten, dass man sie nicht ins Auge kriegt, wenn man damit beworfen wird. Ebenso ist es mit einer antrainierten Anwendung ohne ihren Hintergrund, ihr „gong fu".

Wird aber die Kugel mit Pulver in eine Hülse eingefasst und wird damit geschossen, ist jede Gegenwehr bereits zwecklos. So auch im Taijiquan. Man kann sich der Anwendung nicht mehr entziehen, wird sie in Vollkommenheit ausgeführt. Das ist das Schöne am Taijiquan: Wird die Technik vollständig richtig ausgeführt, ist es nicht notwendig, den Gegner damit zu überraschen. Er wird sich der Technik ohnehin nicht entziehen können. Und das Unschöne am Taijiquan? Es ist nicht gerade einfach, diese Technik so in Perfektion zu erlernen.

Wir fassen zusammen:

Nötig für eine wahrhaftige Anwendung, sei es ein Schlag, ein Wurf, ein Hebel, ein Stoß oder Ähnliches, ist

1. Eine korrekte Körperstruktur
2. Eine tief entwickelte innere Kraft, die auch nach außen ausgedrückt werden kann
3. Das Verständnis, das eigene Zentrum zu verbergen, das des Gegners jedoch jederzeit erkennen zu können
4. Die Verbindungswege zwischen diesen Zentren zu kennen und nutzen zu können
5. Die Einbettung der Anwendung in eine oder mehrere der 13 Grundtechniken
6. Die Anwendung selbst

Hierzu sagt mein Großmeister: „Ohne das richtige Meistern des Taiji-Prinzips bleibt jede Anwendung wirkungslos. Hat der Schüler das Prinzip beherrschen erlernt, ist meist keine erlernte Anwendung mehr nötig."

Die äußere Anwendung selbst ist daher das Unwichtigste von allen Zutaten. Gemeint ist, wenn das Prinzip in einer solchen Überlegenheit ausgeführt werden kann, wird der Körper aus seiner Natürlichkeit heraus bereits eine Lösung gefunden haben.

Während die Punkte 1 und 2 in den Bereich des Formentrainings fallen (1), fällt 3, 4 und 5 in den der Schiebenden Hände. Sind diese Punkte zufriedenstellend gemeistert, ist Punkt 6 sehr einfach und schnell erlernbar. In umgekehrter Reihenfolge jedoch bliebe die Anwendung solange leer, bis alle anderen Punkte gemeistert sind.

Wenn wir uns zuvor und auch noch im Folgenden Gedanken zu den anderen Punkten gemacht haben und machen wollen, so kümmern wir uns in diesem Kapitel um den äußerst wichtigen der oben angeführten Teilbereiche der Schiebenden Hände, den 13 Grundtechniken. Diese

Grundtechniken sind eher 13 Verhaltensweisen, die sich aus dem einen Taiji-Prinzip ergeben. Sie werden nun nacheinander aufgelistet und erklärt:

掤 Peng – fernhalten, Balance in alle Richtungen, hochheben, anschwellen

„Führe Deine Energie bis in die Fingerspitzen" ist ein wohlbekannter Satz innerhalb des Taijiquan. Aus dieser Fähigkeit heraus resultiert „peng". Von der wörtlichen Bedeutung her heißt es soviel wie „aufblähen" (von einem Punkt aus in alle Richtungen (peng zhang)). „Wie ein Zirkuszelt, von dessen Mitte Halterungen in alle Richtungen ausgehen" hat Feng Tjoeng Lie, damaliger Herausgeber des „Dao-Magazins" (und damit mein ehemaliger Chef), zu mir gesagt. Und das trifft es.

Peng hat zur Basis in alle Richtungen in innerer und äußerer Balance zu stehen. Dadurch dass wir die Energie bis in die Extremitäten leiten, sind wir quasi in jedem Bereich des Körpers „hellwach", d.h. wo immer wir auch berührt werden, gibt es nirgends einen Punkt, an dem wir nicht präsent wären. Führen wir unsere Energie (qi) nicht bis in die Fingerspitzen (Extremitäten), gibt es Stellen, an denen wir nicht bewusst sind. So können wir überrascht werden, weil wir uns zuerst orientieren müssen. Letzteres würde zu einer Reaktion führen, welche vom Wort her schon aussagt, dass wir zu spät kommen. Führen wir aber unsere Energie bis in jeden Winkel des Körpers und sind überall quasi online, müssen wir die Verbindung bei Bedarf nicht erst extra herstellen. Die gesamte innere und äußere Struktur des Körpers sorgt nun dafür, dass der auf uns gerichtete Impuls uns nicht aus dem Gleichgewicht bringen bzw. schaden kann.

Im Gegenteil: Diese immer an dem Punkt sogar noch vorbeigeführte Energie bzw. ihr Weiterfließen verursacht es, dass wir nicht nur immer in einer Aktion (statt Reaktion) stehen, wir können sogar den Angriff auf diese Weise wahrnehmen, bevor er sich gezeigt hat und vereiteln, bevor er sich entwickelt hat. So kommen wir mit peng dem Angriff des Gegners zuvor und der Gegner befindet sich immer außerhalb seines Gleichgewichts, solange er mit uns in Kontakt ist. Auf diese Weise kann der Angriff nicht zu uns durchdringen und ich finde die Übersetzung des „Fernhaltens" daher nicht schlecht. „Fernhalten" passt auch insofern, als dass der Gegner tatsächlich durch peng auch auf Distanz zu unserem eigenen Zentrum (und dies hat nichts mit Maßeinheiten in dem Sinne zu tun) gehalten wird.

Allerdings darf man es nicht äußerlich missverstehen und ein gewolltes „ich halte ihn mir vom Leib" darin sehen. Die gängige Übersetzung „Abwehr nach vorne" ist nur dann stimmig, wenn man unter „Abwehr" ein sich Anpassen und ein im selben Moment dennoch zuvorkommendes „Dasein" versteht, dass den anderen nicht zum Zuge kommen lässt und den hier beschriebenen Prozess beinhaltet und unter „vorne" jegliche Richtung, aus der gerade der Kontakt zustande kommt. Innerhalb von peng ist sehr deutlich „das Eisen unter der Baumwolle" erfahrbar. Für den Gegner fühlt sich der plötzlich auf ihn gerichtete Druck zwar elastisch, aber undurchdringbar an. Der Druck jedoch ist sein eigener und variiert demnach je nach Aussenden des Gegners.

Die Kraft von peng resultiert aus einer geschlossenen Bewegungslinie von den Füßen über die Beine, Hüfte, Wirbelsäule und Arme in die Hände und/oder Kopf.

Es ist weiterhin eine Art „Anschwellen", da der Körper sich von innen nach außen in dieser Kraft entfaltet und daher in gewisser Weise anschwillt und durch diese Ausdehnung dem Gegner den Raum nimmt. Dieses Ausdehnen bezieht sich jedoch nicht notwendiger Weise auf eine äußere Streckung im eigentlichen Sinne, sondern mehr auf eine in sich geschlossene Entspannungsaddition von Dantian bis in alle Randbereiche des Körpers einschließlich der Hände. Dies wiederum verläuft in Einheit mit einer von den Füßen ausgehenden und über die Hüften ausgesteuerten Bewegung bis in die Hände. Bei diesem gesamten Prozess kann der Kopf mit eingeschlossen werden.

Eine ursprüngliche Bedeutung des Schriftzeichens peng, so erklärte mir der bekannte Kalligraph Wang Ning, liege z.B. in der Art, wie in älterer Zeit z.B. dem Herrn vom Bediensteten etwas auf den nach oben geöffneten Handflächen dargereicht wurde. In unserem Falle daher eine (hoch-)hebende Bewegung aus dem Körper (der hinter bzw. unter den Händen steht) bis in die Hände, bei der die Arme nicht zu weit gestreckt und die Hände nicht über das Kinn gehalten werden sollen. Das Kinn bildet hier quasi eine Grenze, nach der die Kraft wieder abfallen würde. Dasselbe gilt für die Arme ab einem bestimmten Streckungsgrad.

Das bedeutet, der Körper steht hinter bzw. in gewissem Sinne unter den Händen. Aus diesem wird die Kraft in die Arme und Hände übertragen. Die Arme und Hände müssen ihre Kraft aus den Füßen, Beinen, der Hüfte und dem Oberkörpers erhalten, denn auf sich alleine gestellt, wären sie nicht kräftig genug. Durch das Sinken im Körper und dem gleichzeitigen Steigen der Energie von Dantian in die Fingerspitzen (auf diese Weise ist der Körper „unter" den Händen), sowie der Kraftlinie aus den Füßen bis in die Hände wird eine Kraft übertragen, der sich der Gegner nur schwer entziehen kann.

Peng kann daher auch mit herabhängenden Händen ausgeführt werden, wie z.b. beim allerersten Hände heben in der Form. Bei guter Ausführung kann peng daher in allen Situationen eingesetzt werden, selbst wenn die Hände z.B. auch über dem Kopf gehalten werden.

Die Kraft des Gegners wird dabei in entgegengesetzter Richtung über den Kontaktpunkt durch den eigenen Körper bis in die Füße abgeleitet. Von hieraus richtet sie sich wie erwähnt wieder nach außen, sprich gegen den Gegner, ganz wie der steigende Wasserpegel eines Gefäßes, dass von oben aufgegossen wird.

Das eingegossene Wasser entspricht der Kraft des Gegners und wird nach unten durchgelassen. Von hier aber steigt der Pegel und richtet sich von unten wieder nach oben und somit gegen den Gegner. Der Weg führt also zuerst von oben nach unten und dann (peng) von unten nach oben. Hierzu ist es selbstverständlich notwendig, dass der Körper prinzipiell keine Blockaden aufweist, an denen die sich die Kraft festsetzen könnte. Denn sonst würde dieser Prozess gestört und geschwächt werden oder sogar kollabieren.

Das Schriftzeichen peng stellt ursprünglich auf der linken Seite eine Hand und auf der rechten Seite zwei zerteilte Hälften getrocknetes Fleisch dar.

Die Hand steht für einen Hinweis auf eine Bewegung bzw. Handlung. Die rechte Hälfte bekam sprachgeschichtlich später die Bedeutung für Freundschaft, quasi „die, die einander mit Essen versorgen bzw. das Essen teilen".

Auch galt es oft als Geschenk an den Lehrer, da es keine Zahlungsmittel gab oder noch nicht üblich waren. Also brachte man ein Stück eingesalzenes, getrocknetes Fleisch mit.

Daraus resultiert der Laut „peng", den wir auch in dem Wort „pengyou" (Freund) wieder finden.

Lü, nachgeben

Lü, das „Nachgeben", bedeutet erst einmal ganz simpel der Kraft des Gegners keinen Widerstand entgegen zu halten. Seine Kraft wird aufgenommen und ins Leere geführt. Das bedeutet, nicht in die Richtung, in die sie eigentlich geplant war, nämlich in unser Zentrum (mit Zentrum ist hier nicht nur Dantian selbst, sondern jeder für uns nachteilige Wirkungstreffer gemeint), sondern an eben diesem vorbei in die Wirkungslosigkeit. Das bedeutet, „lü" kann nicht ohne „peng" arbeiten. Denn für ein Ableiten, d.h. ein Nachgeben der Kraft, in der aber eine Richtungsänderung beinhaltet ist, müssen zwei Umstände gegeben sein:

1. eine Körperstruktur des Abwehrenden, die das zulässt. Denn sonst wäre „lü" ein falsch verstandenes Nachgeben, wodurch wir wie ein Wattebausch davon flögen. Die eigene Struktur darf nicht in Gefahr sein. Oder als Lebensweisheit gesagt: Wirkliches Nachgeben (Freizügigkeit), wirkliche Weichheit (Einfühlungsvermögen, Mitgefühl), funktioniert immer nur mit wirklicher Standhaftigkeit (Selbstbewusstsein, Weisheit). Daher darf unser eigenes Gleichgewicht zu keiner Zeit des Nachgebens in Gefahr sein. Handelt es sich bei dem Angriff um eine Kraft, die der meinen überlegen ist, so ist es mir gerade durch das Zusammenspiel von peng und lü, aber auch durch das Wirken der übrigen elf Grundtechniken möglich, erfolgreich mit dieser Kraft nicht nur umzugehen, sondern sie auch besiegen zu können.

2. Wir müssen die Bewegung des Gegners besser kennen als er sie selbst. Denn sonst könnte er sich in seiner Richtung korrigieren. Daher müssen wir ihm zwar immer ein bisschen nachhängen, d.h. er muss die Bewegung anführen, aber wir sind doch immer die Ersten, die ankommen. So verliert der Gegner seine Orientierung und sieht hilflos zu, wie wir ihn dorthin lenken, wo wir ihn haben wollen. Und dies mit seiner eigenen Kraft. Man muss sich ein perfektes „lü" daher nicht als eine, sondern als unendlich viele auseinander resultierende zusammenhängende Bewegungen vorstellen. Denn in jedem Moment ist die Bewegung wieder anders, in jedem Moment versucht der Gegner wieder die Kontrolle über seine eigene

Bewegung zurück zu gewinnen. Man muss ihn quasi die ganze Zeit begleiten, ihn zwar bestimmen lassen, aber immer die Kontrolle behalten. Und das, ohne dass ihm dies bewusst ist. Zum Merken: Eine äußere Bewegung besteht immer aus unendlich vielen inneren Bewegungen. So wie eine Linie aus unendlich vielen Punkten besteht. Es wäre daher viel zu simpel und weder sonderlich funktionabel noch korrekt, „lü" einfach nur als „der Kraft des Gegners nachgeben" zu bezeichnen. Im Moment der Kontaktaufnahme sorgt „peng" für die Kontrollübernahme, der Täter ist verschwunden und wird zum Opfer.

Im Moment des Kontaktes büßt er „automatisch" sein Gleichgewicht ein. Dieses „automatisch" bedarf einer sehr feinen Aussteuerung, die über der Wahrnehmungsfähigkeit des Gegenübers liegt. Dann wird durch „lü" der Kraft nachgegeben, d.h. wir folgen der Kraftrichtung, übernehmen aber gleichzeitig die Führung der Bewegung und leiten diese ein wenig um, so dass sie sich an unserem Zentrum vorbei ins Leere verläuft. Dadurch zerstören wir gleichzeitig die Erwartungshaltung des Gegners an seine eigene Bewegung, so dass seine Orientierung zusammenbricht und er vollends die Kontrolle über sich verloren hat.

So ist auch das Bild „eine Kraft von 1000 Pfund mit vier Unzen überwinden – si liang bo qian jin" zu verstehen: Den Ochsen quasi am Nasenring gehen lassen bzw. führen. Er geht, aber wir justieren und helfen nur bei der Richtung noch ein bisschen nach, und zwar am Nasenring.

Nun ist es jedoch so, dass auch lü, genau wie peng, aus dem gesamten Körper heraus gesteuert werden muss. Also haben wir auch hier wieder die Kraftlinie von den Füßen durch den Körper bis hinein in die Hände. Im Vergleich zum peng jedoch tritt die Wirkungsweise jetzt in entgegengesetzter Richtung ein: Zwar wirkt die Kraftlinie ebenfalls von den Füßen bis zu den Händen, genutzt wird sie jedoch von den Händen bis zu den Füßen. Denn die Kraft geht jetzt nicht gegen den Gegner, sondern mit ihm an uns vorbei.

Daher ist dies auch nicht eine aus dem Körper anschwellende, sondern eher eine aus dem Körper und in den Körper lösende Bewegung. Untersuchen wir das Schriftzeichen für Lü genauer, so finden wir links wieder eine Hand, den Hinweis auf eine Bewegung (Handlung), und rechts ein Gewand mit ein Paar Schuhen. Das Gewand reicht über die Füße hinaus und wird leicht hinterher geschliffen. Daher passt auch der Begriff „bis zu den Füßen streichen" gut.* Das Gewand und die Schuhe verkörpern in unserem Falle den Hinweis, dass die Bewegung gleichsam aus dem Körper kommen muss, selbst wenn ich der Kraft des Gegners scheinbar nur nachgebe und scheinbar keine eigene Kraft benutze. Die Schuhe deuten zudem noch daraufhin, dass lü in Verbindung mit einem Schritt gebraucht werden kann.

Nur aus der Ganzkörperbewegung bekomme ich den Effekt des Klebens, d.h. dass der Gegner an mir kleben bleibt. Nur durch das Klebenbleiben und die „vier Unzen", diese bereits erwähnte „Geschicklichkeit", folgt mir der Gegner - jedoch mit seiner eigenen Bewegung. So nimmt er gar nicht wahr, dass er geführt wird. Würde ich einfach nur nachgeben, ohne selbst aus dem Körper heraus im Sinne des lü zu führen, so würde der Gegner einfach nur soweit fallen, bis er seinen Fehler bemerkt hat und sein Gleichgewicht wieder gefunden hat. Es wäre also mehr so eine Art Ausweichen. Je später er es jedoch wahrnimmt, umso schwieriger wird es für ihn, sein Gleichgewicht wieder zu erlangen. Wir führen ihn also quasi ganz sanft mit seiner eigenen Kraft aus unserem Körper dorthin, von wo er nicht mehr wiederkommen kann.

Die Kraft des Gegners wird über die Hände (oder jeden anderen Körperteil, an dem der Kontakt zustande kommt) und dann weiter über den Körper an uns vorbeigeleitet. Es darf nicht vergessen werden, dass ein energetischer Fluss nur aus einer Ganzkörperbewegung zustande kommt.

Die nachgebende Bewegung scheint demnach also von den Händen auszugehen. Aber die Kraft und Führung hierzu kommt aus den Füßen und Beinen.

Hierzu noch eine kleine Exkursion: Eine Bewegung ist nie wiederholbar. Immer weicht sie ein wenig von der vorhergehenden ab. Niemand ist in der Lage zweimal hintereinander einen exakt gleichen Schlag zu machen. Wenn ich „nicht exakt gleich" schreibe, meine ich es. Es darf also nicht einen Millimeter anders gerichtet oder in irgendwelcher Form anders intoniert sein.

Ebenso ist es nicht möglich, genauestens auf die Mitte einer Fensterscheibe zu tippen. Wir werden immer ein wenig daneben liegen. Es gibt daher auch keinen wirklich geraden Schlag. Es gibt überhaupt keine klar definierbaren Schläge, überlegt man sich dies genau. Man könnte höchstens eine Gruppierung von Schlägen zu einer bestimmten Artgattung von Schlägen, wie zum Beispiel 'gerade Schläge' oder 'Rundschläge' zusammenfassen, wobei immer noch unklar wäre, wo jetzt genau die Grenze zu ziehen ist zwischen der einen Gattung und der nächsten. Wo hört also die Gruppierung der gerade anmutenden Schläge auf und wo fängt die subjektiv als rund geschlagen wahrgenommene nächste Gattung an? Insofern ist es natürlich auch nicht wirklich zu Ende gedacht, verschiedene Verteidigungskonzepte gegen so genannte Gerade- oder Rundschläge etc. auszutüfteln oder gar trainieren zu lassen. Natürlichkeit und Anpassungsfähigkeit ersetzen hier das „richtiger Schlüssel für das richtige Schlüsselloch" Konzept (zumal mir unter Stress vermutlich sowieso der gesamte Schlüsselbund aus den Händen fällt).

Da also eine Bewegung nie wiederholbar ist, ist sie ein Einzelfall. Es ist unmöglich, gegen jeden einzelnen Einzelfall eine Gegentechnik zu entsinnen. Insofern: Sparen wir uns diese ganze Künstlichkeit und regeln das Problem mit wie gesagt: Natürlichkeit (zi ran). Wir werden immer wieder auf diesen Begriff zurückkommen und nach und nach klären, was es damit auf sich hat.

Da wir also auch nie genau auf die Mitte einer Fensterscheibe tippen können, wird es unser Gegner auch nicht können, sprich: Er wird nie in die Mitte unseres Zentrums treffen, sondern immer ein bisschen mehr oder weniger an einer Seite daran vorbei. Diese Richtung des „Vorbei" nun ist es, die wir gleich bei der ersten Berührung mit dem Gegner verstehen müssen und nun brauchen wir diese Richtung nur noch ein bisschen weiter auszuweiten, so dass sie vollends an uns vorbeigeht. Auf diese beschriebene Weise ist es tatsächlich mit einer sehr geringen Kraft möglich, eine hohe Effektivität mit „lü" zu erreichen; in dem wir der Kraft-Richtung des Gegners folgen, ihr nachgeben und sie doch kontrollieren.

(*) Durch dieses Bild können wir auch den Namen „Den Mantel befestigen – lan zha yi" aus der 1. Form gut verstehen: Der lange Mantel wird mit einer Kordel (Schärpe) so zusammengebunden, dass er nicht mehr überhängt.

挤 Ji, drücken, zerdrücken, (aus-) pressen, sich (hindurch-) zwängen

Ji wird in der Regel mit „drücken" übersetzt. Es ist sowohl eine Technik für sich, als auch die Vorhut einer weiteren, finalen Technik. Sie ist diagonal, das heißt, ihre Richtung ist immer in die Schwäche des Gegners. Drücke ich frontal auf einen Gegner, schiebe ich ihn vielleicht nur auf sein hinteres Bein, oder aber in seine Stärke, so dass er den Druck gut aufnehmen kann. Diagonal aber bezieht sich die Kraft immer auf eine Richtung, in der er, äußerlich gesehen, kein Bein stehen hat oder aber, innerlich gesehen, dem Druck nicht direkt oder nicht auf leichte Weise eine Verbindung im Körper anbieten kann, welche die Kraft ableiten oder ihr standhalten könnte.

Im Sinne des Taijiquan gesprochen: „Ji"beschreibt eine Richtung, in der die Seidenfäden des Gegners zerreißen müssen. Daher ist „diagonal" zum einen wörtlich gemeint, genauso geht es aber auch stellvertretend um die Sensibilität und Art und Weise des Drucks. Ich muss den Druck so ansetzen, dass ich alle Fähigkeiten des Gegners zum Widerstand unterlaufe, sprich in einer Tiefe von Bewegung und Zusammenhang arbeiten kann, die dem Gegner nicht zur Verfügung steht.

Daher kann die Druckrichtung theoretisch auch schon wieder gradlinig sein. Denn die Wirkungsweise ist dem Gegenüber nicht verständlich und es ist ihm daher nicht möglich, dieser zu begegnen. Es ist quasi wie durch Wände gehen.

Der Widerstand des Gegenübers wird unterlaufen, besser „durchlaufen", in dem ich nicht AUF den Gegner, sondern DURCH den Gegner hindurch drücke. Letzteres jedoch bedarf einer Feinfühligkeit für die inneren Zusammenhänge des Gegenübers (welche ich passieren muss), die erneut größer sein muss als seine eigene. Letzteres wiederum bedeutet, dass ich sie auch für mich selbst haben muss, denn hier hat sie ihren Ausgangspunkt. So ist also der Ausspruch Chen Wangtings zu verstehen: „Niemand erkennt mich, wobei ich alle erkenne."

Der Begriff „sich (hindurch) zwängen" beschreibt diesen Vorgang ganz gut, sich quasi durch sich selbst (von den Füßen bzw. Dantian, in die Fingerspitzen) und dann durch den anderen zu „zwängen". Wichtig ist dabei die Vorstellung des Hindurchfließens. Das „Zwängen" im Sinne von Zwang sollte dabei nur auf die Unausweichlichkeit und den Kontrollverlust des Gegners verstanden werden, nicht auf meine Art der Bewegungsführung.

Ich habe als Kind einen Film gesehen, wo die Helden, ich glaube es waren Männer, mit einem Mini-U-Boot durch den menschlichen Körper gefahren sind. So ungefähr kann man es sich vorstellen: Man saust mit seinem „Drücken" durch den ganzen Körper des Gegenübers und erkennt jede einzelne Abzweigung, Sackgasse und Einbahnstraße, bevor man noch in sie eingebogen ist. Wichtig hierfür ist ebenfalls die Verbindung der Bewegung aus dem gesamten eigenen Körper unter Berücksichtigung des gesamten Körpers des Gegenübers. Dies ist ein gewaltiger Unterschied als einfach nur AUF eine Person zu drücken. Dies ist ein wesentlicher Unterschied zwischen dem Gebrauch von so genannter „innerer" Energie und ebenfalls so genannter „plumper, grober oder äußerer" Kraft. Wird das Bild mit diesem kleinen Mini-U-Boot richtig verstanden, es ist also quasi gar kein U-Boot, sondern eine lange Schlange, die vom eigenen Zentrum in das Zentrum der anderen Person eindringt, immer eine Gesamtverbindung hat und gleichwohl die gesamte Fläche und den Raum des Gegenübers (als auch sich selbst) zum Ausgangspunkt und Angriff hat.

Für den Gegner ist es, als würde er mit seinem gesamten Körper im Wind stehen, dem er sich, wie immer er sich auch wenden mag, nicht entziehen kann. So ist es leicht verständlich, warum mit diesem Können Taijiquan auch sehr gut als physische und psychische Therapieform einsetzbar wird. Aber Vorsicht: Dies zu können ist nicht leicht. Ich denke fast, dies zu lesen ist schon nicht leicht!?

Vom Schriftzeichen haben wir links erneut die Hand und rechts eine Symbolik für „gemeinsam", etwa wie zwei Hände, die etwas zerdrücken oder etwas umhüllen und zerquetschen. Gemeint ist, einen in der Mitte zwischen diesen beiden z.B. Händen liegenden Punkt zu zerquetschen. Auf unsere Technik bezogen können wir dies deuten, in dem wir, wie oben beschrieben, den Gegner in dem Kontakt von unserem Zentrum bis zu seinem Zentrum so unter Kontrolle nehmen, also derart durch seinen Körper fließen, dass dieser komplett festgesetzt (gedrückt) ist, dass er keinen eigenen Handlungsspielraum mehr hat und auf diese Weise quasi „zerdrückt" ist. Um diesem dann zu entgehen muss er sich Raum im Äußeren von uns weg verschaffen.

Es weist uns auch noch einmal darauf hin, dass jedes erfolgreiche Hindurchfließen durch den Gegner mit dem Erfolg des Kontrollierens und Besiegen desselben, mit einer Ausrichtung zuerst auf sein Zentrum (um dieses festzusetzen („zerdrücken")) und dann in die gewünschte Richtung, in die wir seinen Körper bewegen wollen, erfolgen muss.

Sinn und Zweck von „Ji" im kampfkünstlerischen Sinne ist es, den Gegner aus seinem Gleichgewicht zu bringen. Entweder als finale Aktion oder aber in Vorbereitung einer solchen, welcher der Gegner dadurch dann hilflos ausgeliefert ist. Denn 1. ist er durch sein fehlendes Gleichgewicht nicht im Vollbesitz seiner Kräfte und ein Gegenangriff belastet uns nicht ausreichend, und 2. wird er darum bemüht sein, dieses Gleichgewicht wieder herzustellen und ist daher bereits beschäftigt. Dies raubt ihm die Aufmerksamkeit für meine jetzt eintreffende finale Technik. Ob Angriff oder Verteidigung des Gegners: So oder so ist er uns ausgeliefert. Daher ist „Ji" eine sehr gute Technik, den Gegner in eine für ihn aussichtslose Situation zu bringen. Sollte er durch „Ji" allein schon im wahrsten Sinne des Wortes „zu Fall" gebracht worden sein, so haben wir dasselbe Resultat und können sogar eine Millisekunde früher „Pause" machen, die Arbeit ist bereits getan.

„Ji" ist eine Technik, die wie Peng in der Regel bereits im Moment der Kontaktaufnahme einsetzen kann, so dass wir es im Ideal während eines Angriffs immer nur mit Menschen ohne Gleichgewicht zu tun haben.

In der Therapie nutze ich „Ji" in umgekehrter Form. Ich nehme die zu behandelnde Person an in Form ihres physischen und/oder psychischen Ungleichgewichts und „drücke" sie aus ihrer Schwäche zurück in ihr Gleichgewicht, also in ihre dadurch entstehende Stärke. Gesundheit und Wohlbefinden stellt sich ein. Genauestes Verständnis der Ansatzpunkte sowie ganzheitliches Gefühl für die Bewegung, die geschieht, ist erforderlich. Beides ergibt sich aus der korrekten Praxis von Basistraining und Form. Der Unterschied zu anderen Therapieformen ist vielleicht, dass mir diese Ansatzpunkte und das „wie und wo" in dem Sinne nicht direkt gezeigt werden, d.h. es gibt nichts auswendig zu lernen, wie zum Beispiel bei Krankheit oder Problem A welcher Griff und Druck B angewandt werden müsste oder Ähnliches.

Dies wäre wieder der „Fehler" des Schlüssel- und Schlüsselloch-Konzeptes. Durch mein eigenes Training erfahre ich all diese Zusammenhänge auf natürliche Weise in meinem eigenen Körper. In den Schiebenden Händen erfahre ich die Besonderheit des Anderen und aus der Erfahrung dieser beiden Prozesse entsteht die Therapie. „Schiebende Hände" sind in diesem Falle selbstverständlich keine Routinen oder Ähnliches, sondern einfach eine Berührung, der Kontakt selbst. In der Selbstverteidigung muss ich schließlich auch im allerersten und kürzesten Moment um die Situation wissen und habe keine Zeit für lange Analysen. Sprich in der therapeutischen Praxis gilt erneut das Ideal: Berühre und wisse bzw. wisse und berühre! Solche Fähigkeiten werden in China mit dem Begriff „Gongfu" betitelt, was umgekehrt bedeutet: Kein Gongfu: keine Fähigkeit. Behandlungen sollten daher nur erfolgen, wenn ausreichend Fähigkeit vorhanden ist.

An, stoßen, nach unten stoßen, drücken, pressen

Wenn wir in der Schule im Sportunterricht „Bockspringen" geübt haben, und wenn wir es falsch gemacht haben, dann war das teilweise „an". Warum? Weil wir zu faul zum Springen waren und mit den Händen auf den Rücken des Freundes gestoßen haben und uns dadurch nach oben und über ihn hinweg bewegt haben. „An" bedeutet vom Sinn her, „nach unten stoßen."

Vom Schriftzeichen her haben wir erneut die Hand zur Linken und rechts das Zeichen „an", Frieden, was in diesem Falle aber nur als Lautsymbol verwendet wird. Früher, so Wang Ning, waren die Knöpfe bzw. Klingeln, beispielsweise in Hotels, an einem Tisch angebracht. Man drückte also nach unten, um ein Zeichen zu geben. Hierfür verwendete man „an" als Schriftzeichen. Heute sind viele dieser Klingeln bzw. Knöpfe an den Wänden angebracht.

Das Schriftzeichen ist aber das gleiche geblieben. „An" ist daher im Volkslaut inzwischen auch geradeaus zu verstehen. Nach unten behält aber weiterhin die vorrangige Bedeutung.

Im Taijiquan der Moderne hat „an" ebenfalls sowohl die Bedeutung nach unten, als auch geradeaus zu stoßen. Es ist dieselbe Technik, nur zusätzlich statt nur nach unten nun auch, quasi im Winkel gedreht, geradeaus. Nach unten hier nicht wie beim Bockspringen, um über den Gegner hinwegzuhüpfen, auch nicht, um sich von ihm abzustoßen (was jedoch im Falle einer angedachten Flucht durchaus von Nutzen sein kann).

Beide Aspekte beziehen sich hier vielmehr auf den Gegner. Ich stoße ihn nach unten, d.h. entweder fällt er oder er wird komprimiert. Durch Letzteres hat er die natürliche Bestrebung, sich wieder nach oben auszudehnen, dieser Kraft gebe ich jetzt nach und leite sie mit einem weiteren oder begleitenden Stoß (tui) in die gewünschte Richtung. Der Gegner hebt dadurch im wahrsten Sinne des Wortes vom Boden ab. So ist es mir möglich, ihn weit hinweg zu schleudern, da er nun überhaupt keine Wurzel mehr hat und in der Luft meiner Kraft vollständig ausgesetzt ist. Unsere beiden Kräfte verbinden sich.

Die Technik nach unten und nach vorne (letztere eigentlich als „tui" bezeichnet) kombinieren sich nun. Die typische Idee, durch die sich Taijiquan u.a. einen Namen gemacht hat, nämlich jemanden durch eine leichte Berührung meterweit durch die Luft zu schleudern, findet hier u.v.m. ihre Technik.

Wenn es auch sinngemäß ein Stoßen oder Drücken nach unten ist bzw. eine Kombination von unten (an) und geradeaus (tui), so kann es aber auch einzig ein horizontaler Stoß (tui) sein, nachdem der Gegner zuvor z.b. durch „lü" oder „ji" in eine Schwäche geraten ist. Selbstverständlich zählt es auch zu „an", wenn der andere einfach generell schlecht steht und ich ihn einfach wegschubse (tui). „An" kann auch in Form von Schlägen (da) übertragen werden.

„An" ist ein- oder zweihändig ausführbar. In seiner Wirkung kann sich „an" in einer großen Distanz, die der Gegner hinweggeschleudert wird, oder auch unmittelbar auf der Stelle ausdrücken, so dass der Gegner in sich zusammenbricht. Auch hierzu ein kleiner Exkurs: Oftmals wird das Schubsen von Laien als undramatisch und uneffektiv beurteilt. Es wäre etwas, was Kinder im Kindergarten machen. Aber genau hierin liegt die Natürlichkeit der Technik. Ein Schüler eines Schülers von mir arbeitete früher „an der Tür" wie es so schön heißt. Seine Aufgabe war es, in einem Asylantenheim darauf zu achten, dass nichts passiert. Als er „an" lernte, zeigte er sich nicht sonderlich beeindruckt. Er war jemand, der auf harte Schläge zählte.

Doch nur einige Tage später kam es auf seiner Arbeitsstelle zu einem Tumult und intuitiv stieß er den Unhold mit beiden Händen von sich weg, so dass dieser meterweit davon flog, gegen eine Wand krachte und zu Boden ging. Völlig überrascht guckte er zuerst seine Hände und dann seinen Arbeitskollegen an: „Das ist ja g…! Das muss ich unbedingt weiter lernen!" waren seine verdutzten Worte.

Gerade weil wir es von früh auf als einen natürlichen Reflex erfahren, Personen im Gefahrfalle von uns zu stoßen, gerade deshalb ist „an" eine definitiv wichtige Technik. Sie ist uns quasi mit in die Wiege gelegt worden und sollte daher perfektioniert werden. Hinzu kommt, dass „an" eine effektive Technik darstellt, die uns nicht nur Raum verschafft und den anderen stark demotiviert, sie kann auch angewandt werden, ohne bleibende Schäden zu hinterlassen. Ich erinnere mich an eine Geschichte in New York, an einige Schüler von Meister Ren Guangyi, welcher ein sehr berühmter Schüler meines Meisters Chen Xiaowang ist. Sie baten Großmeister Chen Xiaowang, doch einmal wirklich seine Fähigkeiten zu demonstrieren.

Mein Lehrer weigerte sich und daher unterschrieben sie ihm ein Blatt Papier, auf dem sie ihm zusicherten, für alle eventuellen Schäden selbst aufzukommen. Chen Xiaowang akzeptierte und guckte einen von ihnen, einen guten Freund von mir, an, berührte ihn leicht mit nur einem Finger und schon schnellte dieser durch den ganzen Raum, nur um hinten an die Wand zu knallen und bewusstlos zu Boden zu gehen. Nach einigen Sekunden erhob er sich orientierungslos, starrte umher, bis er sich wiederfand und konnte die nächsten fünf Tage an nichts mehr denken, als was da bloß passiert war. Was wir intuitiv und sogar schon als Kinder tun ist gut. Perfektioniert und mit dem Taiji-Prinzip versehen, ist es jedoch zutiefst beeindruckend und äußerst wertvoll.

Cai, nach unten ziehen, pflücken

In der Kampfkunst des Taijiquan sind mit „cai" Anwendungen gemeint, die den Gegner nach unten zu Fall bringen. Dies können Hebeltechniken sein, die direkt nach unten führen. Aber auch jemanden ganz pragmatisch nach unten zu führen oder zu ziehen, auch mit Unterstützung von Bein- und Fegetechniken, kann dem Begriff zugeordnet werden. Wieder führt die Kraft zwar nach unten, sie entsteht aber aus dem ganzen Körper von unten nach oben und wieder nach unten. Das Bewegungsprinzip ist daher immer dasselbe, nur die Auswirkung der Bewegung ist der Technik entsprechend unterschiedlich. „Cai" arbeitet oftmals zusammen mit dem Aspekt von „lü". Denn wir wollen nicht an dem Gegner sinnlos herumzerren. Da wir immer davon ausgehen müssen, dass der Gegner stärker ist als wir selbst, sonst würde er uns gegebenenfalls nicht angreifen, müssen wir uns wieder seine Kraft leihen.

Das heißt, wir geben seiner Kraft mit „lü" nach und richten die Kraftentwicklung aber nach unten, so dass er zu Fall kommt. Hier äußert sich dadurch dann der Aspekt „cai". Im Unterschied zu der Technik „shan", die wir später noch behandeln werden, ist in „cai" aber immer auch ein Eigenanteil von Kraft vorhanden.

In dem Schriftzeichen von „cai" finden wir neben einer Hand auf der linken Seite auch rechts eine Hand, aber mit einem Baum darunter. Auch die Bedeutung des „Pflücken" weist auf eine Bewegung von oben nach unten hin. Im Sinne des Taijiquan bedeutet es, quasi den Gegner „zu pflücken". In der Regel pflückt man etwas z.B. von einem Zweig nach unten hin ab. Interessanterweise kommt hier aber noch eine Bedeutung hinzu, die für die Psychologie in der Kampfanwendung von großer Bedeutung ist: Etwas, das gepflückt wird, ist immer deutlich geringer in seinem Ausmaß, als das, wovon es gepflückt wird. So ist ein Apfel sehr viel kleiner als sein Baum, ebenso die Kirsche, die Kokosnuss, und: Der Mensch im Verhältnis zu der Erde auf der er steht.

Er ist quasi „nichts" im Vergleich zu ihr. Auch ist das zu Pflückende geringer als der Pflückende. Und so ist das „Pflücken", das „cai" auch psychologisch zu verstehen: Mein Gegner ist nichts, er kommt nicht vor und es ist mir ein Leichtes, ihn niederzureißen, nach unten zu führen bzw. „von der Erde zu pflücken". Die Vorstellung, mit Sicherheit einfach und direkt etwas tun zu können, anstelle von „etwas mal zu versuchen", hat eine sehr viel konsequentere Kraftumsetzung und dadurch eine definitiv höhere Erfolgsmöglichkeit.

捌 Lie, trennen, spalten, zerschneiden, zerreißen

Das Schriftzeichen „lie" beschreibt ein Messer oder eine Schere und ein Kleid. Es bedeutet das Zerschneiden oder auch Zerreißen des Kleides. Dadurch entsteht ein zischendes Geräusch, was dem Zeichen seinen Klang „lie" gibt. Im Taijiquan bedeutet dies „Trennen". Dies ist auf zweierlei Arten möglich:

1. Ich „trenne" den Körper des anderen, d.h. ich bringe Teile seines Körpers in verschiedene Richtungen, so als würde ich seinen Körper zerreißen. Tatsächlich zerreiße ich dabei seine innere Struktur und er verliert dadurch sein Gleichgewicht. Dies kann auch durch einen Hebel passieren, wenn dieser über zwei oder mehr Gelenke hebelt und so z.B. im Unterarm Elle von Speiche trennt. Dadurch kommt der Körper in eine schiefe Haltung und ist blockiert. Auch ein Wurf könnte „lie" sein, wenn er entsprechend angelegt ist.

2. Ich zerreiße quasi mich selber, bewege ich mich in zwei gegensätzliche Richtungen von innen nach außen. Diesmal allerdings ohne dabei meine innere Struktur zu verlieren. Im Gegenteil, ich muss den anderen unter Kontrolle haben. Dies zum Zweck, wenn mich jemand z.B. umfasst oder wie unter der Technik „ji" beschrieben „zerdrücken" bzw. von mehreren Seiten einengen will. So verschaffe ich mir wieder meinen Raum und bezwinge den anderen dadurch zum Abbruch seines Angriffs.

Unter Mao wurde der Begriff „lie" z.B. auch in politischem Sinne gebraucht, wenn es darum ging, den Imperialismus quasi „auseinander zu reißen".

Wichtig ist, dass durch „lie" eine Erschütterung des Gleichgewichtes beim Gegner entsteht.

„Lie" ist eine schnelle, „zischende" Kraft, während „cai" entspannt, aber kräftig, „an" eine unmittelbare, „ji" und „lü" ein in seiner Art sanfter Prozess und „peng" eine von sich nach außen weggerichtete Bewegung ist.

肘 Zhou, Ellenbogen

Der Ellenbogen (zhou) kommt erst einmal genau so zum Einsatz, wie man es sich vorstellt: Ins Gesicht, in den Magen, auf den Hals, in den Solarplexus – einfach überall, wo er richtig doll Schaden anrichten kann. Und dies nach vorne, zur Seite, nach hinten, nach oben oder nach unten. Der Ellenbogen ist nicht nur eine sehr gefährliche Schlagwaffe des Körpers, er definiert auch eine Distanz, die schon nicht mehr in der langen Faustdistanz, aber auch noch nicht in der direkten Körper-an-Körper Distanz ist.

So kann der Ellenbogen z.B. immer dann zum Einsatz kommen, wenn eine Faust abgefangen wird und wir dann aber durch Abwinkeln am Handgelenk mit dem Ellenbogen weiter vordringen und den Gegner treffen können. Auf Deutsch wird diese Technik im Taijiquan oft „Falttechnik" genannt, weil ich den Arm quasi falte, um mit dem Ellenbogen weiterfließen zu können.

Wann immer ich also mit den Händen nicht mehr in meiner vollen Kraftdistanz stehe, aber auch noch nicht im absoluten Nahbereich des Gegners stehe, kommt der Ellenbogen zum Einsatz. Liegt der Ellenbogen am Körper des anderen an, so kann ich über ihn direkt Energie übertragen, womit wir wiederum im Bereich der Schiebenden Hände wären. Jetzt ist mir der Ellenbogen nützlich, um einen zu schieben, wo immer er aufliegt.

Dadurch kann ich den Weg zur Hand verkürzen oder agieren, wenn die Hand vielleicht nicht aufliegt. Genauso kann ich aber auch über meinen Ellenbogen den Arm und darüber den Körper des Gegenübers schieben, sollte er mich mit der Hand in meiner Ellenbogenbeuge kontrollieren wollen. Auf diese Weise könnte ich dann auch Hebel ansetzen. Oft ist „zhou" auch mit einer Körperdrehung verbunden. Zum einen natürlich, um aus dem Körper schlagen zu können. Aber auch, um den Gegner, sollte er mich ein wenig abgedrängt haben, durch eine weitere Drehung meinerseits auf der anderen Seite attackieren zu können. Genauso sind die aus der Drehung geschlagenen Ellenbogen auch eine besonders wirksame Waffe, wenn ich mit dem Rücken zum Gegner stehe. Der Ellenbogen ist auch eine äußerst wirksame Abwehrmöglichkeit, bei der ich direkt mit der im selben Arm frei bleibenden Hand zeitgleich schlagen kann, wie z.B. mit den „Kreisenden Händen"- als „Abwehr" gegen einen Schlag, der von außen kommt: Der Ellenbogen hält den geschlagenen Arm auf, während die Hand direkt zum Gesicht schlägt. Der eigene Arm ist dabei innen, während der Schwinger des Gegenübers außen ist.

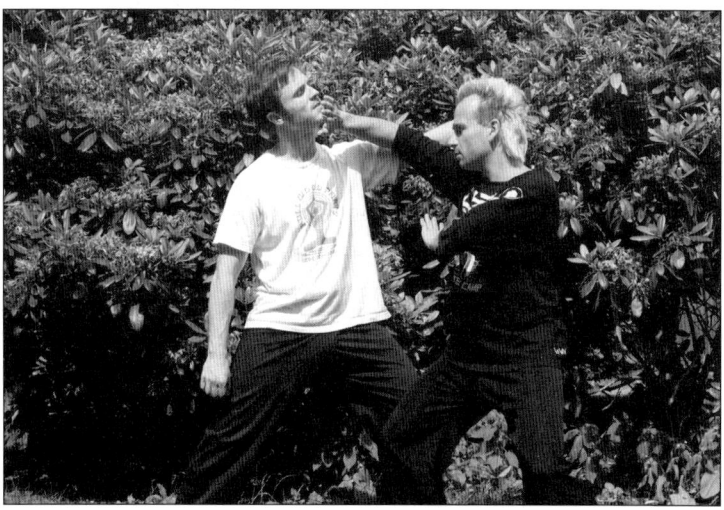

Mein rechter Arm wird dabei gegen seinen linken gesetzt und umgekehrt. Wenn wir uns den in den Seidenübungen und den Formen entwickelten Energiefluss von Dantian über die Wirbelsäule und über den Arm in die Hand ansehen, bemerken wir, dass wir jedes Mal durch die Ellenbogen fließen. An jeder Stelle, die die Energie passiert, kann sie auch austreten (d.h. kann eine Technik angewandt werden). So ist in jeder Bewegung in der Form, auch bei den zurückfließenden Bewegungen, bei denen die Energie ebenfalls die Ellenbogen passiert, eine Ellenbogentechnik enthalten. Zhou bezeichnet dabei eine Unzahl von Schlag-, Push- und Abwehrtechniken mit dem Ellenbogen, sowie eine Kampfdistanz der mittleren Nähe.

Hierdurch bezieht sich zhou auch auf die Knie als Entsprechung der Ellenbogen im Beinbereich und ermöglicht diesen ebenfalls eine endlose Zahl von Techniken. So können mit den Knien tiefe Tritte abgewehrt, gegnerische Knie zum Zwecke des Gleichgewichtsverlustes weggepuscht, als auch aktiv hiermit in großer Vielzahl geschlagen/treten werden.

 ### Kao, Schulter, (an-)lehnen

Die Schulter ist ebenfalls eine sehr kraftvolle Technik, die oftmals eingesetzt wird, wenn die Arme und Hände bereits durch eine vorhergehende Aktion nicht mehr zur Verfügung stehen (siehe Falttechnik). Oder wenn ich den Gegner an mir vorbeilaufen lasse (lü) und dann mit der Schulter quer zu seiner Kraftrichtung einschlage (lun tiao de li). Oft kann ich den Gegner auch in meine Schulter hineinfallen lassen, um ihn dann durch einen Stoß hiermit weit hinwegzubefördern. Man muss dabei beachten, dass ein gekonnter Schulterstoß nicht aus der Schulter geschlagen wird. Dies würde zu wenig Kraft freisetzen. Die Kraft kommt wie bei der Übertragungslinie von „peng" aus den Füßen durch den Körper und tritt in diesem Falle lediglich aus den Schultern aus. Die Schulter selbst bewegt sich in dem Sinne nicht, sondern ist nur letzter Schluss der Körperbewegung. Bin ich direkt am Mann, also in einer Situation, wie ich sie beim Ringen oft wieder finde, wenn beide Körper aneinander Kontakt haben, ist „kao" sehr gut einsetzbar. Sei es, um den Gegner wegzuschleudern, oder auch nur, um sich aus dieser Nahdistanz zu befreien und wieder in einen Bereich der Arme und Hände zu gelangen.
Nun kann ich mit der vorderen Seite, dem seitlichen Bereich und dem hinteren Teil der Schulter stoßen. Vom Schriftzeichen her ist eher der hintere Teil der Schulter gemeint. Es drückt eine Art „lehnen nach hinten" aus. Wir finden im oberen Teil des Zeichens den Begriff „gao" (mitteilen), welcher für den Klang des Zeichens verantwortlich ist und darunter zwei Flügel. Dessen Verankerung der Flügel am Körper bezeichnen die Stellen der Schultern, die als „kao" bezeichnet werden: Der hintere Teil, also eher die Schulterblätter. Wenn wir von hinten bedrängt oder umfasst werden, können wir uns quasi in den Gegner mit dem hinteren Teil der Schulter hineinlegen, um ihn so zum Stolpern zu bringen. Hieraus ist auch der umgangssprachliche Begriff „anhänglich" für „kao" entstanden. Natürlich können und werden alle diese Grundtechniken auch mit der Explosionskraft ausgeführt. Wir dürfen

dieses Anlehnen jedoch nicht in dem Sinne wörtlich nehmen, als dass wir dadurch selbst unser Gleichgewicht verlieren würden. Immer muss unsere eigene Geschlossenheit Vorrang haben.

Im Gegensatz zu der gerade beschriebenen Falttechnik würde ich mich jetzt immer weiter ausbreiten, quasi wie „ein Kranich seine Flügel": Mit der Schulter bringe ich wieder ein bisschen Distanz zwischen mir und meinen Gegner, ist es nur eine Ellenbogenlänge, schlage ich jetzt mit dem Ellenbogen. Ist es eine ganze Armlänge (und/oder ist es durch den Ellenbogenschlag inzwischen zu dieser angewachsen), schlage ich mit der Hand nach.

Ist er soweit weggeflogen oder zu Boden gegangen, dass er aus meiner Reichweite ist, ist das Problem vorerst gelöst. Ein taktischer Rückzug durch Weglaufen wäre jetzt eine gesunde und intelligente Lösung. Allerdings sind ernsthafte Geschichten aus der Chenfamilie bekannt (und nicht nur dort), nach denen ein Schulterstoß so stark war, dass der Gegner im Moment gestorben ist. Dann ist Weglaufen allerdings immer noch zumindest überlegenswert, es sei denn, die Schuldfrage ist hinreichend geklärt. Unabhängig von der Erklärung des Schriftzeichens beschreibt aber „kao" immer alle Teile und Richtungen der Schulter als Schlag-, Push- oder Abwehrtechnik.

Auch die Schulter ist wie der Ellenbogen (und die Hand) ein Begriff, der ein Kampfprinzip im Sinne der Distanz angibt. Wenn jemand nach uns schlägt, so zielt er auf einen bestimmten Brennpunkt, nämlich genau dort, wo er uns ausmacht und im Moment seines Treffers vermutet. Durch „zhou" bzw. „kao" verkürzen wir sehr schnell die Distanz zu ihm und sind quasi vor seinem Schlag. Die Wucht seiner Aktion schlägt daher erst hinter uns auf, da wir jetzt viel dichter am Körper des anderen sind.

Dies ist auch eine Möglichkeit zur Abwehr von Stockangriffen. Man verkürzt die Distanz auf eine Weise, die der Gegner vor Beginn seiner Aktion nicht mit eingerechnet hat, während seiner Aktion aber nun nicht mehr mit berücksichtigen kann. Dieses Timing muss sehr gut beherrscht werden, sonst läuft man Gefahr, in die Aktion des Gegners hineinzulaufen. Es gibt eine alte Regel, nach der wir in zwei Richtungen vor den Schlägen des Gegners sicher sind: Von ihm weglaufen oder zu ihm hinlaufen. Wenn ich ganz nah an ihm stehe, kann er mich nicht mehr mit voller Wucht schlagen (daher trainiert man im Taijiquan diese Schulter-, bzw. Ellenbogentechnik, um auch hier noch schlagen zu können).

Man sieht dieses Vermeiden des Getroffenwerdens durch starke Annäherungsversuche oft beim Boxen. Man nennt es „clinchen". Und genau weil hier kein gutes Boxen mehr möglich ist, ist es beim Boxen nicht erlaubt und der Ringrichter bricht die Aktion ab. Dennoch kommt es in jeder Runde sehr oft vor, was wiederum den Vorteil dieser Technik für die Selbstverteidigung klarmacht. In dieser sehr nahen Distanz allerdings wird dann der Ringkampf sehr interessant, weil sich hier eine Menge Möglichkeiten innerhalb des direkten Körper an Körper Kontaktes ergeben.

Aus diesem Grund gibt es eine große Anzahl Taijitechniken für diesen Bereich des Ringens innerhalb der Schiebenden Hände. Gerade auch die sportliche Variante des Wettkampfpushhands mit bewegter Beinarbeit nutzt in den letzten Jahren diese Techniken vermehrt. Zhou und kao sind daher nicht nur Grundtechniken des Schlagens, Pushens und Abwehrens, sondern auch Grundtechniken der Distanzüberbrückung, sowie „Oberbefehlshaber" ihrer ihnen eigenen Distanz.

Zhou und kao sind zwei der so genannten sieben Sterne (qi xing), über welche geschlagen werden können: Fuß, Knie, Hüfte, Kopf, Schulter, Ellenbogen und Hand. Mit Dantian als Körpermitte und Zentrum erhält man über die sieben Sterne die optimale Kraftrichtung, die eine Bewegung vom Boden bis in den schlagenden Körperteil enthält. Natürlich kann aus jedem Bereich dieser Kraftrichtung geschlagen werden. So z.B. auch mit dem Ober- oder Unterarm, dem Schienbein oder Oberschenkel.

 ### Teng, (von unten nach oben) auf-, bzw. emporsteigen, (galoppieren)

Normalerweise ist der chinesische Begriff für „nach oben aufsteigen", „fei" (fliegen). So zum Beispiel bei einem kleinen Vogel. Wenn es sich jedoch um etwas sehr Großes, Gewaltiges handelt, wie z.B. einen Drachen (so Wang Ning), spricht man nicht mehr vom Fliegen, also „fei", sondern von „teng", „aufsteigen". „Teng long" wäre somit der aufsteigende Drache. Der Unterschied macht die gewaltige Kraft, mit der sich etwas erhebt.

Das Schriftzeichen „teng" beinhaltet unter anderem ein galoppierendes Pferd, welches im Sprung den Begriff „teng" symbolisiert.

Die Technik beschreibt eine von unten nach oben gerichtete, gewaltige Kraft. Wenn ich jemanden von seinen Füßen, sprich von der Erde nach oben abheben lasse, zum Beispiel während eines versuchten Stoßes seinerseits, so wäre dies „teng". In der ersten Form des Alten Rahmens nach Chen Changxing in der Figur „Mit dem Rücken schnell ausweichen" (shan tong bei), wenn wir uns mit dem Ellenbogen (zhou) von unten nach oben bewegen, finden wir ebenfalls einen Aspekt von „teng". Möglich wäre eine Anwendung von „teng" auch in Kombination mit „cai", nämlich genau dann, wenn „cai" nur angedeutet wird oder aber nicht erfolgreich sein sollte. Der Gegner wird sich vorerst krümmen, dann aber bestrebt sein, sich zugunsten seines Gleichgewichts wieder aufzurichten. Genau hier würde dann „teng" die richtige Technik sein, die ihn von unten nach oben „begleitet". Auf beschriebene Weise kann „teng" auch in Folge von „shan" angewandt werden, wie wir im Nachfolgenden sehen werden.

Nach einigen Angaben aus der Chenfamilie wird „teng" zwar als anderes Schriftzeichen, aber in seiner Art nur als eine andere Mundart von „peng" und daher mit gleichem Inhalt bezeichnet.

Shan, (von oben nach unten) schnell ausweichen, (auseinander-) weggehen, ducken

„Shan" beschreibt eine Technik, die entgegengesetzt zu „teng" sein kann. Hier weiche ich einer Kraft aus, die zum Beispiel von hinten kommt und der ich durch mein Ausweichen die Richtung nach unten gebe. Zum Beispiel, wenn mich jemand von hinten an der Schulter stößt, so drehe ich aus den Beinen im Hüftbereich und dadurch dreht sich die Schulter in Stoßrichtung, aber nach unten weg, so dass der Gegner zu Boden fällt. Das Schriftzeichen deutet auf eine Person, die ins Schwanken gerät und ihr Gleichgewicht verliert. Dieses hervorzurufen wäre ein Aspekt von „shan".

In dem Zeichen erkennen wir eine Hand und einen Stock, sowie Getreide in einem Topf. Ein Radikal drückt die Vergangenheit aus. Ein vorsichtiger Deutungsversuch wäre der Stock, der das Getreide unten am Boden zermahlt, also von oben nach unten. Die Reiskörner zerspringen aus sich, gehen auseinander. „Shan" wird manchmal auch für das Einschlagen eines Blitzes benutzt. Der Zickzackkurs zeigt eine Linie von oben nach unten, in der sich der Gegner verliert. Das „Auseinander- bzw. Weggehen" passt insofern, als dass diese Einheit zweier Personen durch ihren Kontakt während des Angriffs durch das Hinwegpurzeln des Gegners aufgehoben wird. Auch „ducken" beschreibt in der Art diese

Ausführung der Technik. Wenn „shan" angewandt wird, der Gegner sich aber kurz bevor er fällt wieder zurückziehen kann, ist das genau die Zeit für „teng", nämlich diese Aufwärtsbewegung entsprechend zu begleiten, so dass der Gegner vom Boden abhebt (siehe auch „teng").

Wie schon unter „teng" beschrieben, drückt sich auch shan sehr gut in der Bewegung „Mit dem Rücken schnell ausweichen" (shan tong bei) aus. Es ist der Moment, in dem ich den Oberkörper nach unten weg eindrehe.

Wir haben hier in der Form „shan" und „teng" im Wechsel nacheinander. Auf die Anwendung bezogen könnte ich also auf einen Stoß von hinten mit shan agieren und den Gegner dann, sollte er sich fangen und wieder aufrichten können, mit teng verfolgen und besiegen. So ist auch in dem chinesischen Namen dieser Figur „shan tong bei" dieses „shan" enthalten. Insofern wäre auch eine Übersetzung als „Mit dem Rücken schnell von oben nach unten ausweichen" vom Sinn her nicht verkehrt. In Chenjiagou erzählt man sich eine alte Geschichte, in der ein Chen-Meister am Fluss stand und angelte. Von hinten jedoch nahte sich heimlich eine Person, die seine Fähigkeiten prüfen wollte und überraschte ihn mit einem schnellen Stoß auf seinen Rücken, so dass der Meister ins Wasser fiel. Durch ein spontanes „shan" des Chen-Meisters jedoch, war die Person es selbst, die nass im Wasser gepaddelt haben soll.

Ein weiterer Aspekt von „shan" ist entsprechend dem Bild der auseinander springenden Reiskörner auch eine dem „lü" verwandte Technik, in der ich der Kraft des Gegners nachgebe. Hier aber nicht soweit, dass er sich von mir entfernt, sondern in diesem Falle nur soweit, dass seine Kraft nicht auf mich wirken kann. Seine Arme „springen" quasi vor mir auseinander, in dem ich sie an meinem Zentrum vorbeileite.

折 Zhe, umwerfen, umschlagen, brechen

Zhe bedeutet eine kreisförmige, windende Bewegung, ähnlich dem Wasser, welches spiralförmig in einen Abfluss fließt. Mit dieser Bewegung wird der Gegner in einer Spirale nach unten gebracht. Es ist wie eine Spinne, die rundum ihr Netz webt. Oder wie ein Diskuswerfer sich dreht, bevor er abwirft - nur, dass nicht wir uns drehen, sondern den Gegner in diese Drehbewegung bringen. Die Absicht ist, den Gegner durch diese Drehungen nach unten zu bringen.

Vom Zeichen her bedeutet „zhe" soviel wie „brechen", im Sinne von etwas umwerfen bzw. umschlagen (umhacken). Das Zeichen besteht links wieder aus einer Hand, die immer synonym für eine Handlung steht und rechts aus einer Axt.

Als Beispiel können wir hier die Bewegung „Ein Schritt zurück und mit dem Ellenbogen schlagen" (tui bu ya zhou) aus dem „Neuen Rahmen" nach Chen Fake benutzen. Nach dem Sprung zu Beginn der Bewegung öffnen wir die Arme, um dann in einer windenden, kreisförmigen Bewegung mit dem rechten Arm aus dem Körper einzudrehen. Wir finden diese Bewegung auch in der 38er Form nach Chen Xiaowang. Mit dieser Bewegung nehmen wir einen nach uns fassenden oder schlagenden Arm auf und winden ihn um den Gegner, wickeln ihn quasi darin ein und führen ihn damit nach unten, ganz so wie in dem bezeichneten Bild des Wassers, dass sich in einen Abfluss windet. Auch eine Messerabwehr ist hiermit möglich, womit wir das Messer automatisch gegen den Täter selbst bringen und ihn mit der scharfen Klinge an seinem Hals entsprechend nach unten führen. Eine große Anzahl von Techniken können durch „zhe" erfolgreich ausgeführt werden. Nach Angaben des Sohnes von Chen Zhaokui, Chen Yu, wird „zhe" auch als „nuo" bezeichnet und meint eine kreisende Bewegung, mit der man z.B. den Schlagarm eines Gegners greift und vertikal um 360 Grad dreht, so dass der Angreifer zu Boden stürzt.

折 Kong, etwas leerstehen lassen, etwas unausgefüllt lassen, leeren, Leere

Kong bedeutet vom Schriftzeichen her eine leere Höhle, vor der etwas steht. Im Falle des Taijiquan bedeutet dies ganz einfach Leere, d.h. der leere Raum, sprich nicht da sein. Am einfachsten, weil du tatsächlich nicht da bist. Du bist zu der verabredeten Schlägerei nicht erschienen. Sehr gut. Technisch innerhalb einer Auseinandersetzung bedeutet es, da wo der Gegner dich vermutet, bist du nicht. Er fällt mit seiner Bewegung ins Leere. Er vermutet einen Kontakt, der aber nicht stattfindet. Oder aber er hat einen Kontakt, der sich aber plötzlich in Nichts auflöst.

Dadurch entsteht ein kleiner kurzer Schock, ähnlich wie es einem manchmal beim Gehen passiert, wenn die unbewusste Berechnung der Bewegung im Raum nicht richtig war. Wir erschrecken kurzfristig und verlieren für diesen Moment unser Bewusstsein und unser Gleichgewicht, bevor wir uns wieder orientieren können. Eine ähnliche Erfahrung kennen viele auch mitunter in der nächtlichen Einschlafphase. Falsche und richtige Eindrücke mischen sich und rufen eine schockartige Verunsicherung hervor (das berühmte „vom Fahrrad fallen" während der Einschlafphase).

Man bietet dem Gegner sozusagen Substanz an, wo aber keine Substanz ist. Kong, Leere, entsteht plötzlich dort, wo Substanz vermutet wird und dann doch keine ist. So kommt der Gegenüber quasi durch Geisterhand aus dem Gleichgewicht. Die so genannten „kontaktlosen Techniken", das „pushen ohne zu berühren" basieren zum Teil auf diesem Konzept. Der Gegner berechnet intuitiv den Raum und die Bewegung in ihr. Sind diese Daten unvermittelt falsch oder verändern sich in einer Art, die für den Gegner nicht nachvollziehbar sind, tritt der besagte kurze Schock ein. Dieser Schock führt entweder zum Abbruch des Angriffs oder er kann für die folgende Technik ausgenutzt werden, da der Gegner in diesem Moment wehrlos ist. Im buddhistischen Zusammenhang bedeutet „kong" die innere, geistige Leere. Darin beinhaltet sich zwangsläufig auch die Ichlosigkeit. Da Taijiquan teilweise buddhistischem Einfluss unterliegt, wie wir an der Figur „Buddhas Wächter stampft mit dem Stößel" erkennen können, haben wir auch hier ein allerdings etwas schwieriger zu verstehendes Konzept, dem Gegner keine Plattform für einen Angriff zu liefern. Wenn wir uns an die Geschichte, die man sich über Yang Luchan erzählt, erinnern, in der ein Spatz nicht von seiner Schulter (oder Hand) wegfliegen konnte, so hat das eine zwar schwer zu erreichende, aber einfache Erklärung: Ein Vogel muss sich abstoßen, um dann fliegen zu können. Gibt man in der Schulter (oder Hand) jedoch immer genau in dem Moment nach, wenn der Vogel sich abstoßen möchte, so gelingt ihm das nicht und er kann nicht fliegen. Der Vogel scheint auf der Schulter fest geklebt zu sein.

Der Vogel braucht also eine Plattform, auf der er sich abstoßen kann. Genauso braucht ein Angreifer in der Regel eine Plattform, auf der er seinen Angriff basieren kann.

Dies kann zunächst irgendein Grund sein. Ob der nun sich selbst eingeredet oder echt ist, ist nur von sekundärer Bedeutung. Das ist seine eigene Plattform. Immer wird ein Grund vorgeschoben, um die eigene Aggressivität zu erklären. Aber man braucht in der Regel auch eine Plattform in dem Gegenüber.

Trotz, Übermut, aber auch Angst oder Aggression auf Seiten des Angegriffenen können eine solche Plattform sein. Leere bietet jedoch keine Plattform hierfür und der Gegner hat intuitiv keine Möglichkeit, seine Aggressivität richtig zu platzieren. Es ist wie ein Flugzeug, dem plötzlich die Landebahn fehlt.

In Sri Lanka gibt es einen Mönch, der seit 30 Jahren im Dschungel im Schweigen lebt. Er hat seine Hütte nur aus drei Wänden gebaut, so dass eine Seite stets offen ist. Nun gibt es dort viele wilde Tiere, die für den Menschen gefährlich sind. Seine Absicht ist es jedoch, durch seine permanent angestrebte geistige Leere, den Tieren keine Angriffsmöglichkeiten zu bieten und so in Frieden mit ihnen zu leben. Es ist eine gute Übungsmethode für ihn, sich in Situationen der Aufregung immer wieder in die Leere zu versenken, statt selbst mit Aufregung zu reagieren. Denn nur in der Leere gibt es keine Plattform, auf der ein Angriff aufgebaut werden könnte. So erzählt man sich auch vom Buddha mehrere Geschichten, in denen es Tieren als auch Attentätern nicht gelang, ihm ein Leid anzutun.

Beide Aspekte zusammengenommen ergeben ein äußeres, physisches „kong" und ein inneres, geistiges „kong". Wir zerstören damit nicht nur sämtliche Erwartungen unseres Gegners, sondern entziehen uns durch „kong" definitiv seinem Zugriff. Dadurch ist es ihm nicht mehr möglich, ein Vorhaben zu kreieren, noch unser ′habhaft′ zu werden. Er verliert dadurch physisch und geistig sein Gleichgewicht. Einer der berühmtesten Boxkämpfe der Geschichte ist sicherlich der erste Weltmeisterschaftskampf von Muhammed Ali gegen Jonny Listen im Schwergewicht im Jahre 1964.

Ali ließ Liston ständig nach ihm schlagen, doch durch sein meisterhaftes Auspendeln fehlte dem amtierenden Weltmeister, der sich seines Treffers bereits sicher war, immer der entscheidende Zentimeter. Zermürbt gab er nach einigen Runden unverletzt aber psychisch zerstört auf. Ali wurde Weltmeister.

 Huo, im Prinzip bleiben, agil, durcheinander bringen

Dieses letzte Prinzip beschreibt vom Schriftzeichen her eine Zunge, die Wasser trinkt. Es bedeutet im Zusammenhang mit „sheng" (shenghuo) „Leben" und im Zusammenhang mit „dong" (huodong) „agile Bewegung". Eine Bedeutung von „huodong" im gymnastischen Sinne bedeutet nach Wang Ning auch „wie man das Leben am Leben hält". Nach ihm bedeutet es auch, dass, wenn man alles sich Ereignende beherrscht, dann ist „das Leben da".

Es bezeichnet in unserem Zusammenhang also eine Methode, mit der man sich nach allen Umständen richten und anpassen kann, um so gesund und „am Leben" zu bleiben. Chen Xiaowang bezeichnet „huo" als „im Prinzip bleiben". Damit meint er jegliche Bewegung so auszuführen, dass niemals das ihnen innewohnende Taiji-Prinzip verletzt wird. Huo schließt somit diese Reihe von 13 Grundtechniken mit dem Hinweis ab, stets darauf zu achten, innerhalb einer jeden Bewegung das Prinzip nicht zu verletzen.

Erst hierdurch wird die Bewegung seine Effektivität erlangen. Nicht nur im Langsamen, sondern auch wenn man sehr agil oder schnell handeln muss, werden die Prinzipien des Taijiquan dabei nicht vernachlässigt. Es ist nach Meister Shen Xijing ebenfalls ein Hinweis, in allen Variationen von Bewegung, also nicht nur in den langsamen, sondern auch in den temperamentvollen, den schnellen, agilen oder explosiven Bewegungen sich selbst zu beherrschen. Das bedeutet, im Prinzip bleiben zu können, sich dem anderen dadurch in jeglicher Weise anpassen zu können, egal in welcher Art von Energie er auf uns einwirkt.

Das bedeutet für den Ausübenden, dass er seine Techniken nicht nur langsam, sondern auch schnell, nicht nur in einer hohen, sondern auch in einer tiefen Stellung, nicht nur weich, sondern auch hart ausführen kann. Wie auch immer der Gegner sich bewegt, ich kann ihm folgen und mich ihm anpassen, ohne aus dem Prinzip des Taiji zu geraten. Auf diese Weise ist es mir leicht, den Gegner zu besiegen. Immer gilt es, das Gleichgewicht zu wahren und sich den Geschehnissen immer wieder neu und spontan direkt anpassen zu können.

Ein weiterer Aspekt ist die Kontrolle über sich selbst. Kurz gesagt also weder physisch noch mental aus der Fassung zu geraten und in jeglicher Aktion in Gleichmut und Entspannung prinzipiengerecht handeln (bewegen) zu können.

In diesem Sinne passt sogar eine weitere Bedeutung von „huo", „Leben retten", was sich durch Einhalten dieses Prinzips sowohl auf mich selbst, als auch auf den anderen bezieht.

So wäre es gut, durch das eigene prinzipiengerechte Handeln dem anderen von vornherein ein Gefühl des Mitgefühls, Respekts, der Entspannung, aber auch der Aussichtslosigkeit aggressiver Handlungen zu vermitteln. Dies wäre die beste Voraussetzung für ein Einlenken und eine Versöhnung, sprich Deeskalation der Situation und kann daher „Leben retten". Je nach Ausgang des Kampfes mein eigenes oder ggf. das des Gegners, wäre der Kampf denn geführt worden.

Huo stellt demnach die Fähigkeit dar, alle vorher genannten Grundtechniken und damit auch alle Bewegungen aus den Formen prinzipiengerecht in jeder möglichen Geschwindigkeit, Lebhaftigkeit und Energie auszudrücken. Hier ist auch noch einmal ein Hinweis darauf zu finden, dass alles im Taijiquan auch sehr schnell und dynamisch mit einem hohen Energieübertrag ausgeführt werden kann. Das „Boxen nach dem Yin Yang Prinzip" (Taijiquan) umfasst alle möglichen Varianten und Energien menschlicher Bewegungsfähigkeit und bringt sie in Harmonie und Effektivität.

So schließt sich der Kreis der Kampfkunst des Taijiquan (2).

Die 5 Bewegungsrichtungen im Taijiquan
- eine Betrachtung in drei Abschnitten

1. Einführung
(aus „Chen", Silberstorff, Heyne Verlag)

Die fünf Bewegungsrichtungen im Taijiquan sind sowohl symbolisch als auch ganz pragmatisch zu verstehen. Sie setzen sich zusammen aus:

• qian jin   Vorne
• hou tui   Hinten
• zuo gu   Links
• you pan   Rechts
• zhong ding   Mitte

Die Mitte ist klar. Ich befinde mich, wo ich stehe. Sie steht symbolisch dafür, dass ich nicht einfach nur so dastehe, sondern dass ich verwurzelt bin, dass mein Qi ins Dantian gesenkt, mein Geist ruhig und konzentriert ist. Mitte bedeutet, dass ich mich, wo immer ich bin, in meiner bestmöglichen Struktur befinde.

Dass ich mich auf mich selbst, auf mein eigenes Zentrum stütze und auf nichts anderes sonst. So kann ich aus mir selbst heraus handeln und bin unabhängig von äußeren Einflüssen. Dies gibt mir die Möglichkeit, unbefangen die Dinge mit Objektivität zu betrachten. Dies ist im Tuishou genauso wie im Leben selbst. Dieses Zentriertsein bedeutet nicht nur, sich im Tuishou zum Beispiel nicht auf die andere Person zu stützen. Wir würden stürzen, wenn die Substanz, an der wir uns quasi festhalten, sich plötzlich in Leere wandelt.

Genau so ist es, wenn wir zu viel Kraft in der Weise einsetzen, dass sie über unser eigenes Zentrum hinausgeht. Auch hier verlieren wir unser Gleichgewicht, wenn der Punkt, auf den wir uns beziehen, hier der Gegner, sich nicht so verhält, wie wir es erwarten. Generell kann man also sagen, es gibt immer dann ein Gleichgewichtsverlust, wenn wir uns über unser Zentrum hinaus auf eine Erwartung stützen, die dann nicht so erfüllt wird, wie wir uns das vorgestellt haben. Selbst in der Form stützen wir uns in der Regel auf äußere Dinge. Unsere Augen haften ständig an Äußerlichkeiten und definieren unseren Körper so in seinem Gleichgewicht. Ein einfacher Test bestätigt dies: Versuchen Sie einmal auf einem Bein zu stehen. Jetzt schließen Sie die Augen. Ihr Gleichgewicht wird zunehmend schlechter. Denn es fehlt der äußere Halt. „Mitte" bedeutet hier also eine wirkliche Zentrierung nur in mir selbst. Von diesem Gleichgewicht aus trete ich dann in Kontakt nach außen, ohne jedoch in Anhaftung zu geraten. Über dieses Prinzip der Mitte realisieren wir mit der Zeit, wie sehr wir doch in allen Bereichen des Lebens an äußeren Dingen anhaften und dadurch nicht in der Lage sind, unbefangen aus uns selbst heraus zu handeln. Im Tuishou ist dies sehr gut nachzuvollziehen.
Denn stützen wir uns auf eine andere Person, um quasi in einer Art Brückenfunktion sein Gewicht und seinen Druck zu kompensieren, so gelingt uns dies nur auf Kosten der eigenen Be(Ge-)fangenheit. Meine Bewegungen selbst sind dadurch festgelegt und ich kann mich nicht mehr frei bewegen. Zusätzlich aber kann ich leicht von der Seite gebrochen werden. Anders, wenn ich trotz des vielleicht auch erheblichen Drucks von außen, in mir selbst stehen kann und diesen ausgleichen kann, ohne mich dabei auf etwas von außen Kommendes zu stützen oder zu binden. So bleibe ich frei und quasi „unangreifbar", denn ich werde nie wirklich erreicht. Mein Zentrum nie okkupiert.

Dadurch ist es mir möglich, alles anzunehmen, denn es kann durch mich hindurchfließen, ohne mein Zentrum zu gefährden. Stress fällt von mir ab und ich brauche nicht mehr hart zu werden, ich kann „zulassen".
Die Vorbereitungsstellung, d.h. das Konzept der stehenden Säule, durchzieht die gesamte Form. Man findet ihre Struktur in jeder Bewegung wieder. Genauso ist es in der Selbstverteidigung. Egal, was

ich tue, egal wohin ich mich bewege, meine Mitte gebe ich nicht auf. Man möge das mit der Vorbereitungsstellung bitte nicht äußerlich verstehen und sich immer und überall in den Meditationsstand begeben. Es reicht, dass ich als Jugendlicher auf Parties ausgelacht wurde, weil ich ständig versuchte, so zu stehen. Selbst in Selbstverteidigungssituationen stehen wir nicht exakt so wie in der Übung.

Denn, wie das Wort schon sagt, ist das eine Übung. Tatsächlich stehen wir scheinbar ganz normal, benutzen aber alle Vorzüge, die uns diese Übung gebracht hat. Je höher das Level, umso unwichtiger die äußere Form, so dass es mit zunehmendem Können schon wieder egal wird, wie man steht. Das Innere muss ich umsetzen können, dann wird das Äußere unwichtig, wenn ich den inneren Zustand aufrecht erhalten kann. Wie ulkig sähe es aus, wenn jemand eine Demonstration seiner Wurzelkraft geben wollte und sich erstmal in Position bringen oder aber eine Runde Qigong absolvieren müsste. Entweder es ist da oder eben nicht. Wir sind also zentriert und unserem Level entsprechend voll in unserer Mitte. Jetzt brauchen wir dem, was da kommt, nur noch zu folgen.

„Drängt der Gegner vor, so weiche zurück", heißt es in den Klassikern. Dies bedeutet nicht verzweifeltes Feldaufgeben, sondern einer Kraft nach hinten Raum zu geben, um sie in ihrem toten Punkt abzufangen. „Weicht der Gegner zurück, dränge vor", heißt es weiter. Ist der Gegner mit seinem Angriff an jenem toten Punkt, muss er sich kurzfristig zurückziehen, um einen neuen Angriff zu starten.

Man muss sich dies nicht in wirklich bemerkbaren Zeitintervallen vorstellen, sondern mehr in einem „im Hier und Jetzt handeln". In diesem Moment des Zurückziehens des Gegners presche ich vor. Dasselbe Prinzip wende ich an, wenn der Gegner zum Beispiel für einen Schlag ausholen sollte.

Seine Faust weicht zum Ausholen quasi zurück. Hier dränge ich vor, das Zentrum des Gegners ist frei und ich kann es einnehmen. Wenn es mir möglich ist, mich in die Energie des Gegners einzuklinken, d.h. mit ihm mitzufließen, passieren alle diese Prozesse ganz von alleine, der Gegner bestimmt meine Bewegung. Nur da ich ein stärkeres Zentrum habe und das des Gegners kontrolliere, ist meine, ihm „folgende" Bewegung seiner nicht nur überlegen, ich bin auch noch zuerst da. Ganz nach dem klassischen Satz: „Der Gegner bewegt sich nicht, ich bewege mich nicht. Der Gegner bewegt sich, ich bin schon da." Ich kann auch direkt die Aktion des Gegners unterbrechen und ihn durch Vorwärtsdruck bereits im Ansatz stoppen. Dieser Druck geht jedoch niemals über mein eigenes Zentrum hinaus.

„Drängt der Gegner vor, weiche ich zurück. Weicht der Gegner zurück, dränge ich vor."
„Und ich bleibe immer kleben", so wird der Klassiker vollendet. Dies ermöglicht es mir, in die Zeitintervalle einzudringen, die ich nur erspüren und nicht ermessen kann. Ich selbst bin fließend rund und spiralig. Dränge vor, weiche zurück, ganz so wie es der Gegner vorgibt. Dabei habe ich ihn ständig unter Kontrolle. So brauche ich mich nicht neu zu koordinieren und habe diese Pause der Regenerierung nicht. Der Gegner kann nicht in mein Zentrum eindringen. Wichtig dabei ist jedoch meine Kontrolle des Zentrums. Natürlich die eigene, aber unbedingt auch die des Gegners. Damit meine ich, dass ich nicht nur in meinem eigenen ganzheitlichen Gleichgewicht stehe, meine Ausrichtung zielt auch immer auf das Zentrum des Gegners. Nicht auf seine Hand oder seinen Fuß, auch nicht notwendigerweise direkt auf sein Zentrum. Sondern dorthin, wo ich sein Zentrum zerstören kann. Das heißt an den Punkt, über den ich sein Zentrum erreiche. Ob das jetzt ein KO-Schlag, ein Wurf, ein Stoß, eine mentale oder physische Kontrolle oder was auch immer ist, entscheidet die Situation. Wo immer meine Bewegung auch hingeht, sie hat immer die Wahrung des eigenen und die Kontrolle des gegnerischen Zentrums im Sinn.
So lasse ich mich nicht ablenken, nicht aus der Ruhe bringen und verliere nie das eigentliche Ziel. Die (körperlichen oder auch geistigen) Bewegungen des Gegners dienen mir nur als Verbindung, Kontrolle über sein Zentrum erlangen zu können. Es ist wie bei dem Bild der Schlange, die sich einem um den Hals legt. Bei jedem Versuch einer rettenden Bewegung, schließt sie die entstandene Lücke und kommt der Zerstörung des Zentrums, hier dem Vorhaben, mich zu erwürgen, näher.
Der Körper ist nie in Ruhe und bewegt sich ständig. Selbst wenn wir glauben in Ruhe zu sein, so ist da doch immer Bewegung. Denn wir leben. So muss man Bewegung nicht nur in großer „sichtbarer" Form verstehen. Auch die „Mikrobewegungen" sind gemeint und da diese ständig sind, entsteht in Wirklichkeit ein enormes Tempo. In dem Moment des ersten Augenblicks ist bereits das Ende gesetzt. So findet im Ideal kein Kampf mehr statt, denn er ist bereits im allerersten Anfang bestritten, entschieden und beendet worden.

Diese Grundsätze gelten für Bewegungen nach vorne und nach hinten ebenso wie für solche zu den Seiten. Die fünf Bewegungsrichtungen beschreiben also zunächst die Möglichkeiten (damit sind auch alle Zwischenrichtungen, alle Diagonalen gemeint), mich selbst in alle Richtungen bewegen, beziehungsweise meinem Gegner in alle Richtungen hin folgen oder nachgeben zu können. Die Kombinationen all dieser Möglichkeiten wird auch im Tuishou geübt. Es wirkt in der festgelegten Partnerübung mit der Schrittarbeit fast wie ein altertümlicher Volkstanz. Man könnte natürlich sagen, es sei eine geheime Trainingsmethode, damit die Obrigkeit nichts von der Gefährlichkeit des Taijiquan erfährt. Aber Spaß beiseite, beherrsche ich es, meinem Gegner bei all seinen Aktionen folgen zu können - egal in welche Richtung, - dann kann ich ihn kontrollieren. Dieses „Folgen" in alle Richtungen kann sich tatsächlich in Distanzen und Schritten, aber auch im Stand oder „nur" in einer Art Feinstofflichkeit ausdrücken.

Habe ich diese Kontrolle, dann kann nur noch einer gewinnen, und das bin ich. Die fünf Bewegungsrichtungen beschreiben also nicht nur die Schrittarbeit, sondern alle Arten von Richtungen, mit denen der Gegner mir beizukommen versucht. Kontrollieren bedeutet nicht, jede Aktion des Gegners hundertprozentig abzufangen. Das wäre unmöglich. Es bedeutet, ständig dessen Gleichgewicht zu kontrollieren. Das erreiche ich dadurch, dass ich ihn unabhängig von seinen Aktionen aus dem Zentrum bringe und er nicht wieder zurückfindet. Das bedeutet Kontrolle.

Die Bewegungsrichtungen können natürlich zusammenwirken. Schlägt der Gegner auf mich ein, kann ich zum Beispiel zur einen Seite, sagen wir nach links, den Schlag aufnehmen und nachgeben, gleichzeitig auf der anderen Seite, hier rechts, vorkommen und selbst zuschlagen. Bewegt der Körper sich ganzheitlich, ist dies eine einzige, geschlossene Bewegung. Gebe ich nach links nach, bewegt sich automatisch meine linke Schulter zurück. Dies wird aus der Hüfte beziehungsweise dem Dantian eingeleitet. Die rechte Schulter kommt dadurch vor und ich brauche die Bewegung nur in den Arm weiterfließen zu lassen. Schon habe ich nicht nur mein Gleichgewicht gesichert und den Angriff abgefangen, sondern auf der anderen Seite einen sehr effektiven Gegenangriff ausgeführt. Das ist Vor- und Zurückgehen zur gleichen Zeit.

Nach links und rechts schauen, wie es oftmals umschrieben wird, beinhaltet auch Kreisschritte. Diese ermöglichen mir, um den Gegner herumzugehen beziehungsweise für ihn schwer greifbar zu sein. Es gibt viele Gründe, Kreisschritte einzusetzen. Auch hier gibt es verschiedene Anwendungskonzepte. Winkelschrittarbeit, sowie Kombinationen von Diagonalen und Geraden (z.b. Dreiecke), um einer Attacke auszuweichen und um so in die Schwäche des Gegners zu gelangen oder aber ihn in eine Spirale mit aufzunehmen – sei es tatsächlich äußerlich durch Schritte oder verkleinert innerlich durch Impulse, all dies sind Varianten von „links, rechts, vorne und hinten". Die Mitte ist die Basis für alles. Hinter den „5 Bewegungsrichtungen" verbergen sich weiterhin viele verschiedene Symboliken und Kampfprinzipien. Sie werden dargestellt durch die fünf Elemente. An dieser Stelle soll ein Hinweis hierauf jedoch genügen:

- Vorne, qian jin, steht für das Element Metall. Seine Eigenschaften sind das „nach vorne Gehen", „Eintreten" und „Hineingehen" (u.a. in das Zentrum des Gegners).

- Hinten, hou tui, steht für das Element Holz. Seine Eigenschaften sind das „Rückwärtsschreiten" und „das „Abwehren"(des Gegners).

- Links, zuo gu, steht für das Element Wasser. Seine Eigenschaften sind die „Aufmerksamkeit", die „Wahrnehmung", das „Erkennen" (was der Gegner vorhat).

- Rechts, you pan, steht für das Element Feuer. Seine Eigenschaft ist die „Willenskraft" (wirklich und wahrhaftig zu agieren), sich zu „bewegen wie die sieben Sterne" (geschlossen und ganzheitlich in eine Richtung).

- Mitte, zhong ding, steht für das Element Erde. Ihre Eigenschaft ist der Ursprung, das Wahren der Mitte.

2. Die fünf Bewegungsrichtungen
von Frank Marquardt

Neben den 13 Grundtechniken im Chen Stil Taijiquan gibt es die 5 Bewegungsrichtungen bzw. die 5 Schrittarten (WuBu). Wird bei den 13 Grundtechniken das Hauptaugenmerk auf den Oberkörper gelegt, so lassen sich die 5 Bewegungsrichtungen eher auf die Beine und deren Ausrichtungen beziehen. Die Taijiquan Klassiker aus China und spätere Abhandlungen beinhalten hauptsächlich die Anwendung der 5 Bewegungsrichtungen auf die 5 Wandlungsphasen. Da dieses Thema bereits hinreichend bearbeitet wurde, möchte ich mich im Folgenden um die Bedeutung und Anwendung der 5 Bewegungsrichtungen in den Handformen und im Push Hands bemühen.

Was sind die fünf Bewegungsrichtungen?

Die 5 Bewegungsrichtungen lassen sich schnell nennen und auch merken. Aus Gründen der Vollständigkeit füge ich noch die chinesischen Originalbegriffe und ihre Zuordnung zu den Elementen aus den 5 Wandlungsphasen mit an.

chins. Originalbegriff	5 Bewegungsrichtungen	Element aus den 5 Wandlungsphasen
Qian jin	Vorn / vordringen	Metall
Hou tui	Hinten / zurückweichen	Holz
Zou gu	Links / links Blicken	Wasser
You pan	Rechts / rechts Blicken	Feuer
Zhong ding	Mitte /stabilisieren	Erde

Allein mit der Nennung der Begrifflichkeiten lässt sich nicht viel anfangen. So weiß doch ein jeder, der die ersten Taijiquan Stunden hinter sich gebracht hat, dass es in den Handformen um Bewegungen geht, und diese in verschiedene Richtungen ausgeführt werden. Das „was" ist also nutzlos, wenn nicht auch die tiefer gehende Bedeutung und die Art der Ausführung (das „wie") genauer untersucht wird.

Die Art der Betrachtung

Die 5 Bewegungsrichtungen sind ein Teil des Taijiquan und können durch das Taiji Symbol veranschaulicht werden. Die entscheidende Aussage des Taiji Symbols ist nicht, dass es ein Yin oder Yang gibt. Dies käme einer sehr isolierten und partiellen Betrachtungsweise gleich. Vielmehr liegt der Kern des Symbols in dem ständigen Wechsel und der daraus resultierenden Harmonie von Yin und Yang, was wir auch mit einer ganzheitlichen Betrachtungsweise gleichsetzen können.

Ebenso verhält es sich mit den 5 Bewegungsrichtungen. Jede für sich allein betrachtet ergibt bezogen auf die Taiji Kampfkunst wenig Sinn. Zu einseitig wäre eine Bewegung die beispielsweise nur nach links gehen würde, ohne in sich selber die Option aller anderen Bewegungsrichtungen zu haben. Dies würde nicht dem Sinn des Taiji Symbols entsprechen und wäre somit auch nicht als Taijiquan zu bezeichnen.

Wir wollen uns den 5 Bewegungsrichtungen im Taijiquan durch eine direkte Anwendung auf das Taiji Symbol nähern.

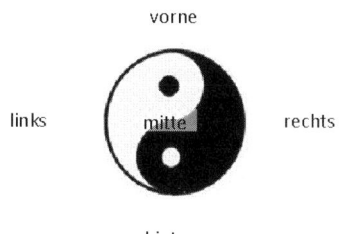

vorne

links   mitte   rechts

hinten

Abb. 1 Anwendung der 5 Bewegungsrichtungen auf das Taiji Symbol

Alles dreht sich um die "Mitte"

Wie wir aus der Abb. 1 sehen, nimmt die Bewegungsrichtung „Mitte" eine zentrale Stellung ein. Die anderen 4 Bewegungsrichtungen drehen sich um den Mittelpunkt oder beziehen sich auf ihn. Kümmern wir uns also zuerst um den zentralen Punkt und unterziehen die Bewegungsrichtung „Mitte" einer genaueren Betrachtung.

Nimmt man „Mitte" wörtlich, so handelt es sich wohl eher um einen Zustand, als um eine Bewegungsrichtung. Körperlich gesehen lässt sich die Mitte mit der Vorbereitungsstellung oder mit der Stehenden Säule vergleichen. In dieser Position ist der Körper im perfekten Gleichgewicht.

Alle Gliedmaßen sind zueinander ausgerichtet und harmonieren miteinander. „Links" und „rechts" sind ausgewogen, „vorne" und „hinten" sind zu gleichen Teilen geöffnet. Selbst in der Dimension des „oben" und „unten" versuchen wir, eine Balance herzustellen, die im Unterbauch (Dantien) als körperlichem Zentrum gipfelt. Dies ist die Betrachtung von außen nach innen. Wir stellen also eine äußere Harmonie her um unser Zentrum wahrzunehmen.

Als zweiten Schritt folgt die umgekehrte Sichtweise. Wir betrachten nun den Körpern von innen nach außen. Hierfür muss vorausgesetzt werden, dass man bereits ein gutes Gefühl für sein eigens Zentrum aufgebaut hat. Beginnt der Körper, sich zu bewegen, bewegt sich natürlich auch das Zentrum. Eine Bewegung in die eine Richtung kann dann nicht ohne Auswirkungen auf die andere Richtung bleiben. Genauer gesagt, bewegt sich das Zentrum, bewegen sich auch alle anderen Körperteile.

Haben wir bisher die Bewegungsrichtung „Mitte" einer rein physischen Betrachtungsweise unterzogen, sollte nun die psychische Komponente hinzukommen. Körper und Geist beeinflussen einander. Hierfür ist es relativ unerheblich, von welcher Seite ich mich nähere. Ob ich über einen gut ausbalancierten Körper zur geistigen Ruhe finde oder mich über die Entspannung des Geistes an einen harmonischen Körper annähere, liegt in den Vorlieben der einzelnen Personen. Nur eines sollte klar sein, dass Eine wird ohne das Andere wohl kaum zu erreichen sein.

Genauere Betrachtungen zum Zustand der "Mitte"

Nachdem wir uns Gedanken über die zentrale Bedeutung und über das grundlegende Vorhandensein von körperlicher und geistiger Mitte gemacht haben, sollten wir nun auf weitere Aspekte der Bewegungsrichtung „Mitte" im Taijiquan eingehen.

In den Formen

Was wäre die Mitte ohne Gleichgewicht und Gleichgewicht ohne Mitte? Es handelt sich um zwei Wörter die dasselbe beschreiben. Denken wir bei dem Wort „Mitte" eher an eine zentrierte Position (wie vielleicht in der Vorbereitungsstellung), so ist das bei dem Wort „Gleichgewicht" nicht unbedingt der Fall. Beziehen wir diese Betrachtung auf eine Taijiquan Form wird ersichtlich, dass sich die gesamte Form (bis auf Vorbereitungs- und Schlussstellung) mit dem Ausgleichen von Bewegungen beschäftigt. Beim Fauststoß schnellt z. B. der rechte Arm nach vorne und zum Ausgleich wird der linke Arm nach hinten gezogen. Hierdurch entsteht ein Gleichgewicht, ein Zustand der Mitte. Ähnlich verhält es sich mit sämtlichen Bewegungen der Form.

Aus der Mitte bewegen wir uns in die verschiedenen Richtungen, ohne die Mitte zu verlieren und haben damit sämtliche Richtungen als Option offen. Körper und Geist sind und bleiben in Ruhe und Harmonie. Die Kraft/Energie wird rund und spiralförmig in die Extremitäten und von dort wieder zurück zum Zentrum geleitet. Hierfür nutze ich den kompletten Bewegungsradius, der mir durch meine Arm- und Beinlänge zur Verfügung steht. Ein „zu eng" hieße, dass ich meine mir durch äußere Vorgaben gegebenen Möglichkeiten nicht ausschöpfe. Es entsteht ein Ungleichgewicht nach innen, das Taijiquan wird in seiner Ausführung zu innerlich. Bewegungen über meinen eigenen Radius hinaus würden mich äußerlich ins Ungleichgewicht bringen, eine innere Führung der Bewegung wäre kaum noch möglich.

Beim Push Hands

Was für das Üben der Handformen noch augenscheinlich ohne Folgen bleibt (allerdings muss hier die Frage nach dem Fortschritt gestellt werden), sieht beim Push Hands schon anders aus. Wo auch immer ich mich realen Kräften stellen muss, merke ich schnell, wie es um mein Gleichgewicht und meine Mitte bestellt ist. Auch hier möchte ich keinen Unterschied zwischen physischem und psychischem Gleichgewicht machen.

Betrachten wir die Mitte als einen Punkt. Dieser Punkt kann in einer Diskussion mein Standpunkt sein, den ich gegen meinen Widersacher vertreten möchte. Wörtlich kann es auch der Punkt sein, auf dem ich stehe und den es zu verteidigen gilt, falls es zu einem körperlichen Angriff kommt. Genauer gesagt, verteidige ich meine Mitte oder mein Gleichgewicht und das an jedem beliebigen Punkt. Nicht der Punkt ist entscheidend, sonder die exakte Übereinstimmung von meinem Gleichgewicht mit dem Punkt, auf dem ich stehe. Die Positionierung oder die Bewegungsrichtung ist an dieser Stelle noch beliebig, entscheidend aber für die Richtung ist, dass meine Mitte sich auch in diese Richtung bewegt. Grafisch lässt sich dies wie folgt veranschaulichen:

Person 1:

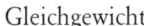
Gleichgewicht

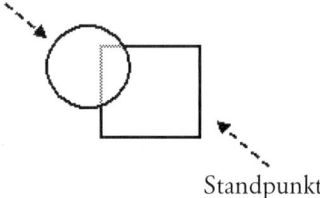

Standpunkt

Abb. 2 Gleichgewicht und Standpunkt stimmen nicht überein.

Mit Gleichgewicht ist sowohl der Körperschwerpunkt als auch die Harmonie von Körper und Geist gemeint. Der Standpunkt ist hier rein physisch zu verstehen und bezeichnet den Ort, an dem die Beine stehen. Befindet sich der Körper in dem links dargestellten Zustand, ist sowohl die Aufrechterhaltung des Standpunktes als auch das Bewahren des Gleichgewichts äußerst schwierig.

Person 2:

Standpunkt und Gleichgewicht

Abb. 3 Gleichgewicht und Standpunkt stimmen überein.

In diesem Schaubild stimmen Gleichgewicht und Standpunkt überein. Körper und Geist von Person 2 sind perfekt auf einander abgestimmt. Person 1 wäre bei einer Auseinandersetzung chancenlos. Anstatt nach diesem Treffen aufgrund der Niederlage in eine tiefe Depression zu verfallen, würde sie sich natürlich ausgiebig dem Formentraining widmen, um ein noch besseres Gefühl für Gleichgewicht und Standpunkt zu bekommen.

Stimmen Gleichgewicht und Standpunkt überein, können wir uns von dieser statischen und bewegungslosen Position trennen. Schaffen wir es also, in Ruhe auf einer Position im Gleichgewicht zu stehen, werden wir als nächsten Schritt mit einer Bewegung beginnen. Um unser noch nicht gefestigtes Gefühl für die Mitte nicht zu verlieren, werden wir dies zuerst ohne Schritte tun. Aus der Chen Stil Praxis kennen wir dieses Vorgehen gut, nach der stehenden Säule trainieren wir die Seidenübungen. Bezogen auf das Push Hands bedeutet dies (für die Bewegungsrichtung Mitte) den eigenen Bewegungsradius zu kennen und einzuhalten. Zu große Bewegungen bringen mich aus meiner Mitte und lassen mich in die entsprechende Richtung stürzen oder aber es kommt zum Auflehnen auf den Gegner, der diesen Umstand durch ein Nachgeben zu seinem Vorteil nutzen kann. Verschließe ich den Körper zu sehr und mache die Bewegungen zu klein und eng, wird es genauso schwierig, die eigene Mitte aufrecht zu erhalten. Ein Ausweichen oder Nachgeben durch die äußeren Extremitäten ist kaum noch möglich. Grafisch lässt sich dies wie folgt darstellen:

Eigener Körper

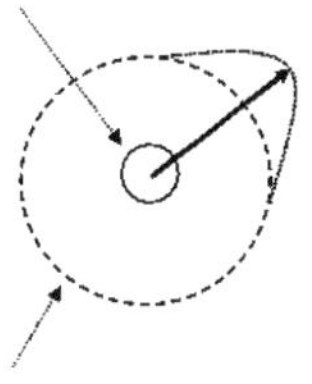

Begrenzung des maximalen Bewegungsradius

Symbolisiert der Pfeil einen Arm, so wird deutlich, dass er durch seine zu große und weite Bewegung den Körper im Verhältnis zu seinem Bewegungsradius ins Ungleichgewicht zieht. Die Harmonie zwischen innerem Gleichgewicht und dem daraus resultierenden Bewegungsumfang ist gestört.

Abb. 4 Bewegungen über den eigenen Bewegungsradius

Eigener Körper

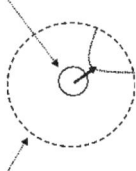

Begrenzung des maximalen
Bewegungsradius

Abb. 5 Bewegungen die den Bewegungsradius nicht voll ausnutzen

Hier werden die eigenen Möglichkeiten nicht voll ausgenutzt. Die Bewegung ist zu klein, oder wird zu eng am Körper geführt. Wieder kommt es zum Ungleichgewicht und damit zum Verlust der eigenen Mitte in Bezug auf den Körper und seinen Bewegungsradius. In diesem Fall ist es für den Gegner ein Leichtes, in meine nicht mehr vorhandene Struktur einzubrechen.

Nun ist Taijiquan nicht so beschränkt, wie von mir in den Grafiken abstrakt dargestellt wurde. Wir haben neben dem einen Arm noch einen weiteren und zusätzlich zwei Beine, die den Körper tragen. In welchem Verhältnis stehen also die 4 Extremitäten und der Körper zu den 5 Bewegungsrichtungen? Wir behandeln immer noch die Bewegungsrichtung der Mitte, welche sich im Rumpf manifestiert und durch die Extremitäten beeinflusst wird. Zur Aufrechterhaltung der Mitte oder des Gleichgewichts nutze ich meine Arme und Beine. Innerhalb meines Bewegungsradius kommen jetzt die anderen 4 Bewegungsrichtungen hinzu. Bewegungen in eine Richtung werden durch eine Bewegung in die andere Richtung ausgeglichen und unterstützt.

Sind wir in der Lage dies umzusetzen werden wir bereits erste Erfolge im Push Hands haben. Einen gegnerischen Angriff auf die eine Körperseite kann ich erwidern, indem ich an dieser Stelle nachgebe und anfange, den Gegner ins Leere zu locken. Das Nachgeben wird über mein Zentrum, also meine Mitte, gesteuert. Wenn ich jetzt verstehe, dass alle 5 Bewegungsrichtungen auf das engste miteinander verbunden sind, bedeutet ein Nachgeben auf der einen Seite ein Vordrängen mit der anderen Seite. Gebe ich also auf der einen Seite Raum frei, nehme ich mir den gleichen Raum auf der anderen Seite. Die Geschwindigkeit, mit welcher ich nachgebe, ist auch die gleiche, mit der ich vordränge. Mit der Weite des Raums verhält es sich genauso. Die Waage zwischen Raum geben und nehmen ist also permanent ausgeglichen und wird über die Mitte gesteuert, so bleibt der Körper im Gleichgewicht.

Im Push Hands äußerst sich dies in einem ständigen Aufnehmen und Abgeben von Kraft ohne sein eigenes Zentrum zu verlieren. Je mehr wir in der Lage sind, die 4 anderen Bewegungsrichtungen mit der Mitte zu vereinen und in ihrer Gesamtheit ineinander laufen zu lassen, desto erfolgreicher werden unsere Push Hands Begegnungen verlaufen. Es ist also das Zusammenspiel der 4 Bewegungsrichtungen auf der Basis der Mitte. Hieraus entsteht auch die spiralförmige Kraft, welche letztendlich auf eine Verbindung der 5 Bewegungsrichtungen zurückzuführen ist.

Erläuterungen der Spiralförmigen Kraft in Verbindung mit den 5 Bewegungsrichtungen

Für unseren eigenen Körper und den ihn begrenzenden Bewegungsradius lassen sich die 5 Bewegungsrichtungen wie folgt darstellen (Abb. I)

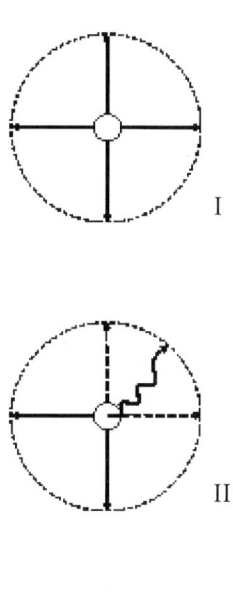

Lösen wir jetzt zwei Bewegungsrichtungen ("vorne", "rechts") auf und verbinden diese miteinander, erhalten wir eine neue Richtung. Die "neue Richtung" vereint also zwei Bewegungsrichtungen in einer. Die Bewegung wird dadurch komplexer in ihrer Ausführung und für einen Gegner schwerer einzuschätzen und abzuwehren (Abb. II)

Das gleiche ist natürlich auch in alle anderen Richtungen vorstellbar. Eine Verbindung von "vorne" und "links" würde dementsprechend so aussehen (Abb. III)

Eine spiralförmige Bewegung entsteht durch eine vielschichtige Verbindung (Überlagerung) der Bewegungsrichtung, z. B. "vorne" mit "rechts" und

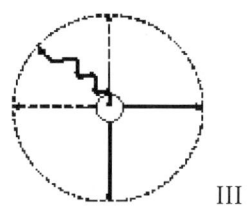

"links". Dadurch lassen wir uns die Option offen, in welche Richtung wir den Gegner letztendlich aus dem Gleichgewicht bringen. Für den Gegner wiederum ist unsere Bewegung nun kaum noch zu verstehen (Abb. IV)

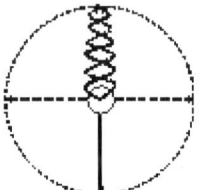

Abb. 6 Entstehung der spiralförmigen Kraft aus den 5 Bewegungsrichtungen

Anwendung der 5 Bewegungsrichtungen auf der Form

Bisher haben wir die Bewegungsrichtungen des Taijiquan nur innerhalb des eignen Körpers betrachtet. Das Zentrum oder die Körpermitte blieb am selben Ort. Es gab keine lokalen Veränderungen. Die Taijiquan Formen sehen allerdings anders aus. Rein physisch gesehen bleibt der Körper nie an der gleichen Stelle. Es finden permanente Veränderungen statt, die sich als Schritte, Sprünge oder Tritte äußern. Auch die Arme und Hände bewegen sich. Die Richtungen sind vor- und zurück, es gibt Techniken nach rechts und links. Wahllos scheint das ganze nicht zu sein, doch nach welchen Prinzipien werden die Bewegungsrichtungen und die daraus resultierenden Taijiquan Figuren ausgeführt?

Form und Richtung

Im Chen Stil sind sämtliche Hand- und Waffenformen ähnlich aufgebaut. Nach der Vorbereitungsstellung machen wir einen Schritt nach vorne und wenden uns dann nach links. Auf dieser Bahn laufen wir vor und zurück, bis wir mit der Schlussstellung wieder aus der Bahn heraustreten und in der Nähe unseres Anfangspunktes die Form beenden.

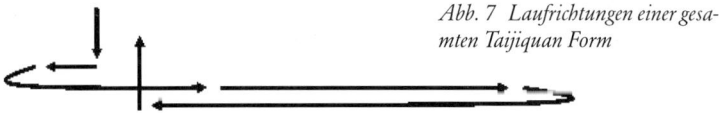

Abb. 7 Laufrichtungen einer gesamten Taijiquan Form

Im Groben haben wir hier schon alle 4 Bewegungsrichtungen einschließlich des ständigen Zustands der Mitte. Dies lässt sich weiter differenzieren. Nicht nur der gesamte Formablauf ist an den 5 Bewegungsrichtung ausgerichtet, sondern auch jede einzelne Figur. Betrachten wir einen einzelnen Abschnitt aus der oben aufgezeichneten Bahn, sieht dieser wie folgt aus (Abb.8).

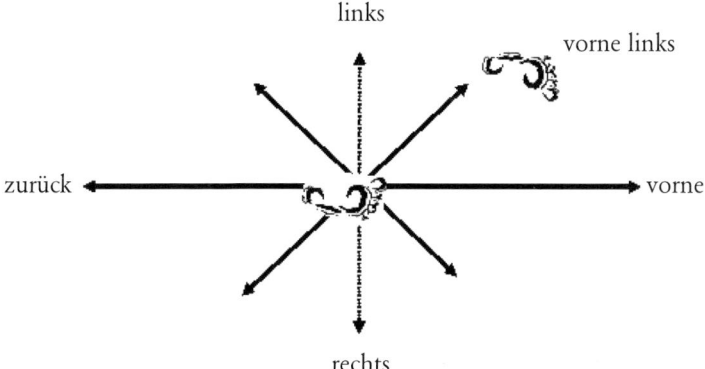

Abb. 8 Bewegungsrichtungen einer einzelnen Taijiquan Figur

Die beiden Füße symbolisieren die Fußstellung einer Figur und ihre Ausrichtung in der Form. Hier könnte es der Fauststoß, Vorwärtsschreiten, Rückwärtsschreiten usw. sein. Für jede der eingezeichneten Haupt- und Diagonalrichtungen gibt es Figuren, die in eben diese Richtung ausgeführt werden. Schauen wir uns jetzt die Richtungen der verschiedenen Pfeile an, können wir schon einen guten Bezug zu den 5 Bewegungsrichtungen herstellen. Wir haben ein eindeutiges Vor und Zurück. Die Richtungen „links" und „rechts" sind mit dem „Vor" oder „Zurück" verbunden, weswegen die Pfeile des Kreuzes in die Diagonalen weisen. Dabei wird jeder Schritt (Bewegung) immer aus der Mitte begonnen, gleichgültig in welche Richtung er ausgeführt wird.

Form und Winkel

Über die Vorteile der Verbindung von zwei oder mehr Richtungen haben wir uns bereits Gedanken gemacht. Beschäftigen wir uns jetzt mit den einzelnen Figuren und den Stellungen der Füße. Betrachten wir hierzu unsere Füße aus der Abbildung 8 einmal genauer:

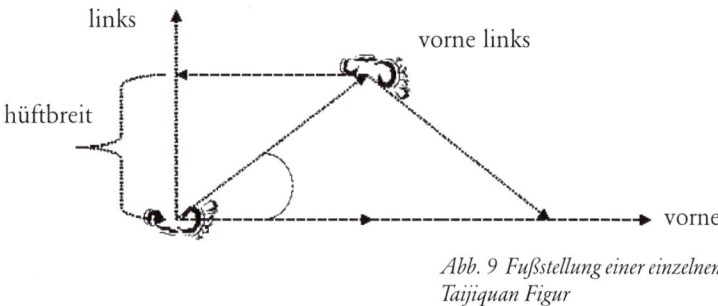

Abb. 9 Fußstellung einer einzelnen Taijiquan Figur

Aus der Abbildung 9 wird deutlich, dass die Füße in fast allen Stellungen der verschiedenen Figuren einen Winkel von ca. 45° aufweisen. Diese Winkelstellung ergibt sich aus der individuellen Schrittlänge und Schrittbreite, also wieder aus dem Zusammenspiel von „vorne" und „links". Die Schrittbreite sollte ca. hüftbreit (schulterbreit) sein. Die Vorteile liegen in einem optimalen Verhältnis von Beweglichkeit und Stabilität. Je breiter wir stehen, desto stabiler wird der Stand. Doch möchten wir jetzt unsere Position verändern, müssen wir unser Gewicht verlagern und können dann erst den Schritt machen. Dies ist relativ aufwendig. Stehen wir hingegen sehr eng, sind wir flexibel in alle Richtungen, d. h. wir können sofort und ungehindert einen Schritt in jede Richtung machen. Die Phase der Gewichtsverlagerung entfällt hier fast vollständig. Wir stehen dafür aber relativ instabil.

Ist die Schrittbreite gegeben, ergibt sich jetzt der Winkel von ca. 45° aus der Schrittlänge. Mache wir also in der Form einen großen/langen Schritt nach vorne, wird der Winkel spitzer (> 45°). Die daraus resultierende Stellung wird nach vorne stabiler sein, als bei einem kürzeren Schritt (z. B. in der Figur „Den Kopf in beide Arme nehmen und den Berg wegschieben"). Kraft und Energie werden hier sehr massiv nach vorne ge-

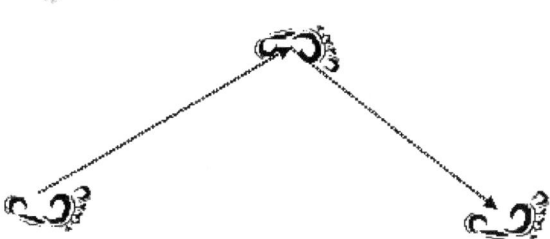

bracht. Allerdings erkaufen wir uns die Stabilität nach vorne durch eine verhältnismäßig hohe Unbeweglichkeit und Schwäche, welche von den beiden Seiten („rechts" und „links") ausgeht. Das Zusammenspiel der 5 Bewegungsrichtungen wird hier auf die Bewegungsrichtung „vorne" konzentriert. Sind wir uns dessen bewusst, ist dies für das Taijiquan kein Problem. Aus einer runden Verteidigung einen Ausfall in die eine oder andere Richtung zu machen ist effektiv und macht Sinn, allerdings nur solange, wie wir unseren Bewegungsradius durch die Schrittlänge zwar vergrößern, aber nicht aus ihm herausfallen.

Jede Stellung ist also eine Variation zwischen Schrittbreite und Schrittlänge. Ein „zu breit" oder „zu lang" hat genauso negative Auswirkungen auf das Taijiquan wie ein „zu schmal" oder „zu kurz".

Isoliert und statisch betrachtet kommt nach jeder Stellung ein Schritt, um dann wieder eine Stellung oder Stand einzunehmen. Während des Schrittes führen wir den einen Fuß zum anderen. Wir lösen also den hüftbreiten Abstand auf und verringern unsere ganze körperliche Ausdehnung auf ein Minimum. Wir stehen in wahrsten Sinne des Wortes auf einem Punkt und zwar nur mit einem Fuß. Alle 4 Bewegungsrichtungen laufen also in der Mitte zusammen, der Körper ist beweglich in jede Richtung. Nach dem Zusammenschluss kommt es wieder zur Ausdehnung. Der freie Fuß wird wieder in der passenden Breite und Länge abgesetzt, die Beweglichkeit nimmt ab und die Stabilität zu (vgl. Abb.10). Es werden praktisch alle Längen und Breiten bis zum individuellen Maximum durchschritten. Da beim Taijiquan der ganze Körper permanent in Verbindung steht, harmonieren die Arme mit den Beinen. Das Öffnen und Schließen wird im Oberkörper genauso vollzogen wie in den Beinen.

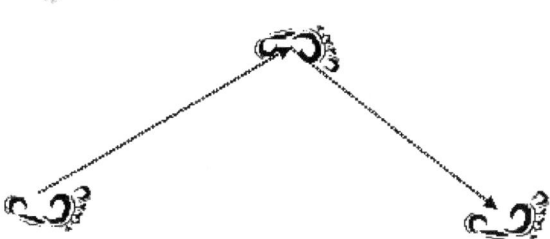

Abb. 10 Bewegungsrichtungen einer einzelnen Taijiquan Figur

Form und Figur

Bringen wir nun unsere Gedanken zur Anwendung und unterziehen die Figur „Hand verdeckt Arm und Faust" einer genaueren Betrachtung. Die Position der Füße, die Schrittbreite und Schrittlänge ergibt sich aus den oben gemachten Angaben. Was fehlt, ist die Festlegung des Zentrums oder der Mitte und die Ausrichtung der Arme.

Ellenbogenstoß

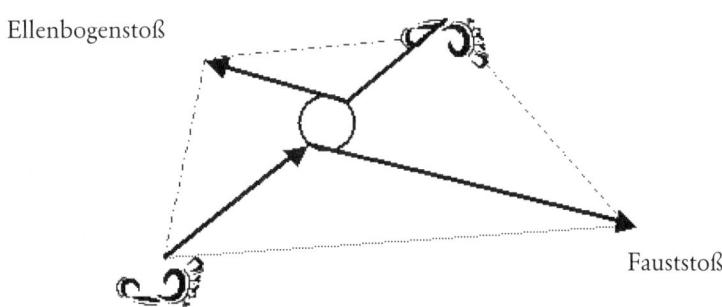

Fauststoß

Abb. 11 grafische Darstellung der Figur "Hand verdeckt Arm und Faust"

Zu Beginn der Bewegung ruht das Hauptgewicht auf dem rechten Bein. Wir stehen also auf einem Punkt und setzen den linken Fuß nach schräg vorne. Die Arme liegen eng am Körper, die Energie/Kraft ist im Unterbauch gesammelt. Jetzt bewegen wir unser Zentrum in Richtung linker Fuß. Fast zeitgleich beginnen wir mit einer Rotation um die eigene Achse. Das Zusammenspiel von Gewichtung und Drehung endet mit dem explosionsartigen Abschuss von Faust und Ellenbogen, welche sich gegenseitig ausgleichen. Der größere Teil des Gewichtes ruht jetzt auf dem linken Bein. Natürlich ist dies nur eine rein mechanische Betrach-

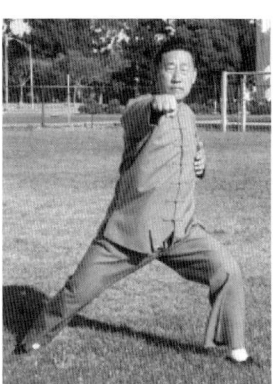

Abb. 12 "Hand verdeckt Arm und Faust" von Großmeister Chen Xiaowang

tung dieser Figur, was aber für die Veranschaulichung der 5 Bewegungsrichtungen völlig ausreicht.

Anwendung der 5 Bewegungsrichtungen auf das Push Hands

Die 5 Bewegungsrichtungen und ihr Zusammenspiel lassen jede Bewegung in sich rund und spiralig werden. Runde Bewegungen ermöglichen uns, eine auf uns einwirkende Kraft abzuleiten. Spiralige Bewegungen bewirken, dass sich die Kraft in der Spirale verliert. Dies bezieht sich auf alle aufnehmenden oder abwehrenden Bewegungen im Taijiquan, sofern man diese überhaupt unterscheiden kann und will.

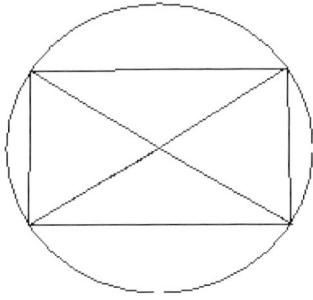

Wie verhält es sich nun mit runden und/oder spiraligen Bewegungen und der Abgabe von Kraft in eine bestimmte Richtung? Wie kann das Runde zum Geraden (z. B. Fauststoß) werden? Betrachten wir noch einmal die Abb. 11. Lassen wir alle Linien aus der Abbildung auf einen Punkt zusammenlaufen und beziehen die gestrichelten Linien in unsere Betrachtung mit ein, erhalten wir 4 Dreiecke.

Abb. 13 Kraftlinien aus der Figur "Hand verdeckt Arm und Faust"

Verbinden wir die Eckpunkte der Dreiecke, können wir einen Kreis entstehen lassen (vgl. Abb. 13). Hieraus lässt sich bereits erahnen, wie das Gerade in das Runde kommt. Was nach außen rund und fließend erscheint, ist von innen heraus auf gerade Kraftlinien aufgebaut, die durch ihre Überschneidungen zu Spiralen werden. Hierdurch sind wir auf der einen Seite äußerlich in der Lage, jede Bewegung abzuleiten oder durch Spiralbewegungen zu neutralisieren. Auf der anderen Seite werden wir durch das innere Verständnis von Kraftverläufen befähigt, an jedem beliebigen Punkt der Rundung des Kreises (oder an jedem Punkt in den einzelnen Taijiquan Figuren) Kraft abzugeben. Dies lässt sich durch die Abbildung 14 veranschaulichen. Jeder Kreis besteht aus unendlich vielen Punkten, die miteinander verbun-

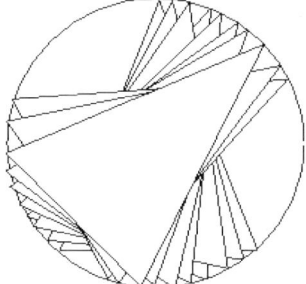

Abb. 14 unendlich viele Dreiecke ergeben einen Kreis

den die Kreisform entstehen lassen. Lege ich jetzt innerhalb des Kreises unendlich viele Dreiecke aufeinander und versetze sie im Anschluss leicht, erhalten wir ebenfalls einen Kreis. Um uns dies für das Push Hands zu nutze zu machen, sollten wir verstehen, dass eine Bewegung, die nach außen rund und fließend erscheint, innerlich klaren Strukturen und Kraftlinien folgt. Erscheint eine Bewegung nach außen geradlinig und direkt, sind die Rundungen, das Fließende und Spiralförmige im Inneren des Körpers.

Sind wir in der Lage, die 5 Bewegungsrichtungen auf innere und äußere Bewegungen zu übertragen, sowohl das Runde im Eckigen, als auch das Eckige im Runden zu entdecken und die Verbindung zwischen rechts und links zu erkennen, dann entsteht ein tieferes Verständnis des Taijiquan. Bestanden vorher zwischen den einzelnen Begriffen und ihrer Bedeutung Widersprüche, fangen wir jetzt an, diese aufzulösen und zu Harmonisiere. Als Folge entfernen sich die Push Hands Übungen vom oftmals sinnlosen „Gegeneinander" ohne Fühlen und Begreifen des eigenen Tuns. Sie werden abgelöst durch tiefsinniges Erforschen der eigenen Mitte und dem Nachvollziehen des Zusammenspiels der Richtungen, in die uns der Partner zu bewegen versucht.

3. Vertiefendes (Jan Silberstorff)

Ausgehend von unserem Zentrum, der Erdrichtung, gehen alle weiteren vier Richtungen von uns weg. Daher bildet mein Zentrum subjektiv immer das Gesamtzentrum. Als der Dalai Lama gefragt wurde, ob der Berg Kailash das Zentrum des Universums sei, antwortete er, dass vermutlich ein jedes Land einen Ort als Zentrum proklamieren würde. ER würde sagen, er selbst sei das Zentrum des Universums und dies würde für jeden gelten. Der Reporter rief daraufhin erstaunt aus: „Hoffentlich erfährt das nicht auch meine Frau!"
Gemeint ist daher nicht ein Ego-Bezogenes Zentrum, oder ein Gefühl von Wichtigkeit. Sondern gemeint ist lediglich, dass die Mitte eines jeden Einzelwesens für ihn der Ausgangspunkt und daher Mitte des Universums ist. Ausgehend von dieser Erdung durch unser Zentrum erfahre ich um mich herum meinen Raum des „wai san he" – der drei äußeren Harmonien". Hierin ergeben sich die übrigen vier Richtungen vorne, links, rechts und hinten. Mit jedem Schritt, den ich mich in eine der Richtungen bewege, definiert sich mein Zentrum geographisch neu. Innerhalb meines Körpers bleibt „die Erde" immer an derselben Stelle. Aber da der Körper seine äußere Position wechselt, bleibt das Zentrum innerlich zwar gleich, äußerlich aber verändert es seine Position, samt des Bereiches von „wai san he".
Mache ich also z.B. einen Schritt nach vorne, so ist hier nun mein Zentrum des Universums und um diesen neuen Ort realisiert sich mein „wai san he" und die übrigen vier Richtungen. Auf diese Weise ist an jedem Ort, gleich wo ich hingehe, mein Zentrum und Ausgangspunkt und um diesen wiederum ist jeweils mein entsprechender Raum. Durch diese Erfahrung von Zentrum (Erde) und Raum (vier weiteren Richtungen bzw. „wai san he"), gelingt es mir, ein wichtiges Gefühl für die Erfahrung von dauerhaftem Glück entstehen zu lassen: Das Zuhausesein, gleich wo man sich gerade befindet. Die Loslösung von der Abhängigkeit geographischen Standortes oder geistigen Standpunktes. Überall, an jedem Punkt, wo wir uns gerade physisch oder geistig aufhalten, ist unser Zuhause, unser Zentrum, „unsere Erde".

Es ist also, als ob ich meinen „wai san he" Karton", wie ich auf Lehrgängen immer so gerne sage, immer mit mir herumtrage. Es ist wie ein Schneckenhaus, in dem ich meine Sicherheit und

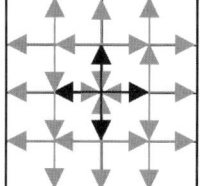

Geborgenheit erfahre. In diesen Raum kann ich aufnehmen, wen ich möchte, doch hierin bin ich Zuhause, habe ich mein Zentrum und lasse liebend den anderen seines haben, mit dessen ich dann verschmelze. Oder aber, in der Selbstverteidigung, wieder herauswerfe.

Die vier übrigen Richtungen, vorne, hinten, links und rechts, werden mit Metall, Holz, Wasser und Feuer symbolisiert. Die Wandlungsphasen der 5 Elemente ergeben ein in sich geschlossenes System einander erzeugender, aber auch zerstörender Beziehungen. Ganz wie in unserer Umsetzung von Liebe oder Selbstverteidigung. Das Element Erde bildet hier immer das verbindende und ausgleichende Element. Sie vermag alles zu verschmelzen. Sie ist der „gelbe Hof", der Mittelpunkt aller Wege, die Kreuzung aller Bestrebungen und die Leerheit als Quelle aller Handlungen. Sie bringt Yin und Yang ins Gleichgewicht, das heißt, sie wirkt ausgleichend und beruhigend. So reguliert sie zwischen links und rechts, zwischen Wasser und Feuer, aber auch zwischen vorn und hinten, Metall und Holz. Durch sie erhalten die Schritte ihr Maß, ihre korrekte Distanz und die Sicherheit, nicht zu überhasten oder zu spät zu erscheinen, sprich, sie reguliert ebenso das Timing. Durch die äußeren Verbindungen der Elemente ergeben sich die Diagonalen.

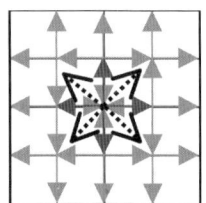

Selbstverständlich brauche ich kein Konzept von 5 Wandlungsphasen, um zu erkennen, dass ich auch einen Schritt schräg nach vorne machen kann. Denn selbstverständlich ergibt sich eine gute Schrittarbeit nicht nur aus Norden, Süden, Westen und Osten, sondern auch durch alle Diagonalen dazwischen.

Hieraus ergeben sich wiederum Dreiecke und die wohl allen Kampfkünsten eigene Dreiecks-Fußarbeit. Auf diese Weise ist es mir möglich, den Gegner in seiner Bewegung und Kraft auszuwinkeln, aber auch für ihn unerreichbar zu sein, während ich ihn jederzeit erreichen kann.

Aber die Lehre der 5 Elemente gibt uns auch hier einen unschätzbaren Wert an tieferer Deutungs- und Erkenntnismöglichkeit.

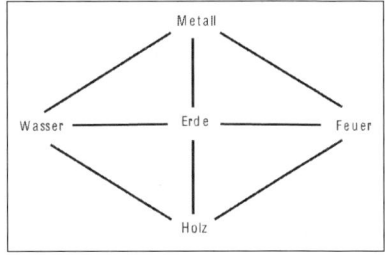

Nach vorne Schreiten, Metall, steht für etwas Unbeugsames. Es bedarf Entschlossenheit, nach vorne zu gehen. Zurückweichen ist weicher, es ist Holz, es ist nachgiebig, wie eine junge Weide, die dem Wind nachgibt, aber durch ihren Erdaspekt, ihre Wurzel, nicht unter dem Druck bricht. Nach links und rechts schreiten ist erst einmal gleich in Betrachtung des seitlichen Ausweichens. Wie aber in Teil 1 dieses Kapitels schon erwähnt, stehen die Bewegungsrichtungen auch für Konzepte. Das Element Wasser (links) steht für Weichheit und deren verborgene Kraft. Das Element Feuer (rechts) für Temperament und dessen Nichtgreifbarkeit. Nehmen wir ein Beispiel einer Therapieform und machen uns Gedanken auf welchem „Weg" wir eine zu verhärtete Mentalität, eine Starrheit oder zu engstirnige Geisteshaltung auflösen können, so gebe es unter vielen anderen Möglichkeiten das Konzept, über vorne und rechts, links zu erreichen. Sprich über den Feuerungsprozess, Metall in „Wasser" zu schmelzen.

Der Feuerungsprozess wäre in diesem Falle eine klare, durchaus auch unangenehme und vielleicht auch schmerzvolle Auseinandersetzung mit festgefahrenen Vorstellungen, um sie so, durch die Überzeugungskraft des Feuers, zum Schmelzen zu bringen und am Ende eine weiche, aber selbstbewusste, nachgiebige, aber bestimmte Geisteshaltung, die durch Weisheit getragen ist, hervorzubringen. In den Lehren des Buddhas finden wir oft eine solche Methode, wenn der Buddha durch sehr direktes Aufzeigen des Samsara dem Adepten die Unsinnigkeit seines Handelns vor Augen führt und ihn dadurch zum Loslassen bewegen kann.

Wir erkennen hieran, dass die fünf Bewegungsrichtungen daher nicht nur physisch, sondern ebenfalls in Geistesrichtungen ausgedrückt und verstanden werden können. Auch hier treffen wir also wiederum auf den Umstand, dass Taijiquan ein Medium ist, das als Form der Selbstverteidigung nicht nur „schwere Jungs" besiegen kann, sondern sich mit der Auflösung von Problemen in physischer, weitergehend aber auch generell materieller, als auch geistiger Art beschäftigt.

Selbstverteidigung wird hier als Therapieform im weitesten Sinne verstanden, wobei der Selbstschutz eine ungewohnte, aber wörtliche Bedeutung erhält: Der Schutz vor einem selbst.

So kann ich also durch das richtige Verständnis der korrekten Schrittarbeit meinen äußeren Gegner überwinden, indem ich ihm durch vorteilhafte Distanz und richtiges Timing überlegen bin. Genauso aber kann ich anderen und mir selbst helfen, indem ich den ungeheuren

Schatz therapeutischer Möglichkeiten der fünf Bewegungsrichtungen auszuschöpfen lerne.

Zusammengefasst kann man die fünf Bewegungsrichtungen in drei Bereichen verstehen:

1. den Bereich der Schritte
2. den Bereich des „wai san he"
3. den Bereich des inneren Energieflusses

Man könnte es auch formulieren als 1. den gesamten Raum, 2. den eigenen Raum und 3. den inneren Raum entsprechender Bewegungsrichtungen. Während der Bereich der Schritte die fünf Bewegungsrichtungen ganz pragmatisch verwendet und uns anzeigt, wie und wann wir welchen Schritt zu machen haben, erklären mir die fünf Bewegungsrichtungen innerhalb des „wai san he", meine Körper- und Armbewegungen innerhalb des gesetzten Schrittes zu setzen. Die fünf Bewegungsrichtungen innerhalb des inneren Energieflusses zeigen mir nun, auf welche Weise ich die drei inneren Aspekte des einen Prinzips (1) auszuführen habe, um den gesamten Raum nutzbar auszufüllen und meine Bewegungen „voll" zu machen.

Die Charakteristika der 5 Elemente verweisen auf bestimmte Qualitäten, mit denen ich eine entsprechende Aktion für mich alleine oder aber in Bezug auf die Bewegungen eines anderen zu machen habe. Diese Qualitäten sind zwar äußerlich bestimmten Richtungen zugeordnet, sollen aber entsprechend der Situation verwandt werden und nicht dogmatisch festgelegt verstanden werden. Genauso also wie sich die einzelnen Elemente in sich verwandeln und verändern, so tun dies auch die Schrittrichtungen.

Ein Beispiel: Höre ich einen Angriff von hinten, so ist dies die Bewegungsrichtung, der ich mich zuwenden muss. Tue ich dies, ist dies allerdings bereits schon wieder vorne, da ich mich dieser Richtung nun innerlich oder auch schon äußerlich hingewendet habe. So entsteht aus Hinten Vorne, aus Links Rechts und alle anderen möglichen Kombinationen. In der gleichen Weise ändern sich auch die Attribute von Metall und Holz, Feuer und Wasser sowie alle möglichen Varianten hiervon in Bezug auf die Erde.

So ist es mir möglich, anhand der fünf Bewegungsrichtungen ein komplexes System genauster Bewegungs- und Anpassungsanalyse der jeweiligen Situation in physischer oder geistiger, sowie in der Regel beider synchron herzustellen. Hierdurch wird eine Optimierung des Taiji-Grundsatzes erreicht, „1000 Pfund mit nur 4 Unzen" zu bewegen. Denn es gelingt mir, durch optimale Anpassung an die Situation mit dem geringsten Aufwand den größtmöglichen Effekt zu erzielen.

Über die weiche Kraft im Taijiquan

Das Weiche überwindet das Harte, so schreibt Laotse. Wasser überwindet den härtesten Stein durch seine Weichheit, so der alte Meister aus dem wohl mit besten Kungfu Film aller Zeiten: Wudang.

Jeder Mensch weiß jedoch, dass es unwahrscheinlich viel Zeit bedarf, bis so ein Stein durch das Wasser aufgerieben ist. Was also bedeutet dieser Satz für uns Kampfkünstler?

Erstens einmal, dass es viel Zeit und fleißigen Trainings bedarf, um an die hohen Level der Legenden heranzukommen. Das ist schon mal klar. Und zweitens, dass Wasser sich immer der Form und der Situation, auf die es trifft, anpasst.
„Wasser passt sich allem an und will selbst doch nichts." so wieder Laotse (DDJ 8). Oder mit Bruce Lee aus der TV-Serie Longstreet: „When water flows into a cup, it becomes the cup. When it flows into a bottle, it becomes the bottle. Be like water my friend".

Das bedeutet zunächst einmal, dass wir uns der Bewegung des Gegners anpassen, ohne ihm die unsere aufzuzwingen. Dazu brauche ich einen anpassungsfähigen Körper. Und ich muss meine Konditionierungen ver-lernen, einem Angriff immer gleich Gleiches entgegenzusetzen. Ich muss verlernen, Druck immer nur mit Gegendruck beantworten zu können. Fällt ein Stein ins Wasser, so nimmt dieses den Stein auf ohne verletzt zu werden, verschließt sich wieder und kommt zur Ruhe, als wäre nichts gewesen.
Doch es bedarf noch viel mehr. Mein Eigenwille muss verschwinden. Sicherlich ist da eine geistige Ausrichtung, sogar eine sehr klare. Ich will nicht verletzt werden, mehr noch, um nicht verletzt zu werden, muss ich den Gegner stoppen. Um ihn zu stoppen, muss ich ihn kampfunfähig machen. Um ihn kampfunfähig zu machen, muss ich ihn besiegen. Kurz, ich muss also gewinnen. Nun bedeutet für uns innere

Kampfkünstler „gewinnen wollen" jedoch eine erhöhte Ver-Spannung. Ein Ego, ein Wollen, das uns die klare Sicht der Dinge nimmt. Das daher geeignetere „Nicht-Wollen" und das daraus resultierende daoistische Konzept des „Nicht Handelns" bezieht sich jedoch nicht auf eine reine Passivität. Ebenso wenig auf ein sich dem Gegner auf Verdeih und Verderb auszuliefern. Im Gegenteil. Es vermittelt mir die effektivste Möglichkeit, mühelos die Gewalt von mir abzuwenden.

Dieses Prinzip ist nicht zu unterscheiden von dem spirituellen Aspekt der Kampfkunst. Es ist der effektivste Weg, Fortschritte zu machen. Geistige Leere bedeutet höchste Wachsamkeit, absolute Unabgelenktheit. Nichts ist da, was mich geistig gefangen hält. Nichts verlangsamt meine spontane Bewegung. Nichts zu wollen bedeutet nichts abzuwägen. Nichts abzuwägen bedeutet, nichts einen Vorrang einzuräumen, nichts zu benachteiligen. Nicht zu unterscheiden, keine Vorlieben und keine Abneigungen zu haben führt dazu, nichts mehr zu wollen. Der Kreis schließt sich. Nichts zu wollen bedeutet daher, dass innerlich eine große Ruhe einkehrt. Große Ruhe bedeutet, dass die Gedanken nachlassen.

Große Ruhe bedeutet ebenfalls, dass die Emotionen zur Ruhe kommen. Wie ein aufgewühltes Meer, das sich in einen spiegelglatten See verwandelt. Nun ist es möglich auf den Grund zu schauen. Auf den eigenen und darüber hinaus auch auf den des anderen. Die eigene Leere führt dazu, dass der Weg komplett frei ist. Ein spontaner Ausdruck findet ohne Hindernisse seinen Weg nach draußen, sprich wird direkt zur Bewegung. Dies bedeutet, dass Herz und Verstand eins geworden sind (xin yu yi he).

Nichts behindert mehr den einen Ausdruck, der Bewegung wird. So entsteht die eine Kraft, die den Körper lenkt (qi yu li he). Ist der Körper ebenfalls in Einheit (jin yu gu he), sprich setzt sich nichts der Übertragung der Bewegung entgegen, so wird die Bewegung auch im physischen nicht aufgehalten. So entsteht größte Schnelligkeit und bestmögliche Kraftübertragung. Diese drei inneren Zusammenhänge (nei san he) bedürfen ebenfalls der „drei äußeren Zusammenhänge" (wai san he), dem Zusammenschluss der Schultern mit den Hüften (jian yu kua he), den Ellenbogen mit den Knien (zhou yu xi he) und der Hände mit den Füßen (shou yu zhu he) (1).

Jedes Wollen führt zu einer Anspannung sowohl mentaler als auch physischer Art. Wollen führt zu Hoffen, Hoffen führt zu Aufregung, Aufregung führt zu Spannung, Spannung führt zur Blockade. Leicht zu verstehen, dass hierdurch Langsamkeit entsteht. Der Blick auf meinen innersten Grund und die daraus erlangte Selbst-Erkenntnis führt zu einer wahrhaftigen Erkenntnis des Anderen. Erkenntnis meiner Selbst und des Anderen führt zur Erkenntnis des Innen und Außen. Innere Einheit führt daher in zunehmenden Prozess zur Vereinigung von innen und außen, zur Gesamteinheit aller Dinge und Erscheinungen.

„Wer sich selbst erkennt, kann aus 100 Schlachten siegreich hervor gehen" schreibt Sunzi. Dasselbe gilt für die Heilung. Nur wer selbst bereits aus dem Sumpf geklettert ist, kann dem anderen helfen, herauszukommen. Nur wer den Sumpf kennt und herausgekommen ist, kann mit den anderen mitfühlen. Denn er hat es selbst erlebt, weiß noch, wie es war, dort drin zu stecken. Aber nun ist er draußen und weiß auch hier, wodurch es geschehen ist. Er kennt den Weg hinaus. Er kann helfen, denn er weiß wie! Wer selbst immer noch mit drin sitzt, kann nur mitleiden, aber nicht hinaushelfen. Effektives Helfen bedarf daher des richtigen Mitgefühls und des rechten Wissens.

Erkenntnis meines Selbst, des Anderen sowie des Gesamtzusammenhanges, bedeutet Erkenntnis der Situation in all seinen Zusammenhängen. Erkenntnis bedeutet die Fähigkeit zu rechtem Handeln. Hier zu einer richtigen Positionierung im Raum und seiner entsprechenden Handlung in dem Moment, wo sie erfordert wird. Kein Überaufwand ist mehr möglich, kein Unterschätzen tritt mehr ein. Vom Wollen befreit in Klarheit der Umstände ist es nur noch die Natürlichkeit, aus der sich die Handlung ergibt.

Ganz wie das Wasser. Von dir selbst befreit, passt du dich vollkommen den Bewegungen des Gegners (der zu helfenden Person) an.

Ein klassischer Spruch besagt: Der Gegner bewegt sich nicht, ich bewege mich nicht. Der Gegner bewegt sich, ich habe mich bereits bewegt (bin schon da) (Bi bu dong, wo bu dong. Bi yi dong, wo xian dong). Du startest nach ihm und kommst doch als Erster an. Wie das?

Das Geheimnis ist nicht Schnelligkeit, sondern: Du passt dich nicht erst den äußeren Bewegungen deines Gegners an.

Schaust nicht auf seine Schläge oder Tritte. Auch folgst du nicht erst seinem Körper. Du folgst bereits seinem Zentrum, der Quelle seiner Bewegung. Besser noch: Du folgst seinem Zentrum nicht nur, du bist es und beginnst es selbst zu führen! Im allerersten Moment des Kontakts oder auch nur des Gegenübertretens, oder: Im Entstehen der situativen Konstellation verbindest du deine tiefste Quelle mit der tiefsten Quelle des Gegenübers. Es ist Einheit entstanden zwischen ihm und dir. Du bewegst dich nicht. Jede Bewegung vom ihm jedoch ist deine eigene

Bewegung, denn es gibt zwischen beiden keinen Unterschied mehr. So wie zwei Dinge mit einer Stange verbunden sind, bewegt sich das eine mit dem anderen. Zeit vergeht nur durch die Bewegung, nicht jedoch innerhalb der Überbrückung des Verbindungsweges. Daher entsteht keine Reaktion mehr. Keine Schrecksekunde, welche eine Verkrampfung und daher Verlangsamung beinhaltet. Auch keine Verspätung durch abwägen oder verpasstem Start. Sei eins mit deinem Gegenüber heißt es so schön, sei im Hier und Jetzt.

Denn nur im Hier und Jetzt kannst du eins sein. Jegliche Wahrnehmung hat eine Verspätung. Denn sie muss übermittelt werden. Sehe ich die Bewegung des anderen, erkenne ich sie nur in der Vergangenheit, denn das Licht braucht Zeit, sie mir visuell zu übermitteln. Mehr Zeit wird noch verbraucht, bis sie innerhalb meines Körpers vermittelt, analysiert und in den Beschluss einer Gegen-Bewegung gefasst wird, die nun auch noch ausgeführt werden muss. Hier und Jetzt bedeutet Wahrnehmung ohne zeitlichen Verlust. Die „Nicht-Wahrnehmung" ist die einzige Wahrnehmung, die nicht zu diesem Verlust führt.

Warum?

Möchte ich mein Leben im Hier und Jetzt genießen, konzentriere ich mich auf mein Stück Torte vor mir, will ich es Hier und Jetzt genießen und rede daher nicht, gehe nicht, tue nichts außer genießen, ich erreiche doch nichts anderes als die Vergangenheit. Empfindung drückt etwas bereits Geschehenes aus. Ich fühle immer nachdem etwas passiert ist. Ich sehe immer nur in die Vergangenheit, denn es braucht Zeit, bis die geschehene Situation zu mir übermittelt und wahrgenommen wurde. Vergangenes ist bereits gestorben. In unserem Leben haben wir daher also immer nur den Tod gesehen.

Was bedeutet nun aber „Hier und Jetzt"? Hier und Jetzt kann nichts anderes beschreiben als das wahrhaftige Leben selbst. Was bedeutet, dass keine Zeit mehr vergehen kann. Vergangenheit, Gegenwart und Zukunft liegen auf ein und demselben Punkt. Die Ewigkeit. Dualität hört auf, es gibt nichts als Einheit.

Es gibt kein Kuchenstück mehr, das ich nicht bin. Da es aber auch keinen Unterschied gibt, gibt es weder Kuchen noch mich, was bedeutet, niemand nimmt das Kuchenstück mehr war. Niemand kann sagen, wie ein Stück Torte im Hier und Jetzt schmeckt, denn es gibt dort keinen Geschmack, niemanden der schmeckt.

Hier jedoch, im wuji, ist es mir möglich, eins zu sein mit der Bewegung des anderen. Dabei muss ich ganz aus mir selbst heraustreten und mich der Natürlichkeit voll und ganz überlassen. Dann kann ich mich der Bewegung des Gegners von Anfang an anpassen und immer dort, wo er beginnen will, bereits vorhanden sein, sprich seinem Angriff „zuvorkommen". Im Kapitel „Die Schiebenden Hände, Technik und Konzepte" sollen einige Möglichkeiten aufgezeigt werden, diesen Zustand anhand von Partnertraining erreichen zu können.

Weiterhin finden wir in dem daoistischen Konzept des Handelns ohne zu Handeln ein Konzept, wie wir uns den Bewegungen des Gegenübers nicht nur anpassen und sie zu unserer eigenen machen können. Wir können sogar deren Führung übernehmen und den Gegner dadurch ad absurdum führen. Einfacher ausgedrückt, entweder ich übernehme seine Bewegung und führe sie an einen Ort, der niemandem schadet, in diesem Falle also an mir vorbei. Oder ich initiiere sogar eine Bewegung im anderen, die dann wiederum von mir übernommen wird oder besser, von vornherein zum Scheitern verurteilt ist.
Ein praktisches Beispiel: Übt der Gegner Druck auf mich aus, so ist eine mögliche Technik lü, dieser Kraft nachzugeben und sie für die eigene Technik zu nutzen bzw. gegen ihn selbst zu wenden (z.B. mit an, kao oder zhe). Ich kann ihm aber auch den Eindruck vermitteln, ich selbst würde wiederum Druck gegen ihn ausüben, was ich tatsächlich aber nicht tue. Gewohnheitsbedingt wird mein Gegner nun auf den vermeintlichen Druck mit Gegendruck reagieren, welchen ich dann wiederum in allerdings Taiji-gewohnter Weise wie oben beschrieben nutzen kann (dies wäre u.a. ein Konzept von kong, dem Vortäuschen von Substanz, wo keine ist).

„Weiche Kraft" bedeutet aber auch, dass der Gegner in uns keinen Ansatzpunkt mehr finden kann. Wie die Geschichte von dem kleinen Spatz, der nicht mehr von Yang Luchans Hand wegfliegen konnte (siehe hierzu Kapitel „13 Grundtechniken": „kong", oder das Kapitel „Von der praktischen Bedeutung der inneren Kampfkunst").

Meister Takuan schreibt in seiner Abhandlung über die Schwertkunst, dass der Geist an keiner Bewegung des Gegenübers Halt machen dürfe. Das bedeutet, fixiert er sich auch nur einen Moment auf das Schwert und den geführten Streich seines Gegners, ist sein Geist angehaftet und nicht mehr flexibel. Er wird zu langsam sein. Um hier schneller, direkter, sprich präsenter zu sein, habe ich das Konzept des Folgens, nicht der äußeren Bewegung, sondern dessen Ursprungs, dem Zentrum (Dantian), beschrieben. Die höchste Stufe wäre es nun, auch hier nicht mehr Halt zu machen und sich auch von Dantian zu lösen. Nun wäre der Geist völlig befreit und dem Gegner wäre keine Plattform weder im Körper noch im Geiste überhaupt gegeben, welche er zur Manifestation seines Angriffs bedarf. Der eigene Geist jedoch wäre (durch seine Leerheit) vollständig im Hier und Jetzt und erlangte daher sein Höchstmaß an Wachheit und Flexibilität. Dies wäre wirklich als vollendet zu nennen.

Die weiche Kraft der langen, äußerlich mitgehenden, fließenden Bewegungen, wie wir sie aus der Form und den Partnerroutinen her kennen, können daher mit steigendem Level in der Anwendung immer kleiner und unscheinbarer werden.

Soweit, bis man ernsthaft von einer Nicht-Bewegung sprechen kann. Diese Nicht-Bewegung resultiert aus der so genannten „weichen Kraft" und stellt daher ihr höchstes Potential dar.

Über das Konzept des „Kraft hörens, Kraft verstehens, Kraft umleiten und die eigene Kraft hinzufügen"

Ein Konzept durchzieht immer wieder alle Übungen der Schiebenden Hände und soll hier daher gesondert dargestellt werden: Das „Kraft hören, Kraft verstehen, Kraft umleiten und Kraft hinzufügen". Im weiteren Verlauf des Buches wird des Öfteren auf dieses Konzept hingewiesen werden. Um Wiederholungen zu vermeiden, wird es dann aber nicht erklärt werden. Dem Leser sei daher angeraten, bei Unsicherheiten dieses Kapitel entsprechend wieder nachzuschlagen.

Das Konzept teilt sich in die folgenden vier Sektionen auf:

Ting jin	Kraft hören
Dong jin	Kraft verstehen
Hua jin	Kraft umleiten, verwandeln
Fa jin	die eigene Kraft hinzufügen

„Kraft hören" (ting jin) bedeutet, die Kraft, sprich den Angriff des Gegners überhaupt wahrzunehmen. Im Volksmund gesagt: Ihn nicht zu verpennen. Daher sind ein Bewusstsein und eine Achtsamkeit von Nöten, die eine immer währende Präsenz zur Folge haben. Ich erinnere einen alten Ninjafilm, den ich in meiner Jugend gesehen habe und damals schon schlecht fand: Das perfekte Klischee eines Ninjameisters riet seinen Schützlingen, als er sie im Schlaf mit einem Angriff überraschte: „ Euer Körper darf schlafen, Euer Geist niemals."

So ungefähr ist das gemeint….allerdings muss man hierzu verstehen, dass diese fortwährende Präsens kein ständiges daran denken in dem Sinne ist. Es ist kein durch die Straßen ziehen und sich bei jedem Passanten, der einem entgegenkommt ein mögliches Gewaltszenario zu versinnbildlichen.

Denn dies würde den Geist mit der Zeit nicht nur fernhalten von der Entwicklung inneren Friedens, er würde auch im Moment selbst bereits zu angespannt sein. Vielfach würden durch die entsprechende eigene Ausstrahlung Konfliktsituationen überhaupt erst entstehen. Auch rein praktisch gesehen ist dies keine gute Vorgehensweise. In unserer Abteilung für Personenschutz innerhalb der WCTAG weisen wir Auszubildende immer wieder darauf hin, dass wenn man einen bestimmten geografischen Bereich, den potentiellen Gefahrenradius des zu Schützenden, observiert, es nicht ratsam ist, direkt alle Personen und Orte zu mustern. Der Geist würde sich auf diese Weise an den bestimmten Orten oder Personen für die Zeitdauer der Betrachtung festsetzen. Durch diese punktgerichtete Aufmerksamkeit würde man alles Übrige verpassen. Noch dazu würde die observierte Person dies wahrnehmen und entsprechend ihr Verhalten zu unseren Ungunsten abändern.

Ich erinnere mich, dass ich in meiner Jugend unter anderem Weltranglisten Vierter in Videospielen und darunter Vizedeutschermeister in Space Invaders war. Der Trick des guten Videospielers lag darin, den gesamten Bildschirm im Auge zu halten, ohne sich jedoch auf eine Einzelheit direkt zu fokussieren. Die richtig großen, sprich stundenlangen Spiele waren eigentlich sehr mechanisch und fast schon langweilig zu nennen. Denn man guckte immer nur mit einem nicht scharf fokussierten, weichen Blick auf die Mattscheibe und agierte entsprechend der natürlichen, durch die Erfordernisse entstehenden Handlungsweisen.

Diejenigen, die zu sehr auf ihr Raumschiff oder die kleine runde Fressscheibe (ich hielt lange den inoffiziellen bundesdeutschen Rekord im Pacman) achteten, liefen in Fallen, die sich zwar schon zuvor zusammenbrauten, dem Schützling durch seine zu starke

Fokussierung auf einen Teilbereich jedoch nicht aufgefallen sind. Es gab damals das Gerücht, dass der US Präsident Ronald Reagan innerhalb überdurchschnittlicher amerikanischer Videospieler nach guten Kampfpiloten suchte. Und zwar genau aus diesem Grunde.

Dadurch, dass die Aufmerksamkeit also auf keinem Punkt im Speziellen liegt, kann sie überall sein. Ganz nach dem Taiji-Sprichwort: „Schützt du links, ist rechts offen, schützt du vorne ist hinten offen, schützt du oben, ist unten offen. Schützt du überall, ist überall offen."

Ich hatte in meinem ersten Buch „Chen" erklärt, dass mein Großmeister mir auf die Frage, was für eine Kampfstellung ich denn einnehmen solle, wenn sich eine Konversation „ungünstig" entwickelt, antwortete: „Keine Ahnung, vielleicht einfach in die Vorbereitungsstellung?" Er wollte mir damit sagen, dass es keine äußerliche Haltung in dem Sinne gibt, die wirklich Sinn macht.

Zumal man sich in einer spontanen, wirklichen Situation befindet und nicht auf einem Wettkampf. Wichtig ist daher die innere Haltung. Die äußere soll lediglich so sein, dass sich alles Innere frei und ungehindert zu jeder Zeit durch den Körper ausdrücken kann. Versuche ich mich äußerlich so zu positionieren, dass ich etwas Bestimmtes schützen will, schränke ich mich hierdurch schon wieder ein. Die beste Kampfhaltung in der Selbstverteidigung ist daher eine entspannte, natürliche Haltung (1). Alles andere würde zudem auch nur provozieren oder Gelächter hervorrufen.

Es ist also im Falle des nicht akuten Zustandes keine direkte Aufmerksamkeit, die ständig beobachtet. Es ist mehr wie ein Handy, das ich stets online in der Tasche habe. Ich schaue nicht ständig darauf, ob es auch online ist, ich weiß einfach, dass es betriebsbereit ist. Das reicht. Das Einzige, was sich ändert, wenn Gefahr in Verzug ist, dass ich mein Handy nun bereits in der Hand oder ggf. schon am Ohr habe. Das bedeutet, dass ich in einer tatsächlich entstehenden Situation versuche, in gewissem Sinne genauso entspannt und gelassen zu bleiben wie zuvor, aber die Verbindung zwischen meiner Bereitschaft und einer tatsächlichen Aktion innerhalb meiner Aufmerksamkeit auf das Beste verkürze und reduziere.

Gehen wir also von einem konkret bevorstehenden Angriff aus, bedeutet dies, zwar die Entspannung so gut es geht beizubehalten und weiterhin nicht zu fokussieren, den Rahmen des weichen Blicks jedoch auf das tatsächliche Gefahrenumfeld bzw. der entsprechenden Person(en) zu reduzieren. Der Geist sollte sich nun aller Anhänglichkeit entledigen und leer werden. Zwar mag ich mit dieser Person noch reden, aber ich bin in dem Sinne nicht mehr daran beteiligt. Ich ruhe in selbstloser, absoluter Präsenz und lasse der Spontaneität der Situation freien Lauf. Durch die entstandene Gedankenfreiheit verkürze ich die Verbindung meines Geistes zu der entstehenden Bewegung meines Körpers entscheidend. Das bedeutet, ich werde sehr schnell und flexibel, da keine Vorstellung mehr zwischen mir und der Bewegung meines Gegners steht. Dies ist im Taijiquan die beste Voraussetzung, Kraft am schnellsten und deutlichsten zu hören, sprich einen Angriff wahrzunehmen. Selbstverständlich muss dies gut trainiert werden.

Der zweite Punkt, „Kraft verstehen" (dong jin), bedeutet, dass ich die Kraft in ihrem Ansatz nicht nur wahrgenommen habe, sondern auch richtig einschätzen kann. Damit ist weder noch die äußere Richtung, Schlagarm, Technik oder sonst wie was des Gegners gemeint. Am entscheidendsten ist, dass ich die Energie in dieser Bewegung und seine Auswirkung verstehe. Eine äußere Bewegung exakt erkennen zu können, würde mir einen zu großen Zeitverlust einhandeln.

Wenn ich also die auf mich zu kommende Kraft nicht nur korrekt wahrnehme, sondern auch richtig einschätze, sprich verstehe, dann kann ich sie auch 3. richtig umleiten bzw. ihr nachgeben (hua jin). Eine Kraft umzuleiten bedeutet, sie aufnehmen zu können, aber am eigenen Zentrum bzw. Körper im Sinne von nicht entstehender Schlageinwirkung, vorbeizuführen.

Dies bedarf einer Technik des Nachgebens (lü), solange die Kraft in ihrer Stärke ist, und ein Umwandeln (hua), wenn die Kraft ihren Zenit überschritten hat. Dies kann bereits zu einem Gleichgewichtsverlust des Gegners mit kampfbeendender Wirkung führen. Der Gegner könnte stürzen oder gegen eine Wand oder Ähnliches aufschlagen. Zusätzlich habe ich jetzt mit 4. (fa jin) die Möglichkeit, meine eigene Kraft in seine Schwäche zu platzieren. Denn durch seinen Gleichgewichtsverlust, wie klein oder groß er im Äußeren auch bemerkbar wird, ist er für diesen Moment wehrlos.

Dadurch kann meine eigene hinzugegebene Kraft ihre größte Entfaltung erlangen, weil sie durch nichts mehr aufgehalten werden kann. So ist ihr der Gegner schutzlos ausgeliefert und ihre Aussendung führt zur Beendigung der Auseinandersetzung.

Zusammengefasst vermittelt mir dieses Konzept bei richtigem Training ein rechtzeitiges Wahrnehmen des Angriffs, eine richtige Einschätzung desselben, sowie die richtige Art und Weise ihr aus dem Wege zu gehen (oder: „sie aus dem Wege zu gehen lassen") und den Gegner auszuschalten. Ob ich hierbei die Kraft des Gegners an ihn zurückgebe oder meine eigene Kraft hinzufüge, bleibt der Situation überlassen. Meistens ist beides gleichzeitig der Fall. Dies kann auch mit einem einzigen, nicht mit dem Angriff in physischen Kontakt kommenden Gegenschlag umgesetzt werden.

Die vier Arten von Kraft

Unter anderen mehr werden im Chen-Taijiquan vier Arten von Kraft unterschieden, welche in jedem Aspekt der 13 Energien wirksam werden:

1. *Lun zi bian yan de li* – „Die Kraft aus dem Ableiten eines Rades"

Wie ein Stein auf ein laufendes Rad trifft und weggeschleudert wird, so wird die gegnerische Kraft durch die rotierenden Arme des Taiji-Übenden abgeleitet. Wir geben der Kraft nach, ohne dabei unser Zentrum zu verlieren.

2. *Lun tiao de li* – „Die Kraft aus dem Sperren einer Radspeiche" oder: die Kraft seitlich brechen

Wir stoppen den Gegner, als würden wir einen Stock in die Speichen eines laufenden Rades stecken. Das Rad arretiert sofort. Wichtig ist, dass wir uns der Kraft nicht entgegenstellen, sondern quer zum Verlauf der Kraftrichtung eingreifen. So ist es uns leicht möglich, auch einer großen Kraft zu begegnen.

3. *Zhuan tou de li* – „Die Spiralkraft"

Wir nehmen einen Angriff in ein Geflecht von Spiralbewegungen auf. Innerhalb dieser verliert sich die Kraft, die Energierichtung dreht sich um, geht zurück auf den Angreifer. Dann geben wir unsere eigene Kraft ebenfalls spiralförmig mit dazu. Je besser unser inneres Geflecht entwickelt ist, umso besser und kompakter können wir dieses Prinzip umsetzen. Runden, spiraligen Bewegungen ist schwer zu folgen und wer es versucht, verliert leicht sein eigenes Gleichgewicht. In der Meisterschaft treten diese Spiralbewegungen an sich nur noch innerlich auf. Man sollte sich dies daher nicht in weiten, kreisenden Bewegungen vorstellen. Im Gegenteil, die Bewegungen sind kaum oder gar nicht sichtbar und der Gegner scheint wie von selbst besiegt.

Die Spiralbewegungen durchziehen alle bewegenden Basisübungen und Formen.

4. *Bao zha li* – „Die Explosionskraft"

Ähnlich wie bei einer tatsächlichen Explosion kann an jeder beliebigen Stelle des Körpers Kraft austreten. Ansatzlos, ohne jegliche Vorwarnung. Genauso plötzlich, wie diese entsteht, verschwindet sie auch wieder. Meister Shen Xijing pflegt zu sagen: "Es ist wie ein See. Er liegt da, ruhig und glatt, nichts kann seinen Frieden stören. Plötzlich zerreißt es die Stille, eine übermächtige Flutwelle entsteht und reißt alles davon. Dann aber, als wäre nichts gewesen, herrschen wieder Stille und Harmonie, der See liegt ruhig und friedlich vor uns."

Wie kommt dieses so genannte bao fa jin, die Kraft explosiv nach außen bringen, nun aber zustande?

Yin-Energie aus der Erde und Yang-Energie aus dem Himmel verschmelzen zusammen im Dantian. Der Körper ist entspannt und gesunken, ruhig und gesammelt. Dann - wenn Yin und Yang miteinander verschmelzen - schießt diese Kraft vereint nach außen. So das Bild. Wir lernen in der Taijiquan-Form, innere Energie zu entwickeln und im Körper kreisen zu lassen. Wir lernen aber auch, diese auf die verschiedensten Arten nach außen abzugeben. Im Kampf als bao fa jin, als Explosionsbewegung. Im Falle einer Explosionsbewegung, wird die Energie im Dantian konzentriert.

Ähnlich wie bei einem Topf mit kochendem Wasser, der mit einem Deckel fest verschlossen ist. Wenn der Druck des Wasserdampfes groß genug ist, reißt es den Topf auseinander. Wir erzeugen also im Dantian einen Druck, dessen Energie wir dann wie gewünscht (und gekonnt) entladen, freisetzen und kanalisieren können. Kraft rein energetisch nach außen zu tragen wird fa qi genannt. Es wird ebenfalls benutzt, um Energie auf andere zu übertragen. In diesem Sinne auch, um Heilungsprozesse anzuregen. Die gesamte Energie und Kraft des Körpers wird im Zentrum gesammelt und von dort vereint zu dem Punkt übertragen, wo sie in der gewünschten Form austreten soll. Energie kann demnach ruhig oder explosiv, hart oder weich, schnell oder langsam abgegeben werden. In dem hier gemeinten Falle sind die explosiven Bewegungen (bao fa jin) gemeint. Sie werden hauptsächlich in der zweiten Form des Chenstils trainiert.

Alle Techniken aus den Formen, eingebettet in ihr Fundament der 13 Energien, ausgeführt aus den drei Aspekten des einen Bewegungsprinzips (1) innerhalb der Zentriertheit unserer Standstruktur beinhalten diese vier Kräfte.

(1) Die drei Aspekte des einen Bewegungsprinzips sind exakt erläutert in dem Buch „Chen"

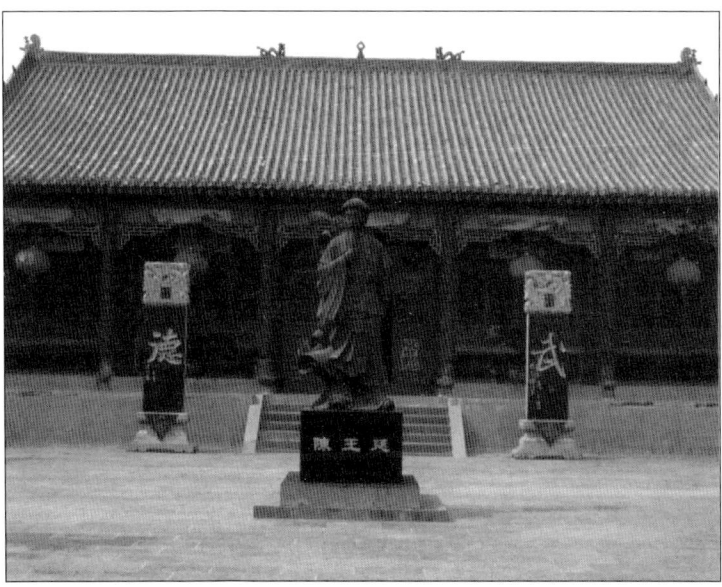

Porträts großer Taiji-Meister

Der Begründer des Taijiquan

Eine Chen Wangting Biographie, von Nabil Ranné

Einleitung

Chen Wangting (chin. 陈王廷 – Chén Wángtíng, 1597 - 1664) wird gemeinhin als der Begründer des Taijiquan wertgeschätzt. Er war Vertreter der neunten Generation der Chen Familie seit Chen Bo und diente in den letzten Jahren der Ming-Dynastie in der Armee, bevor er in seinem Heimatort Chenjiagou Unterschlupf suchte und dort seine letzten Lebensjahre verbrachte. In diesen Jahren entwickelte er das Taijiquan und prägte dessen wesentliche Elemente nachhaltig. An dieser Stelle sollen daher sowohl Chen Wangtings Biographie als auch die Fundamente erörtert werden, auf denen er Taijiquan begründete.

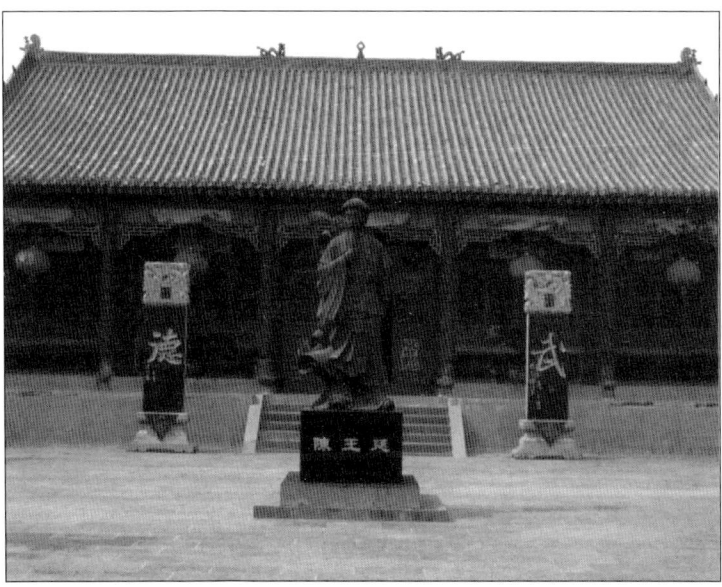

Abb. 1   Chen Wangtings Denkmal in Chenjiagou

Chen Wangtings Leben

Chen Wangting wurde 1597 in Chen-jiagou im Bezirk Wen der Provinz Henan geboren. Sein Großvater Chen Sigui hielt den Titel eines Dianshi (chin. 殿試 - Diànshì), eines Titels, der noch während der Yuan Dynastie[26] eingeführt wurde und eine Position unter der Autorität eines Bezirksmagistraten bezeichnete. Chen Wangtings Vater Chen Fumin hielt den Titel eines Zhengshilang, die Bezeichnung einer gebildeten Person, die durch kaiserlichen Erlass offiziell befördert worden war. Chen Wangting war der zweite von vier Söhnen.[27]

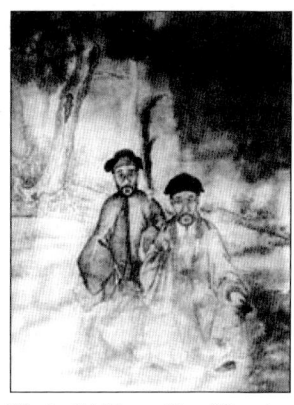

Abb. 2 Abbild von Chen Wangting (vorne) und Jiang Fa (hinten links) im Chen Familienschrein

1641 wurde Chen Wangting, drei Jahre vor dem Fall der Ming Dynastie, Battalionsführer der Miliz im Wen Bezirk. Angeblich berichten die amtlichen Zeitungen der Bezirke Wen und Huaiqing, dass diese Milizen unter seinem Kommando mehrere Räuberbanden besiegten,[28] die gegen Ende der Ming Dynastie aufgrund der sich drastisch verschlechternden politischen Lage durchaus üblich waren. In den Chen-Chroniken heißt es, dass Chen Wangting mehr als tausend Räuber überwältigte.[29]

Chen Wangting galt als ausgesprochen talentiert und intelligent und war sowohl in den Kampfkünsten als auch in der Literatur bewandert. Schon in seiner Jugend eskortierte er Handelskarawanen in der Shandong Provinz und schützte sie vor Banditen.

Chen Wangting hatte angeblich ein ernstes Gesicht und einen langen Bart. Mit seiner Hellebarde bewaffnet, für die er berühmt war, wurde er oft „zweiter Meister Guan" genannt, nach Guan Yu, einem Helden aus der Zeit der drei Reiche.[30] Während der Regierungszeit von Kaiser Chongzhen (1628-1644)[31] wurde Chen Wangting vom Bezirksmagistraten befördert und leitete fortan die Stadtgarnison. Chen Xiaowang merkt an, dass es keine Aufzeichnungen über Chen Wangtings exakten Rang gibt, dass er aber aufgrund seiner Rangabzeichen, Kleidung und Waffen wohl den Titel eines Generals (chin. 将军 - Jiāngjūn) innehatte.[32] Andere Quellen berichten lediglich, dass er wahrscheinlich schon früh die Militärakademie besuchte, denn er hielt den Titel eines Militärs, der auf Bezirksebene eine kaiserliche Prüfung abgelegt hat (chin. 武庠生 - Wǔ Xiángshēng oder auch 秀才 - Xiùcai). Gegen Ende der Ming Dynastie begab er sich demnach zu den Wuju Prüfungen, um auf Provinzebene zu graduieren. Während der dortigen Prüfung im Bogenschießen, „Der Phönix ergreift das Nest",[33] besiegte er zwar seine Gegner. Allerdings tötete er während der Prüfung den Offizier, der das Signal zum Schuss gab, weil er meinte, von diesem bei der Prüfung ungerecht behandelt worden zu sein. Nach dieser Tat musste er fliehen und ging nach Dengfeng (chin. 登封 - Dēngfēng) in das Song Gebirge (chin. 嵩山 - Sōng Shān),[34] um dort seinen Freund, den Bauernrebellen Li Jiyu, davon abzuhalten, gegen die herrschende Ming-Dynastie zu kämpfen.[35]

Später kehrte Chen Wangting zurück nach Chenjiagou und lebte in Abgeschiedenheit. Nachdem der Bauernaufstand von Li Jiyu niedergeschlagen und Li Jiyu hingerichtet worden war, floh einer von Lis hochrangigen Offizieren nach Chenjiagou, um dort als Bediensteter der Chen Familie zu leben. Er hieß Jiang Fa (chin. 蒋发 - Jiǎng Fā).[36]

Jiang Fa und Chen Wangting kannten sich schon längere Zeit, wahrscheinlich aus ihrer Armeezeit, und es heißt, dass sie sehr gute Freunde gewesen sind. Öffentlich waren sie allerdings als Herr und Diener bekannt und Jiang Fa wurde mit Bashi (chin. 把式 – Bǎshì) angeredet, ein Titel, den man damals Landarbeitern gegeben hat, die lange im Dienst eines Herren standen.[37] Die Person des Jiang Fa ist historisch durchaus umstritten.[38] Es ist aber möglich, dass er eine gewisse Rolle bei der Entwicklung des Taijiquan gehabt haben könnte. Er wird auch von der Chen Familie bis heute in Ehren gehalten und in engen Bezug zu Chen Wangting gebracht (s. dazu auch Abb. 2).

Die Entwicklung des Taijiquan

Chen Wangting hat, wie bereits erwähnt, bei der Entwicklung des Taijiquan auf bestehende Grundlagen zurückgegriffen und fusionierte äußere Kampfanwendungen mit dem Leiten innerer Energie. So nutzte er nahezu gesichert das „Neue Buch über effektive Disziplin" (chin. 紀效新書 – Jì Xiào Xīn Shū) des Generals Qi Jiguang (chin. 戚继光

- Qī Jiguāng) und den „Klassiker des gelben Innenhofes über die innere und äußere Jadelandschaft" (chin. 黄庭内外玉景经 – Huáng Tíng Nèi Wài Yùjǐng Jīng) von Wei Huacun (chin. 魏 華 存), alias Xian An (Jan Silberstorff, 2007).[39] Diese Grundlagen möchte ich hier kurz erläutern.

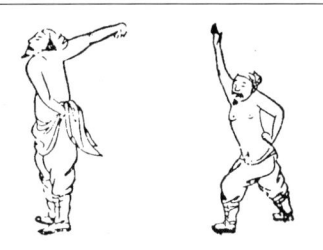

„Den Mantel befestigen" und „Hoch in Richtung des Pferdes Strecken"

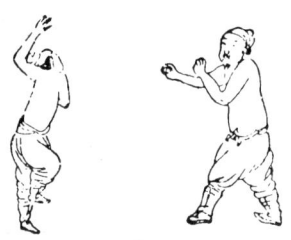

„Der goldene Hahn steht auf einem Bein" und „Mit sieben Sternen schlagen"

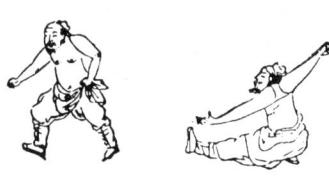

„Schlag auf den Unterleib" und „Der Drache neigt sich zu Boden"

Abb. 3 Das „Neue Buch über effektive Disziplin" von Qi Jiguang enthält diverse Figuren zum waffenlosen Kampf

Qi Jiguang (1528-1587) war ein berühmter General der Ming-Dynastie und galt als herausragender Krieger und Militärtheoretiker. Er errang eine Reihe von Siegen, vor allem gegen Mongolen und japanische Piraten.[40] Qis Werke wurden von allen ihm nachfolgenden chinesischen Generälen gelesen. Er verfasste mehrere Bücher, u.a. das „Neue Buch über effektive Disziplin" in 14 (bzw. in einer anderen Version in 18) Kapiteln, welches vorrangig Kriegsführung, militärische Strategien und bewaffneten Kampf behandelt. Aber es enthält auch das berühmte letzte Kapitel des Boxkanons (chin. 拳经 - Quán Jīng), das von Chen Wangting genutzt wurde, um darauf seine Formen zu basieren.[41]

In diesem Kapitel stellt Qi Jiguang die aus seiner Sicht besten Boxformen seiner Zeit vor und synthetisiert diese zu einer eigenen, 32 Bilder umfassenden Abfolge. Jedes Bild wird mithilfe einer Zeichnung, einer Kurzbeschreibung und einem Namen erklärt. Qi stellt aber klar: „Die Techniken des waffenlosen Kampfes scheinen für die Wissenschaft der Massenkriegsführung von geringer Bedeutung. Wie dem auch sei, aus Sicht des Trainierens der Gliedmaßen und des Körpers ist dieses die beste Einführung. Daher berücksichtigen wir diese am Ende unseres Werks, um so alle Anforderungen zur Meisterung der Kriegskunst zu erwähnen." [42]

Wohl auch aufgrund seines militärischen und damit praxisorientierten Hintergrunds verdammte Qi „blumige" Kampfkünste und betonte stets den bloßen Nutzen im Kampf: "Wenn man Truppen trainiert ist das Schöne nicht praktisch und das Praktische nicht schön." [43] Dass auch im Tonfall eine gewisse Nähe zur späteren Taijiquan Praxis besteht, lässt der folgende Text von Qi erahnen: "Ich habe die 32 besten Boxpositionen ausgewählt. Diese sollten kontinuierlich ohne Unterlass geübt werden; wenn man dann auf einen Gegner trifft, kann man diesen kontrollieren und die Oberhand behalten. Man sollte ohne Unterlass transformieren und daher mysteriös und unergründlich erscheinen. Es gibt Schönheit und Tiefe in dieser Kampfkunst. Menschen, die nichts erreicht haben und nur oberflächlich schauen, werden dieses übernatürlich nennen."[44]

29 der 32 Positionen von Qi Jiguang finden sich noch heute praktisch identisch in den Chen Formen wieder (vgl. Abb.3), darunter: „Hoch in Richtung des Pferdes strecken", „den Mantel befestigen", „der goldene Hahn steht auf einem Bein", „die einzelne Peitsche", „Schlag auf den Unterleib" u.v.m.
Chen Wangting basierte seine Formen also maßgeblich auf Qi Jiguangs Werk und ließ sich wahrscheinlich auch von dessen praktischer Kampforientierung stark beeinflussen, weswegen die Formen wohl auch hauptsächlich Nachkampftechniken (chin. 短打 – Duǎndǎ) beinhalten. Insgesamt entwickelte Chen Wangting sieben Boxformen:

1. Chen Stil erste Boxform (chin. 陈式头套拳 – Chénshì Tóutàoquán oder auch 十三式 - Shísānshì): 57 Positionen [45]

2. Zweite Boxform (chin. 二套拳 – Èrtàoquán): 27 Postionen

3. Große Form in vier Teilen mit Schläge (chin.大四套捶 – Dàsìtàochuí): 25 Positionen

4. Rote Faust (chin. 红拳 – Hóngquán) oder kleine Form in vier Teilen mit Schlägen (chin. 小四套捶 – Xiǎositàochuí): 23 Positionen

5. Fünfte Boxform (chin. 五套拳 – Wǔtào): 29 Positionen

6. Kanonenhämmern/-schlagen (chin. 炮捶 – Pàochuí)

7. Langes Boxen (chin. 长拳 – Chángquán): 108 Positionen

Die 108 Formen Changquan werden heute noch in der Provinz Shanxi, Bezirk Hongtong geübt. Sie wird „108 Positionen Tongbeiquan" (chin. 通背拳 - Tōngbēiquán) genannt. Es ist nur bekannt, dass Chen Wangting sie trainierte, davor gibt es keine Aufzeichnungen über ihre Herkunft.[46]

Nach Informationen des Chen-Style Journal[47] entwickelte Chen Wangting zusätzlich eine Stockroutine (杆 – Gǎn), Säbel (刀 - Dāo) und Speer (枪 - Qiāng). Außer der Erwähnung, dass Chen Wangting die Hellebarde (大刀 – Dàdāo) häufig benutzte, werden sonst keine Waffen in den Chen Familienannalen erwähnt. Weiterhin ist bekannt, dass Chen Wangting bereits die Schiebenden Hände (chin. 推手 – Tuī Shǒu) und die Klebenden Speere (chin. 粘枪 – Zhān Qiāng)[48] praktizierte.

Das Huang Ting Jing[49] nutzte Chen Wangting wohl, um diese martialischen Formen in der Ausführungsweise um Prinzipien der inneren Alchemie zu ergänzen. „Das Huang Ting Jing besteht im Wesentlichen aus 36+3 in Versform gehaltener Kapitel über rechte Lebensführung, Ernährung, Sexualität und vornehmlich innerer Energiearbeit zur Erlangung der Unsterblichkeit."[50] Im Huang Ting Jing wird also die Arbeit am Zentrum („der gelbe Innenhof") und am Körper („innere und äußere Jadelandschaft") beschrieben, um Leere und Unsterblichkeit zu erreichen.
Weiter finden sich hier Anleitungen mit Akupunkturpunkten und Zentrumsarbeit im Sinne des Qigong: „Über uns ist Huang Ting, unter uns ist Guanyuan, vor uns ist Youmen und am Rücken ist Mingmen, tief in das Dantian atmen."[51] Es beinhaltet zudem die Kultivierung des Geistes:

„Der Herzverstand herrscht als König über das Land und die fünf Organe, wo das Qi nach seinem Befehl fließt oder rastet."[52] Hier finden

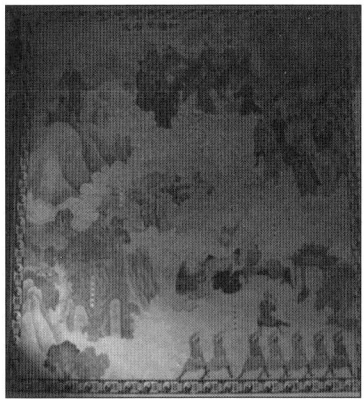

Abb. 4 Wandbild aus Chenjiagou über die Evolution des Chen Stils und den weiteren chronologischen Verlauf

sich also Konzepte des Qigong, wie wir sie im Chen Taijiquan kennen, also das Führen innerer Energie durch den aufmerksamen Geist, der die Bewegung von Dantian aus steuert und über Akupunkturpunkte bis in die Extremitäten fort- und wieder zurückführt. Aber es finden sich auch Elemente der spirituellen Praxis zur Erlangung von Unsterblichkeit wieder.

Dieses sind also die Grundlagen von Chen Wangtings System: Die äußere martialische Anwendung beruht auf dem effektiven Kampfsystem des Militärs Qi Jiguang, die Art der Ausführung aber entspricht dem Daoismus und der inneren Alchemie der Taoistin Wei Huacun.

Von Chen Wangting selbst sind trotz seiner großen praktischen Errungenschaft nur wenige schriftliche Überlieferungen erhalten, am bedeutendsten ist wohl sein „Hauptlied des Boxklassikers" (chin. 拳经 总歌 – Quánjīng Zǒnggē), welches direkt von Qi Jiguang beeinflusst wurde und kampftaugliche Hinweise enthält. Seine überlieferten Texte enthalten aber auch klare Kennzeichen daoistischer Praxis im Sinne des Huang Ting Jing. So heißt es in seinem „Lied der Erinnerungen" (chin. 叙怀 - Xùhuái) abschließend:

"Stell Dir eine Welt vor, in der Frieden und Gesundheit obsiegten, Ruhe und Einfachheit wären überall. Kein Hass und keinen Mangel gäbe es. Ich kümmere mich nicht darum, dass andere auf die Armut herabschauen, ich kümmere mich weder um Erfolg noch Fehlschlag. Wenn ich nicht schon unsterblich bin, wer ist es dann?" [53]

[26] *Die mongolische Yuan Dynastie wurde 1279 von Dschingis Khans Enkel Kublai Khan begründet und regierte über ganz China bis 1368 die chinesische Ming Dynastie die Regierung nach Kämpfen übernahm.*

[27] *hierzu vgl.* 陈氏太极拳古今 - *Chen Family Taijiquan - Ancient and Present der CPPCC (Chinese People's Political Consultative Conference), 1992, in der englischen Übersetzung von Jarek Szymanski, The Origins and Development of Taijiquan, 1999*

[28] *vgl. dazu Ye Young Culture Studies, www.literati-tradition.com [Zugriff:* 19.12.2007]

[29] *Chen Xiaowang, www.tai-chi-centre.com/keeper.htm [Zugriff: 19.12.2007]*

[30] Chin. 三国 - Sānguó; *währte von 220-280 n. Chr.*

[31] *Nach langjährigen Unruhen durch Kriege mit den nördlichen Mandschu und rebellierenden Bauern, die durch mehrere Missernten in Hungersnöte geraten waren, erhängte sich Chongzhen 1644 in Peking. Er war der letzte Kaiser der Ming-Dynastie. Der Bauernrebellenführer Li Zicheng ersetzte ihn kurz als Kaiser, bis die Mandschu 1645 die Qing-Dynastie und damit die letzte Kaiser-Dynastie Chinas begründeten.*

[32] *Chen Xiaowang, 21.11.2007, persönliches Gespräch*

[33] *Zhao Qianjie,* 赵乾杰, 太极拳传说, *15.10.2005, www.taiji.net.cn/Article/ Class1/Class3/200510/2680.html [Zugriff: 19.12.2007]; während dieser Prüfung müssen nach und nach Pfeile in den roten Mittelpunkt der Zielscheibe geschossen werden, so dass die Pfeile aufeinander folgend die jeweils vorherigen Pfeile verdrängen*

[34] *Songshan ist in der Provinz Henan in der Nähe des Shaolin Tempels gelegen*

[35] *Die Ming hatten den Bauern große Steuerlasten auferlegt, so dass es vielerorts zu Aufständen kam (vgl. Greg Bissell, The best of the Chen Style Journal S.11, S.22)*

[36] *Vgl. hierzu* 陈氏太极拳古今 - *Chen Family Taijiquan - Ancient and Present der CPPCC (Chinese People's Political Consultative Conference), 1992, in der englischen Übersetzung von Jarek Szymanski, The Origins and Development of Taijiquan, 1999*

[37] *Vgl. Zhao Qianjie,* 赵乾杰, 太极拳传说, *15.10.2005, www.taiji.net.cn/Article/ Class1/Class3/200510/2680.html [Zugriff: 19.12.2007]*

[38] *Der Vollständigkeit halber soll erwähnt werden, dass Jiang Fa von einigen als Schüler von Wang Zongyue und Lehrer von Chen Changxing porträtiert wird und demnach über 100 Jahre später gelebt haben müsste (vgl. dazu u.a. Barbara Davis, The Taijiquan Classics, S. 19; Ye Young Culture Studies, www.literati-tradition.com [Zugriff: 19.12.2007]). Die Chen-Annalen erwähnen Wang Zongyue allerdings nicht und beschreiben die hier favorisierte Version.*

[39] *Vgl. Jan Silberstorff, 2006, www.wctag.de/artikel.html#frau [Zugriff: 19.12.2007]*

[40] *Vgl. Brian Kennedy und Elizabeth Guo, Chinese Martial Arts Training Manuals, S.177*

[41] *Tang Hao fand bei seinem Besuch 1932 Kopien dieses Buches in Chenjiagou, zudem sind etliche Figuren aus dem Buch mit Namen und Ausführung von Figuren des Chen Taijiquan deckungsgleich (s.u.)*

[42] Übersetzt aus dem Englischen nach Douglas Wile, Tai Chi's Ancestors, S.18

[43] Aus dem Englischen übersetzt nach Stanley Henning, Journal of the Chen Style Taijiquan Research Association Of Hawaii, Vol. 3, No. 2, Summer 1995, General Qi Jiguang's Approach To Martial Arts Training

[44] Aus dem Englischen von Kenneth Cohen, The best of the Chen-Style Taijiquan Journal, WCTAG, S.222

[45] Shisanshi ist wahrscheinlich auch einer der frühen Namen für die Kampfkunst Taijiquan und bedeutet so viel wie „13 Positionen"

[46] Laut persönlichem Gespräch mit Chen Xiaowang (21.07.2007) gibt es keine Aufzeichnungen, wie die beiden Kampfkünste verwandt sind. Es könnte sein, dass Chen Wangting sie über seinen Neffen Chen Xinle an Guo Yongfu tradierte, der sie dort verbreitet hat (Greg Bissell, 1993, The best of the Chen-Style Taijiquan Journal, WCTAG, S.8); eine andere Version hält, dass Chen Wangtings Vorfahre Chen Bu das Hongtong Tongbeiquan aus Shanxi mitbrachte. Es steht nur fest, dass die beiden Stile verwandt sind und Chen Wangting diese heutige Hongtong-Tongbeiquan-Form übte und weitergab (vgl. Jan Silberstorff, 2006, Chen, S.31). Zu den Hongtong-Tongbeiquan-Formen siehe auch www.youtube.com/watch?v=WWjMF1Et_0Y [Zugriff: 19.12.2007]

[47] Taiji Jian, The best of the Chen-Style Taijiquan Journal, WCTAG, S.160; welches sich wiederum auf Gu Liuxin, Paochui, S. 21-23 beruft, der hierbei auf die Chen Familienannalen rekurriert

[48] Möglicherweise sind diese von Wangbao-Speertechniken beeinflusst (Jarek Szymanski, E-Mail vom 13.11.2007)

[49] Für eine Online-Version des Werkes siehe z.B. www.daoism.cn/up/data/013htj.htm [Zugriff: 19.12.2007]

[50] Jan Silberstorff, 2006, www.wctag.de/artikel.html#frau [Zugriff: 19.12.2007]

[51] Eig. Übersetzung in Anlehnung an Gu Liuxin, The best of the Chen-Style Taijiquan Journal, WCTAG, S.116; Akupunkturpunkte: Guanyuan (关元 - RN4) unter dem Bauchnabel, Youmen (幽门 - KI21) an der Brust, Mingmen (命门 - DU4) am Rücken

[52] Nach Gu Liuxin, The best of the Chen-Style Taijiquan Journal, WCTAG, S.117

[53] Eigene Übersetzung aus dem Englischen von Zhang Xinhu, Greg Bissell und Clarence Lu von Chen Zhengleis Chenjiagou Chen Style Taijiquan; Original in 陈鑫, Chen Xin, 陈氏太极拳图说, Chenshi Taijiquan Tushuo

Die Schiebenden Hände, Technik und Konzepte

Die Übungen der Schiebenden Hände innerhalb des Chenstils unterteilen sich klassisch in 5 Bereiche:

1. dan shou tui shou   Schiebende Hände mit einer Hand
2. shuang shou tui shou Schiebende Hände mit zwei Händen
3. huo bu tui shou   Schiebende Hände mit Schrittfolge
4. da lu   „das große Nachgeben (Ziehen)"
5. san shou tui shou   freie Schiebende Hände

Der Schwerpunkt dieses Buches möchte anhand dieser fünf Kategorien das gesamte Spektrum der Schiebenden Hände aufzeigen und die inneren Aspekte sowie deren Übertrag auf die Kampfanwendung verdeutlichen. Betreiber anderer Taiji-Arten als dem Chenstil nach Großmeister Chen Xiaowang müssen sich daher pro Kapitel lediglich durch ein paar Seiten konkreter Ablaufbeschreibungen der jeweiligen Übungsabläufe hindurcharbeiten bzw. sie überspringen und können dann gleichermaßen den stilübergreifenden Informationen folgen.

Dan shou tui shou – Schiebende Hände mit einer Hand

Beschreibung des Bewegungsablaufes

Abbildung 1:

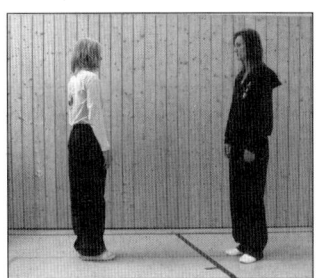

Die Partner stehen sich gegenüber und drehen jeweils den linken Fuß 45 Grad heraus.

Abbildung 2:

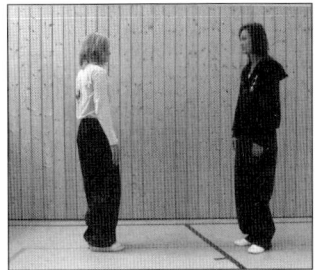

Beide Partner beugen leicht die Knie.

Abbildung 3:

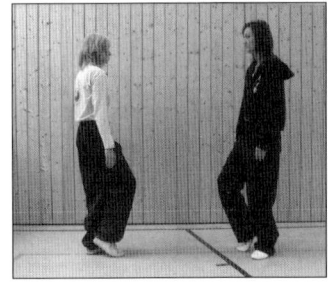

Beide Partner heben die rechte Ferse.

Abbildung 4:

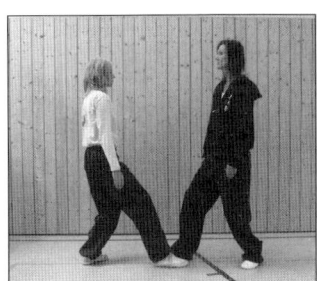

Beide Partner verlagern das Gewicht auf das linke Bein und machen einen Schritt mit dem rechten Fuß gerade nach vorne in Richtung des Gegenübers und setzen die Füße beieinander ab.

Abbildung 5:

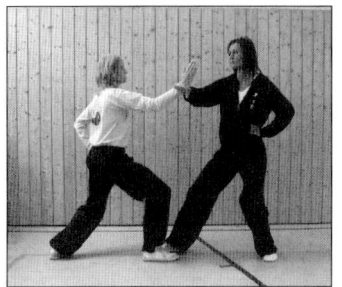

Der linke Arm der Partner wird in der entsprechend Taille eingestützt. Die rechten Arme der Partner berühren sich an den Handgelenken. Der rechte Partner hat das Gewicht auf dem hinteren linken Bein. Der rechte Arm ist in einem 135 Grad Winkel vor dem Körper, die Handfläche zeigt nach unten. Der linke Partner hat das Gewicht auf dem vorderen rechten Bein. Der rechte Arm zeigt gerade in Richtung des Partners. Die Handkante zeigt nach vorne und die Finger nach oben. Die Hüften der rechten Person sind 45 Grad nach links eingedreht. Die linke Person steht gerade nach vorne ausgerichtet. Dies ist die Ausgangsposition.

Bewegung 1: Hüftdrehung

Abbildung 6:

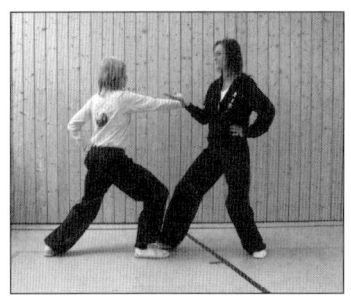

Beide Partner drehen die Hüfte. Die rechte Person dreht die Hüfte zur rechten Seite, bis sie gerade nach vorne zeigt. Die linke Person dreht die Hüfte zur linken Seite, bis auf etwa 45 Grad. Das Gewicht bleibt unverändert. Die Arme der Partner folgen der Hüftbewegung. Die Handfläche der rechten Person zeigt nach oben, der Arm ist an der rechten Seite des Körpers und zeigt, wie auch die Finger, nach vorne. Der Arm der linken Person ist in einem 135 Grad Winkel vor dem Körper, die Handfläche zeigt nach unten.

Bewegung 2a: Handaufstellung

Abbildung 7:

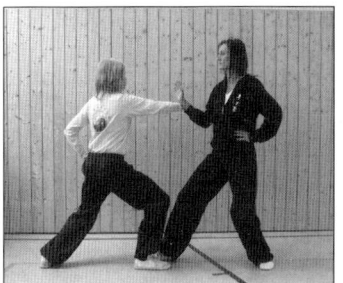

Die rechte Person stellt die Hand auf,
so, dass die Handkante nach vorne
und die Finger nach oben zeigen.
Das Gewicht bleibt unverändert.

Bewegung 2b: Gewichtsverlagerung

Abbildung 8:

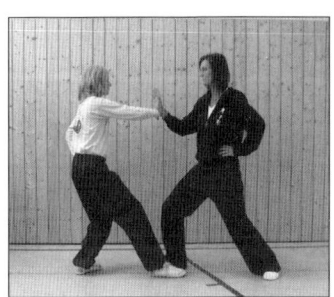

Es folgt eine Gewichtsverlagerung.
Die rechte Person verlagert das
Gewicht vom hinteren linken Bein
auf das vordere rechte Bein. Die linke
Person verlagert das Gewicht vom
vorderen rechten Bein auf das hintere
linke Bein. Die Position der Hüfte
und Arme bleiben unverändert.

Bewegung 3: Hüftdrehung

Abbildung 9:

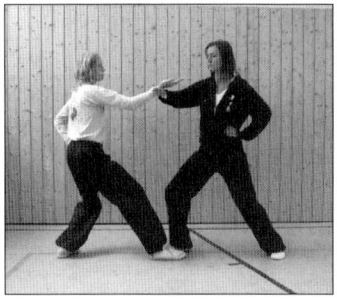

Beide Partner drehen die Hüfte. Die linke Person zur rechten Seite, bis sie nach vorne ausgerichtet ist, die rechte Person auf 45 Grad zur linken Seite. Das Gewicht bleibt unverändert. Die Arme folgen der Hüftbewegung. Der Arm der rechten Person ist in einem 135 Grad Winkel vor dem Körper, die Handfläche zeigt nach unten. Die Handfläche der linken Person zeigt nach oben, der Arm ist an der rechten Seite des Körpers und die Finger zeigen nach vorne.

Bewegung 4a: Handaufstellung

Abbildung 10:

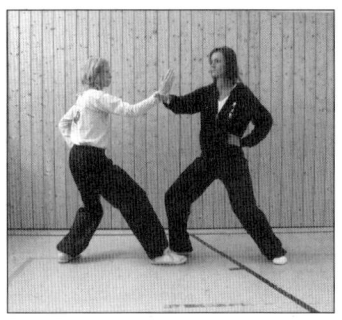

Die linke Person stellt die Hand auf, so, dass die Handkante nach vorne und die Finger nach oben zeigen. Das Gewicht bleibt unverändert.

Bewegung 4b: Gewichtsverlagerung

Abbildung 11:

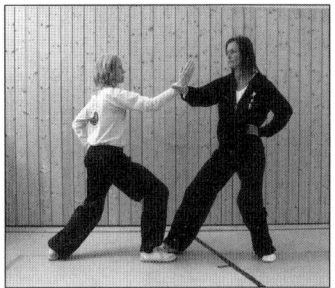

Es folgt eine Gewichtsverlagerung. Die rechte Person verlagert das Gewicht vom vorderen rechten Bein auf das hintere linke Bein. Die linke Person verlagert das Gewicht von dem hinteren linken Bein auf das vordere rechte Bein. Die Position der Hüfte bleibt unverändert.

Seitenwechsel:

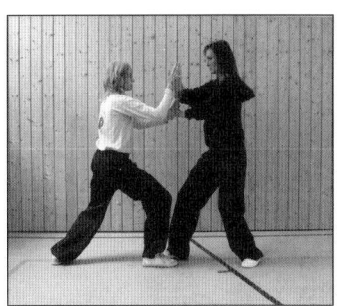 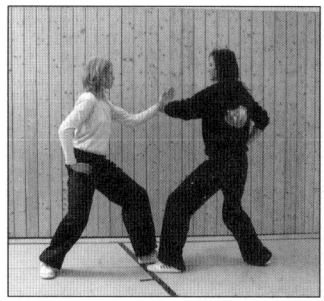

Für einen Seitenwechsel lösen die Partner die eingestützten linken Arme und führen sie vor dem Körper von unten aneinander. Kontaktpunkt ist erneut das Handgelenk. Die rechte Person macht einen Schritt mit dem hinteren linken Bein nach vorne, in Richtung des Partners. Die linke Person macht mit dem vorderen rechten Bein einen Schritt zurück. Der jeweils linke Fuß der Partner steht beieinander. Die rechte Person hat das Gewicht auf dem vorderen linken Bein, die linke Person auf dem hinteren rechten Bein. Der linke Arm der linken Person ist geradeaus, die Handkante zeigt nach vorne und die Finger nach oben. Der linke Arm der rechten Person ist in einem 135 Grad Winkel vor dem Körper, die Handfläche zeigt nach unten. Die Partner befinden sich wieder in der Ausgangsposition. Es erfolgen erneut die oben beschriebenen 4 Bewegungen.

Konzepte

Diese erst in der 19. Generation der Chenfamilie in der zweiten Hälfte des letzten Jahrhunderts entwickelte Routine ist zwar noch relativ neu, hat es klassisch doch keine einhändigen Routinen gegeben, enthält jedoch nichts als das reine Prinzip und ist daher ebenfalls klassisch zu nennen.

Der Grundgedanke zur Neueinführung kam durch die zügige weltweite Verbreitung des Taijiquan seit dieser Zeit. Eine etwas leichtere Übung wurde gebraucht, Anfängern schnell die Grundzüge der Schiebenden Hände vermitteln zu können. Insofern bietet die einhändige Routine Anfängern eine gute Gelegenheit, überhaupt erst einmal innerhalb des Taijiquan in berührenden Kontakt mit dem Gegenüber zu treten und erste Erfahrungen zu sammeln in diesem so großen und weiten Bestandteil des Taijiquan. Daher bietet diese Routine des „dan shou tui shou" (dan=einzeln, shou=Hand, tui=schieben, shou=Hand) auch die beste Gelegenheit, sich mit essentiell grundlegenden Prinzipien der Taiji-Kampfkunst auf sehr übersichtliche Weise beschäftigen zu können.
Ähnlich wie in den Seidenübungen (1) haben wir hier die Möglichkeit, sehr intensiv mit bestimmten Aspekten arbeiten zu können, gerade weil die Übung recht einfach ist. Daher möchte ich an dieser Übung zuallererst ganz fundamentale Grundkonzepte erläutern, die jeder meint zu wissen und doch so gut wie niemand ausreichend kann:

1. die Entwicklung des eigenen Raumes, Timing und Distanz
2. am Gegner kleben bleiben und folgen
3. Druckverhältnisse
4. innere Energiearbeit

Wir wollen uns für diese sehr wichtigen Inhalte ein wenig Zeit nehmen:
1. Die Entwicklung des eigenen Raumes, Timing und Distanz

Um den eigenen Raum zu wissen, sprich ihn voll ausnutzen, aber nicht zu überdehnen, ist eine fundamentale Voraussetzung für gute Selbstverteidigung im Taijiquan. Wie wir wissen, ist das Gleichgewicht mehr als nur das aufrechte Stehen im Taijiquan. Es ist die vorerst wichtigste Größe, ohne die alles Folgende nur noch schlechter werden kann. Sämtliche Techniken werden wirkungslos ohne Gleichgewicht. Nun ist es nicht so, dass man Gleichgewicht hat, irgendwann hat oder eben nicht hat.

Die Entwicklung von Gleichgewicht ist ein physischer und mentaler Prozess, der das ganze Leben über in täglicher Praxis verfeinert und weiter ausgebaut wird. Dies gilt für die kombative Seite des Taijiquan genauso, wie für seine spirituelle Entwicklung. Für die Schiebenden Hände bedeutet dies im Vergleich mit einem Kontrahenten zunächst einmal, ein besseres Gleichgewicht zu haben, als eben dieser. Die erhöhte Fähigkeit hierin liegt jedoch nicht in dem Messen mit dem Gegenüber, sondern genau im Gegenteil hierin, in der eigenen, von außen vollständig unabhängigen Erfahrung und Erkenntnis des eigenen Raumes und der eigenen Zentrierung hierin. Das Konzept des 'wai san he', der äußeren drei Zusammenhänge (1), entwickelt für unseren Körper das optimale Gleichgewicht. Hierüber erkenne ich meinen Raum im Inneren. Ich werde später noch auf diesen inneren Raum zu sprechen kommen. Bringe ich meinen Körper in Bewegung, so wird die gesamte Struktur in seiner Ganzheit verschoben, alles bleibt prinzipiengerecht so zu einander stehen, wie im Stand.

Damit ist gemeint, dass natürlich zum Beispiel Arme und Beine ihre Positionen verändern. Allerdings verändern sie nicht ihren räumlichen Bezug, sprich ihren Zusammenhang mit dem Rest des Körpers, sprich dem 'wai san he' Konzept. Ohne Partner wäre dies die Übung, die Stehende Säule in den Seidenübungen 'nicht wieder zu verlieren'. Jetzt, mit dem Partner, habe ich innerhalb der beschriebenen Routine einen ständigen Wechsel von Angriff und Abwehr.

Daher muss ich bei meiner Schiebebewegung nach Vorne unbedingt darauf achten, dass ich (hier in der Übung) unbedingt so weit schiebe wie möglich (um mir meinen optimalen Raum zu sichern und meine Schlagdistanz voll auszunutzen), aber nur soweit, wie es mir die Struktur des 'wai san he' erlaubt. Das heißt, es gibt einen Punkt in meiner Vorwärtsbewegung, an dem ich nicht mehr weiter darf und vor dem ich aber auch nicht halten soll. Dieser Punkt ist genau der Punkt, vor dessen Erreichung mein Gegenüber wiederum nicht wechseln soll, bei dessen

Erreichung er den Wechsel aber auf gar keinen Fall verpassen darf. Für beide Teilnehmer gilt dieser Punkt also als Wechselpunkt. Für den Schiebenden ist dies der Punkt, an dem seine optimale Kraft erreicht ist und bei dessen Fortlauf sie sich auf Kosten des Gleichgewichts wieder verringern würde.

Um weiter effektiv bleiben zu können, muss daher ein Richtungswechsel erfolgen. Beim Gegenüber ist dies daher genau der Punkt, wo die Kraft des 'Angreifenden' sich erschöpft hat und er es sich daher leisten kann, dessen Kraft umzuleiten, ohne in dessen Stärke zu geraten. Zu einem früheren Zeitpunkt zu wechseln würde bedeuten, unmittelbar in die Kraft des Ersteren hinein zu fuhrwerken. Zu einem späteren Zeitpunkt wäre es bereits eine verpasste Möglichkeit und er wäre zu langsam. Hier in der Übung ist es sehr wichtig für ihn, dies im richtigen Moment zu tun, um die Energien des Schiebenden richtig lesen zu lernen. Später in der freien Übung ergibt sich noch die Möglichkeit, die Kraft an sich vorbeilaufen zu lassen, ohne zu wechseln.

Doch unabhängig davon, in welche Richtung ich führe, immer muss der Wechselpunkt klar sein. Dieser gemeinsame Punkt im Raum unterliegt daher nicht irgendeiner persönlichen Bestimmung oder klarer ausgedrückt, einem Wollen. Nein, er ist ausschließlich aus der Situation der beiden Kontrahenten zueinander bestimmt. Kurz: Er entspringt der Natürlichkeit der Situation und nicht einem personabhängigen Wunsch oder einer Vorstellung. Daher ist eines der wesentlichsten Lernziele dieses Konzepts, das Anpassen an die Natürlichkeit der Situation und seine daraus resultierenden Erfordernisse. Der Schüler lernt daher, auf sein Ego und seinen Verstand innerhalb dieser Übung zu verzichten und sich ganz der Situation selbst hinzugeben und ihr rückstandslos zu folgen. Dadurch wiederum entsteht ein immer vollständiger werdendes Erkennen des eigenen Raumes und seiner Grenzen. Wir lernen, was es heißt, „sich zu weit aus dem Fenster zu lehnen" und vermeiden dies mehr und mehr. Genauso aber erkennen wir unser gesamtes Potential innerhalb dieser Grenze und es kann daher gesagt werden: Wirkliche Stärke entsteht durch die Kenntnis des eigenen Raumes, seiner Grenze, sowie der Erschließung des endlosen Potentials hierin.

Es ist wie bei einem Liebespärchen, das nach den ersten Wogen der frischen Liebe erkennen muss, wo der eigene Raum aufhört, wo der des Anderen anfängt und in wie weit sie sich überschneiden. Oft ist es zu beobachten, wie Menschen einander „die Luft zum Atmen" nehmen, sprich den eigenen Raum. Gerade durch ihre vermeintliche

Liebe entwickeln sie Erwartungen, Ansprüche und Besitzergreifen, was nicht nur die „geliebte" Person entsprechend einengt, sondern auch die fordernde Person soweit über die eigene Grenze treibt, dass sich Zufriedenheit nicht mehr einstellen kann. Da letztere dadurch ständig im Fallen begriffen ist, weil sie sich über den eigenen Raum hinaus begibt ('ihr Glück beim anderen sucht'), wird sie sich immer auf den anderen stützenden, sprich, die Schuld zuweisen.

Das heißt, die beschuldigte Person hat die Last zu tragen. So ist es auch in den Schiebenden Händen leicht zu merken, dass sich der Druck erhöht, wenn der andere auf mir lastet, begibt er sich denn zu weit vor. Da dieser Druck jedoch von Seiten des Drückenden unter keiner Kontrolle mehr steht (da ohne Gleichgewicht), kann dies nicht zum Gewinn des Drückenden führen. Denn entweder gleitet er am Partner vorbei, sprich der andere ist nicht mehr da, wo er auflasten möchte. Oder aber, der Partner ist dort geblieben und beide fallen um, wenn der Druck zu groß wird. Denn sein Umfallen muss nun auch mein Umfallen sein, wenn ich den Druck nicht mehr halten kann, meine Stütze aufgeben muss, die Kraft aber auch nicht umleiten kann.

Um diesen Wechselpunkt herauszufinden, an dem ich der Energie bequem eine neue Richtung geben kann, so dass keine Schwierigkeiten auftreten, verlagert der Schiebende sein Gewicht nach vorne, wobei alles andere gleich bleiben muss: Der Abstand seiner Hand zum Körper, seine Ausrichtung (keine Hüftdrehung) etc. Dies tut er solange, bis er merkt, dass er an die Grenze seines 'wai san he' gekommen ist. Es ist genau derselbe Punkt, an dem die Energie bei den Seidenübungen die Fingerspitze erreicht hat.

Daher sind die Seidenübungen eine hervorragende Basis für dieses Training. Denn auch hier habe ich diese Wechselpunkte, und zwar bei den Übergängen von Yang zu Yin bzw. von Yin zu Yang. So gilt für alle Situationen in den Schiebenden Händen: Was ich für mich alleine in den Soloübungen nicht entwickelt habe, werde ich kaum hinkriegen, wenn ich auch noch auf einen anderen achten muss. Es erinnert ein bisschen an den guten Ratschlag, der uns bei den Sicherheitshinweisen in einem Flugzeug gegeben wird: Erst sich selbst die Sauerstoffmaske überziehen, dann dem eigenen Kind.

Deshalb nehmen die Schiebenden Hände im klassischen Unterrichtskonzept ihren Platz auch erst hinter dem Basis- und Formentraining ein. Erst wenn ich die Probleme für mich selbst gelöst habe, kann ich einen anderen sicher mit einbeziehen.

Erkennt der Schiebende diesen Punkt, schiebt er nicht weiter, sprich er beendet die Gewichtsverlagerung. Der Gegenüber weicht solange gleichsam zurück, bis auch er diesen Punkt beim Schiebenden wahrnimmt, sprich, bis er merkt, dass dieser an sein Äußerstes angekommen ist. Denn ab hier braucht er nicht mehr weiter zurück zu weichen. Aber auch er muss peinlich genau darauf achten, dass seine Struktur komplett so bleibt, wie vor dem Schieben.

Sein eigener Handabstand bleibt ebenfalls derselbe, der Raum wird nur durch Zurückweichen gewonnen, nicht durch Abknicken des Armes, was die gegnerische Hand nur näher an ihn heran bringen würde. Auch darf er nicht zu früh (vor dem Punkt) seine Hüfte eindrehen, denn er würde die noch vorhandene Kraft des Schiebenden nur auf seinen eigenen Körper lenken und nicht an sich vorbei. Denn Letzteres passiert auf korrekte Weise, wenn er in seiner Haltung konstant bleibt.

Fehlt mir der Raum nach hinten, weil ich nicht weiter zurück kann, dann verstehen wir die 'doch recht schmerzlichen' Korrekturen von Großmeister Chen Xiaowang, wenn er uns auf den noch sozusagen letzten Zipfel eines möglichen Muskels stellt und die Struktur dennoch erhalten bleiben soll. Für den Selbstverteidigungsexperten sei hier kurz angemerkt, dass es bei dieser und im Folgenden beschriebenen Übung zwar um sehr wesentliche Prinzipien zur späteren Selbstverteidigung geht. Aber wir würden einen Fehler machen, sie allzu wörtlich verstehen zu wollen. Es geht in diesem Falle z.B. nicht darum, einem Angriff nach hinten auszuweichen. Es geht „nur" darum, sich seines Raumes und dem des anderen bewusst zu werden. Erst im Äußeren, später im Inneren.

Das Ziel ist, dass der äußere Raum des links und rechts Ausweichens, des Vor- und Zurückgehens immer mehr zu Gunsten eines inneren Raumes vernachlässigt werden kann. Im fortgeschrittenen Stadium werden wir dann feststellen, dass diese Wechselpunkte immer und überall innerhalb des eigenen Raumes stattfinden können und ich werde gelernt haben, wie diese auf richtige Weise einzusetzen sind (siehe das Kapitel zu den acht Trigrammen). Zu Beginn jedoch muss ich mich im großen äußerlichen Raum mit dieser Übung auseinander setzen, damit ich das Konzept erst einmal grundlegend verstehen kann.

Wenn in dieser Form geschoben und zurückgewichen wird, würden zwei Fotos, die bei neutralem Hintergrund jeweils nur die Oberkörper und Köpfe vor und nach der Aktion fotografiert hätten, gleich aussehen. Findet man einen Unterschied, so liegt ein Fehler vor (z.B. die Schiebende

Hand ist näher an den Körper des Partners gelangt oder man hat sich, um Raum zu gewinnen, nach vorn bzw. nach hinten gebeugt, etc.). Dies bedeutet wiederum, dass der Angriff des Gegners zwar stattgefunden, aber keinen Unterschied, weder in der Distanz zueinander, noch in der Krafteinwirkung gehabt hat.

Mit der Zeit entsteht ein exaktes Wahrnehmen für diesen aus der Natur der Situation gegebenen Punkt (und dem Weg dorthin), wo ich als Angreifer, als auch als Verteidiger in meiner Aktion wechseln muss. Mehr und mehr nehme ich diesen Punkt intuitiv wahr und verändere dementsprechend meine Bewegung. Hier in der Übung, in dem ich zur gegenüberliegenden Seite weiter fließe bzw. der umleitenden Bewegung meines Gegenübers, der ja ebenfalls an diesem Punkt wechselt, folge. Auf diese Weise lerne ich mit der Zeit, mich innerhalb meiner Angriffs- und Abwehrbewegungen immer innerhalb meines Raumes zu befinden und mich nie aus diesem heraus zu bewegen. Es stellt sich ein Gefühl von „immer und überall zu Hause sein" ein, da ich meinen Raum mit jedem Schritt mit mir führe (siehe das Kapitel über die fünf Schrittarten). Dies gibt ein Gefühl von Sicherheit und Stabilität, was gerade im Alltag eine große Hilfe darstellt. Sollte der Gegner in meinen Raum eintreten, so ist es immer noch mein Raum und ich behalte die Kontrolle. Sollte der Raum meines Gegenübers und der meine eine Schnittmenge bilden (was z.B. bei einem konkret ausgeführten Angriff der Fall wäre), so kann ich diese Kontrolle und meine eigene Bewegungsfreiheit hierin sicher für effektive Techniken (Alltag: Handlungen) einsetzen.

Mit weiterer Übung entsteht die Fähigkeit, Wechselpunkte nicht nur an den Grenzen des 'wai san he' zu erkennen, sondern in jedem x beliebigen Feld innerhalb des eigenen Raumes. Je nach Winkelstellungen, Über tragungsmöglichkeiten und gesetzten oder gegebenen Blockierungen finden sich diese Wechselpunkte schließlich im ganzen Raum und ändern ihre Lage je nach Situation ständig. Durch das Erfahren dieser Wechselpunkte und deren Verbindungen wird es mir möglich, mich jeder, wie auch immer gearteten Bewegung des anderen anzupassen. Für einen eigenen Angriff bedeutet dies, dass alle Arten von Techniken, die quasi gehechtet, überstreckt oder Ähnliches sind, aus meinem Repertoire wegfallen müssen und ich stets nur in meinem eigenen Raum bleibe. Natürlich kann ich zu Zwecken eines Angriffs durch einen Vorwärtsschritt den Gegner in meinen Raum bekommen und dadurch schlagen. Aber zunächst wollen wir uns auf die These beschränken, dass Tajiquan eine defensive Kampfkunst ist, weil sie sich nur innerhalb des eigenen Raumes bewegt und nur aktiv wird, wenn dort ungestattet „zugetreten" wird. Defensiv bedeutet in diesem Falle also, dass es nur der Verteidigung gilt. Nicht jedoch, dass diese Verteidigung nur im Abwehren besteht. Durch das Wahrnehmen von immer kleineren Wechselpunkten ist es mir immer schneller möglich, jegliche auf mich einwirkende Kraft immer kürzer und schneller aufzulösen und die Situation „zu bereinigen".

Der Fortgeschrittene entdeckt hierin eine ganz neue Dimension von Timing und Distanz. Timing in diesem Falle bezogen auf das Erkennen und unmittelbare Folgen der Wechselpunkte. Distanz, in dem er diese nicht mehr mit dem Auge, sondern mehr und mehr über eine direkte Wahrnehmung des Raumes begreift. Laotse sagt:

Man gräbt Türen und Fenster, damit die Kammer werde: In ihrem Nichts besteht der Kammer Werk. (DDJ 11)

Die meisten Menschen definieren den Raum durch seine Begrenzungen. Sie sehen nicht den Raum selbst, sondern die Formen, die ihn umgeben. Das heißt, fragt man sie z.B. nach der Größe des Raumes eines Zimmers, in dem man sich befindet, dann schauen sie nach den Wänden, messen im Geiste den Abstand zwischen ihnen und bestimmen daran seine Größe. Wer aber seinen eigenen inneren und äußeren Raum wahrzunehmen beginnt, der kann darüber hinaus auch den Raum anderer bzw. genereller, den Raum außerhalb seines eigenen wahrnehmen. So kann er daraufhin auch den eigenen und den äußeren Raum in seiner Gesamtheit erkennen.

Da er den Raum als Raum sieht und nicht durch seine Begrenzung einschätzt, arbeitet er mit dem Raum selbst und nicht mit seinen äußeren Positionen darin, wodurch nicht nur das Gefühl von Distanz plötzlich eine lebhafte Erfahrung wird. Distanz bedeutet gemeinhin eine Trennung zwischen zwei Ausgangspunkten durch dieselbige dazwischen. Ist man aber Teil des Raumes geworden so trennt er mich nicht länger von meinem Gegenüber.

Im Gegenteil, er verbindet mich mit ihm. Denn wir beide sind ja nur Bestandteil desselben Raumes. Jetzt plötzlich ist Distanz nicht mehr die Strecke, die es zu dem anderen zu überwinden gilt. Distanz ist plötzlich der Raum, der mich mit dem anderen verbindet. Distanz ist nicht länger Trennung, sondern Verbindung. Dadurch entwickelt sich wiederum ein entsprechend vertieftes Niveau von Timing:

Da ich verbunden bin, fließe ich mit der Bewegung des anderen innerhalb desselben, uns verbindenden Raumes. So definiert sich Timing nicht mehr über eine Reaktion, sondern über eine Präsenz der Verbundenheit, quasi ein Sein im Hier und Jetzt. Dies bedeutet, dass es im Idealfall keine Verzögerung mehr zwischen der Bewegung des Gegners und meiner eigenen gibt, sind wir doch praktisch eins geworden. Innerhalb von Trennung muss ich im Außen erkennen, um dann zu reagieren. Innerhalb von Verbindung brauche ich nur zu folgen. Durch die Aufhebung der Trennung und die Erfahrung der Verbindung bzw. Einung entsteht ein Miteinander.

So kann sich bewahrheiten, was in den Klassikern beschrieben wird als: „Bewegt sich der Gegner nicht, bewege ich mich auch nicht. Bewegt er sich, bin ich schon da (bi bu dong, wo bu dong. Bi yi dong, wo xian dong)."

Trennung ist auf diese Weise aufgehoben, ein Gefühl von Einheit mit sich und dem Außen, dem Anderen entsteht. Dies ist nicht nur in der Kampfkunst von großem Vorteil, wie man sich vorstellen kann. Das Gefühl der Einsamkeit verändert sich zu einem Gefühl des All-Eins sein.

Für das Leben im Allgemeinen bedeuten diese Konzepte, dass ich meinen eigenen, naturgegebenen Raum immer deutlicher wahrnehme und aufhöre zu versuchen, einen künstlichen zu gestalten, in welchem mein Ego die Grenzen und Spielregeln setzen möchte. Eigenwille und Erwartung werden ersetzt durch ein natürliches Mitfließen der tatsächlichen Gegebenheit.

Ich erkenne in dem mir naturgegebenen Raum zwar meine Grenze, aber genau in diesem Raum und auch in seiner Grenze mein unerschöpfliches Potential. Nur wer seine Möglichkeiten und seine Grenzen kennt, kann sich vollends entwickeln und so zu dem kommen was es eigentlich meint mit „über sich Hinauswachsen". Denn ein „über sich Hinauswachsen" meint ein Ausschöpfen des unendlich eigenen inneren (im eigenen Raum liegenden) Potentials.

Dieser eigene Raum ist naturgegeben und braucht nicht erkämpft zu werden. Er muss nur erkannt und mit „Gleichgewicht gefüllt" (ausgeglichen) werden. In diesem Fall durch die richtige Struktur und des Wissens der Wechselpunkte. Alles nicht zu mir gehörende, was sich meinem Raum tummelt, berührt mich dann nicht mehr. Es kann mir nichts mehr anhaben, weil es mich nicht aus dem Gleichgewicht bringt. Dadurch lerne ich zuzulassen, ich kann großzügig sein und anderen Raum anbieten. Sie können sich in meinem Raum aufhalten und erreichen mich doch nicht, wenn ich dies nicht möchte. So kann ich entspannt bleiben. Dies ist etwas völlig anderes, als genau darauf zu achten, dass der andere meine Grenzen wahrt und ich ihn gegebenenfalls in seine Schranken verweisen muss. Eingeforderter Respekt ist nur ein falsch verstandener Hilferuf nach dem Wahren des eigenen Raumes, der, in der Natürlichkeit bewahrt, von selbst gegeben wird. Auf diese Weise entsteht ein Respekt, der auf natürliche Weise gewachsen ist. Wir sehen: Krieg ist nichts als eine Schwäche und ein Nichtverstehen des eigentlichen Prinzips.

Auf diese Weise hilft mir dieses Konzept, Schritt für Schritt das zu werden, was man „gut sein" nennt.

Durch die Erfahrung von Einheit mit allen Dingen, da Trennung zu Verbundenheit transzendiert wurde, gibt es keine Bewegung, die außerhalb von mir liegt und nichts bewegt sich ohne dass sich etwas in mir bewegt. Diese universelle Einheit ergibt ein Gefühl vom „All eins sein", was das Wort „allein" (all one – alone) eigentlich auszudrücken vermag. Hieraus eröffnet sich eine spirituelle Dimension, die eine direkte Wahrnehmung von Ursache und Wirkung initiiert, da man an allem Teil hat. So ist es nur allzu verständlich, dass eine solche Person nichts mehr beabsichtigt, was anderen schaden könnte, da es den entstandenen Schaden von sich selbst nicht abwenden könnte. Auch hier finden wir wieder einen Hinweis zur Entwicklung von tiefer Spiritualität und innerem Frieden. Für die Selbstverteidigung entwickelt sich hieraus die Fähigkeit, die Angriffe des anderen genau wahrnehmen, verstehen und vereiteln zu können.

2. Am Gegner kleben bleiben.

Am Gegner kleben bleiben bedeutet, den Kontakt nicht zu verlieren, was immer er auch macht. Ganz nach den alten drei Thesen:

1. drängt der Gegner vor, weiche ich zurück
2. weicht der Gegner zurück, dränge ich vor
3. und ich bleibe immer kleben

Nun ist hiermit sehr viel mehr gemeint, als einfach nur „an den Bewegungen des anderen dran zu bleiben". Selbstverständlich wird es auch hier wieder erheblich tief greifender. Und natürlich ist auch dieser Lernschritt nicht nur effektiv in der Selbstverteidigung, sondern auch im Alltag bestens umzusetzen. Natürlich gibt es auch wieder eine

Parallele zu unserem Beziehungsleben. Es ist kein Zufall, dass mir Beispiele aus unserem Leben oft innerhalb von Beziehungsproblemen in den Sinn kommen. Denn in dem wohlhabenden und zumindest bei sich im Lande im politischen Frieden lebenden „Westen", in dem auch ich aufgewachsen bin, scheint das größte Problem im privaten Bereich der meisten Menschen in einer Art Wohlstandsproblematik zu liegen: Den Liebesbeziehungen. Auf unzähligen Lehrgängen im Westen sah ich die Ohren immer am deutlichsten gespitzt, wenn ich zu Parallelen aus diesem Bereich griff. Also versuchen wir so ganz nebenbei einfach mal zwei Fliegen mit einer Klappe zu schlagen.

Es wäre doch schön, wenn wir über die Schiebenden Hände nicht auch ein bisschen mehr Verständnis für den Nächsten bzw. für meine und seine Interaktion erhalten würden. Zwar bin ich der Meinung, Taijiquan als Kampfkunst erhalten zu wollen und dies nicht nur symbolisch, sondern wirklich einsetzbar und effektiv. Dennoch bin ich ebenfalls der Meinung, eine Kampfkunst in zivilen Zeiten ausgiebig sein Leben lang zu praktizieren, kann nur dann sinnvoll sein, wenn man über die Selbstverteidigung hinauswächst in den Alltag und auch hierüber hinauswächst in ein wirklich spirituelles Leben. Alles andere wäre zu oberflächlich und nicht wert, ein ganzes wertvolles Leben daran zu arbeiten. Aber es scheint mir auch fehlerhaft, eine Kampfkunst zu trainieren, ohne seine wirkliche Essenz, nämlich das Kämpferische der Kunst, zu kultivieren. Man hätte keine Möglichkeit mehr, diese Kunst wirklich zu verstehen und alle späteren Schritte würden darunter zu leiden haben.

Also zurück zum Thema, zu den Beziehungsproblemen kommen wir später. Am anderen zu kleben und ihm in seinen Bewegungen zu folgen ist nicht immer sinnvoll. Man muss daher diese Sätze richtig verstehen. Begreift man sie nur oberflächlich, trainiert man, ihm tatsächlich einfach nur zu folgen und an ihm haften zu bleiben. Dies gelte dann für die sinnvollen Aktionen genauso wie für die sinnlosen. Man würde genauso in die Irre geführt, wie auf den richtigen Pfad.

Wir alle haben von dem Problem gehört oder erfahren, was passieren kann, wenn man einer Person blindlings folgt und an ihr haftet, egal, was sie auch tun mag. In den Schiebenden Händen ist es ganz ähnlich. Ich muss herausfinden, welchen Bewegungen ich tatsächlich folgen muss und welchen nicht. Welche mich im wahrsten Sinne des Wortes „betreffen" und welche mich bloß in die Irre leiten würden. Sei Letzteres, weil der Gegner mich absichtlich verwirren will, z. B. durch einen angetäuschten Schlag, oder, weil seine Bewegung außerhalb meines

Raumes liegt und mich daher nicht „betrifft". Beiden Bewegungen brauche ich nicht zu folgen. Im Gegenteil, ich darf es nicht. Es würde meinem eigenen Gleichgewicht schaden.

Nun gibt es aber eine unendliche Anzahl von Möglichkeiten, wie der Gegner sich bewegen kann und es ist dementsprechend Blödsinn, jetzt im Äußeren nach sinnvollen und sinnlosen Bewegungen zu suchen. Ich wäre überfordert und käme sowieso immer zu spät, da ich auf sie reagieren müsste. So hätte ich nicht die Möglichkeit, zwar als Letzter zu starten, aber auch als Erster ankommen zu wollen.

Die Lösung des Problems ist recht einfach, und dennoch scheint es irgendwie ein Geheimnis zu sein, denn kaum einer tut es: Selbstverständlich folge ich nicht den Armen meines Gegenübers und bestenfalls auch nicht seinem Körper, sondern schlicht nur seinem Zentrum. Und genau hier ist der einzige Ort, an dem ich haften bleibe. In der Regel sieht Kampfkunst folgendermaßen aus:

Jemand versucht, die Angriffe im Äußeren zu erkennen und eine geeignete Abwehr dafür zu entwickeln. Das Training beinhaltet dann, dass für bestimmte Formen des Angriffs, bestimmte Formen der Abwehr eintrainiert werden. Hieraus ergeben sich zwei erheblich große Probleme: 1. Die Selbstverteidigungssituation ist etwas extrem Lebendiges. Nirgendwo kommt es auf das Hier und Jetzt mehr an, als hier. Eben beschriebenes Training mechanisiert diesen Ablauf jedoch, was in keiner Weise der tatsächlichen Situation entspricht.

2. Solange ich erkennen muss, was der andere tut oder vorhat, habe ich immer einen deutlichen Zeitverlust und kann mich von der Reaktion, als eine zwanghafte, vom Gegner aufdoktrinierte Verhaltensweise, nicht befreien. Ich werde immer zu langsam sein. Hinzu kommt das früher besprochene Problem, dass es in dem Sinne keine exakt definierbaren Techniken gibt. Daher kann ich auch keine exakten Gegentechniken entwickeln. Nicht ohne Grund verlieren hochgraduierte Kampfkünstler regelmäßig gegen wütende Menschen an U-Bahnhöfen. Dazu kommt, dass in den einzelnen Systemen zumeist nur Abwehrtechniken gegen die im eigenen System angewandten Angriffe trainiert werden. Ein Thaiboxer kämpft gegen einen Thaiboxer.

Ein Judomann gegen Judo, usw. Deshalb ist die Verletzungsgefahr beim Sparring gegen Anfänger für den Fortgeschrittenen höher als gegen einen Gleichgraduierten. Denn der Anfänger ist einfach noch nicht so konditioniert und durch das Training seiner natürlichen Reflexe noch nicht enthoben und bewegt sich daher in einer Weise, die vom

Fortgeschrittenen schwer eingeschätzt werden kann. Man nennt dies auch „unkontrolliert". Natürlich stellt diese tatsächliche Unkontrolle kein Können da.

Aber es ist durch die Natur der Sache sehr schwer, jemand Unkonditioniertes im Vorwege einschätzen zu können. Also wie in der U-Bahn. Sparrt er mit einem ebenfalls Fortgeschrittenen, sind die Bewegungen angeglichen. Beide trainieren dasselbe System. Die Bewegungen beider sind ähnlich und die zu erwartenden Reaktionen vorhersehbar. Aber gerade für das Unvorhersehbare trainiere ich doch eigentlich. Also muss mich mein Training von Konditionierungen frei machen. Es muss mich zu mir selbst führen und die Natürlichkeit in mir herausarbeiten: Sprich den Kämpfer in mir freilegen und entwickeln, aber nicht künstlich kreieren. Daher steht im Taijiquan nicht die Technik, sondern das Prinzip im Vordergrund.

Und genau hier setzt das tiefere Verstehen vom Folgen und Kleben an: Nicht der Technik des anderen folge ich, sondern nur seinem Zentrum. Dadurch kann ich in meiner Natürlichkeit bleiben und es wird für mich unwichtig, was mein Gegenüber im Äußeren tut. Ich kontere nicht mehr seinem rechten Schwinger oder seiner linken Gerade, versuche nicht mehr, schnellstens seinem Hebel zu entkommen. Auch bin ich nicht mehr anzutäuschen, wenn es mir gelingt, eine Verbindung zwischen meinem Zentrum und dem des Gegners aufzubauen. Jetzt ist es egal, was für ein System der andere trainiert hat oder ob er überhaupt keines trainiert hat. Denn ich besetze sein Zentrum von meinem aus. Und wo immer er versucht, sich aus diesem heraus zu bewegen, bin ich schon da und stoppe ihn im Ansatz.

Im Ideal: Bereits vor dem (physischen) Ansatz, so dass sich nach außen hin gar nicht erst eine Bewegung entwickeln kann. Der Gegner verliert dadurch seine Bewegungsfreiheit in dem Maße, in dem ich sein Zentrum besetzen kann. Aber auch wenn die Bewegungen im Äußeren noch erschienen, würden sie kraftlos und ineffektiv sein, während ich präsent und in meiner Kraft stehe. Jetzt starte ich als Letzter und komme als Erster an.

In der Praxis bedeutet dies, was immer der Gegner auch tut, wie immer er mich auch angreifen möchte, ich folge nur einer einzigen Sache, seinem Zentrum. Und sobald er sich bewegt (angreift), vernichte ich ihn genau hier: In seinem Zentrum. Dieser ihm zugefügte Gleichgewichtsverlust kann sich vollenden in einem K.-o.-Schlag, einem Wurf oder auch einer Kontrolltechnik. Auch diese bestimme wiederum nicht ich, sondern die Situation.

In unserer Übung bedeutet dies: Im Äußeren folge ich entsprechend der Übung genau den Bewegungen meines Gegenübers bzw. er den meinen. Im Inneren jedoch folge ich mit meinem Geist nur seinem Zentrum, an dem ich hafte. Das Kleben bleiben bzw. Haften ist also in dem Sinne keine geographische Bewegung, sondern ein Zustand, der, einmal angenommen (Haften) nicht mehr aufgegeben wird (Folgen). Egal, wie der Gegner sich verändert, ich hafte an seiner Wurzel und folge hier einer jeden Bewegung, bevor sie stattgefunden hat. Mit Zentrum meine ich hier vornehmlich Dantian, aber konkret auch alles, was direkt damit in Verbindung steht.

So zum Beispiel auch alles, was sich auf der Zentralachse befindet. Dies ist insofern gemeint, dass ich natürlich nicht Dantian direkt hebele oder schlage, was ja auch gar nicht geht. Sondern ich hebele und schlage so, dass ich über diese Technik immer sein Zentrum erreiche. Hierzu nehme ich mir den Weg, an dem ich am direktesten ankomme und den ich am direktesten zu fassen bekomme. Dies ist nicht notwendiger Weise der schnellste oder kürzeste Weg, was zu beachten ist. Entscheidend ist, dass diese Zentrumsorientierung immer nur ein Eines und Selbiges ist. Und auch wenn die Ansatzpunkte oder Techniken verschieden sein mögen, so tue ich doch in Wahrheit immer nur das eine Gleiche. Der Wissende bemerkt dies und gibt gleich am Anfang auf, sollte er dem nicht gewachsen sein. Der Unwissende merkt dies nicht, gibt nicht auf und wird geschlagen.

Auf diese Weise lassen sich all die Geschichten und Legenden erklären, in denen sich Taiji-Meister bei der ersten Berührung bereits vor einander verbeugen und den Kampf abbrechen. Genauso auch die alten Samurai, wenn sie sich den Sagen nach mit ihren Schwertern bewegungslos gegenüber stehen und dann den Kampf beenden, der für den zuschauenden Laien niemals stattgefunden hat.

Hieraus ergibt sich nun grundlegend jedoch ein Problem: Wie folge ich dem Zentrum eines anderen bzw. grundlegender, wie bekomme ich Kontakt zu seinem Zentrum? Oder noch grundlegender: Wie bekomme ich überhaupt erstmal Kontakt zu meinem eigenen Zentrum als Ausgangspunkt?

Wir stoßen auf den Satz in dem es heißt: „Ohne aus der Tür zu gehen, kenne ich alles unter dem Himmel" (Laozi, DDJ 47) bzw. : Wir müssen erst unseren inneren Feind besiegen, bevor wir den äußeren besiegen können. Die Antworten finde ich daher zunächst einmal in mir selbst.

Kontakt zu meinem eigenen Zentrum und die daraus resultierende Einheit in mir erhalte ich durch korrektes Training der Stehenden Säule. Von dort durch den Körper frei und ohne Hindernisse bis zu meinen Fingern vordringen zu können, erlerne ich in den Seidenübungen und auf einer sehr viel komplexeren Ebene in den Formen (1). Wie ich nun darüber hinaus in das Zentrum des Gegenüber einfließe, dies lerne ich nun wiederum in den Routinen der Schiebenden Hände. Und dies am Besten in dieser ersten, da sie am einfachsten ist. Voraussetzung hierfür ist jedoch wie gesagt, dass ich erst einmal durch mich selbst hindurchfließen kann.

Wenn ich mir also meines eigenen Zentrums bewusst bin und weiß, was es heißt, bis zu seinen eigenen Fingerspitzen entsprechend frei fließen zu können, dann kann ich in dieser ersten Routine damit beginnen, hierüber hinaus, über den Kontakt, in die Hand, dann von hieraus bis zum Ellenbogen, zur Schulter und schließlich in den Rumpf und bis zu dem Zentrum des Gegenüber vorzudringen. Mit der Zeit des Übens bekomme ich darüber ein immer deutlicheres und immer schnelleres Verständnis des anderen, was dazu führt: Du berührst und du weißt. Daher hat Chen Wangting, 9. Generation der Chenfamilie, gesagt: „Niemand kennt mich, wobei ich alle kenne". Denn gelingt dies deinem Gegenüber nicht mit dir, dir aber mit ihm, so kennst du ihn, er dich jedoch nicht.

Im Taijiquan als Heilkunst benutze ich genau diesen Vorgang. Nur versuche ich mein Gegenüber nicht am Zentrum zu versiegeln, sondern gerade von dort aus alle Bereiche seines Körpers zu öffnen. Heilen und Zerstören hat in der Kampfkunst des Taijiquan also ein und dasselbe Prinzip. Die Korrektur am eigenen Körper erhöht dein Vermögen zum Durchfließen deines eigenen Körpers und damit deine Bewegungseffizienz. Das Blockieren im Inneren des anderen mindert jedoch seine. So in der Selbstverteidigung. Und somit: Wenn ich weiß, wie ich jemanden verschließe, weiß ich auch, wie ich jemanden aufmache. Es ist wie mit einer Straße. Kenne ich den Weg hin und habe aufgepasst, dann kenne ich auch den Weg zurück. Heilen und Kämpfen entwickelt sich zur selben Zeit und sind nicht voneinander zu trennen. Wie heißt es so schön in den alten Texten? Dies ist mit Ausdauer zu üben.

Und was bedeutet dies wiederum für unseren Alltag? Zunächst einmal bekomme ich ein definitiv verbessertes Einfühlungsvermögen. In Personen, in Situationen, einfach in alles, was in mir und um mich herum geschieht. Natürlich stellt sich irgendwann ab einem bestimmten Level auch die Machtfrage. Verfalle ich dem egozentrischen Machtmissbrauch zur scheinbar eigenen Selbst-Erhöhung oder nutze ich meine Entwicklung zum Guten, zur Entwicklung des Selbst-Losen? Neige ich mehr zu Darth Vader oder lieber mehr zu Luke Skywalker?

Zu erst einmal muss man natürlich an ein Happy End glauben, wie es es bei Star Wars schließlich und endlich ja auch gegeben hat. Und dies hat guten Grund: Verfällt man quasi der „dunklen Seite der Macht", kommt man über einen bestimmten Grad der Entspannung nicht hinaus. Man will immer noch, und das sogar sehr viel. Luke Skywalker jedoch will auch sehr viel, wenn auch genau das Gegenteil. Hören wir die alten Meister, so heißt es, „gut und böse sind wie die zwei Seiten ein und derselben Medaille. Am besten ist es, du schmeißt die ganze Medaille weg." Das bedeutet, du wirst absichtslos. Dadurch kannst du nichts mehr anstellen und bist daher schon „gut". Nur so sind schließlich die höchsten Level, welche in absoluter Absichtslosigkeit und Entspannung liegen, zu finden. Beim Taijiquan ist es recht einfach. Wirklich schlechte Menschen, wenn man es einmal in dem Klischee behalten möchte, haben nicht genug Geduld, so etwas Schwieriges wie Taijiquan zu lernen. Es gibt Kampfsportarten, die einem solchen Charakter schneller das Gefühl vermitteln, zu den gewünschten Fertigkeiten zu gelangen. Und sollten sie die Geduld doch aufbringen, und sie kommen in den Bereich, wo die Konzepte im Tiefen greifen, dann haben sie bereits ein so hohes Maß an Körper/Geistgefühl entwickelt und das Gefühl, von irgendetwas getrennt zu sein, hat sich bereits so sehr minimiert, dass sie ein Missbrauch nicht mehr allzu sehr interessiert. Sie erfahren die Seligkeit in sich selbst und was nach außen drängt ist mehr und mehr das Mitgefühl, wenn man erlebt, dass andere dieses Göttliche nicht wahrnehmen können. Es ist wie ein Reicher, der nicht mehr stehlen geht, weil er bereits hat.
Und selbst die Habgier, noch mehr davon haben zu wollen, transzendiert sich daher in ein spirituelles Wollen, was auf Verringern, um zu vermehren, sprich auf Bescheidenheit beruht. So sagte schon der Dalai Lama so passend: „Der habgierigste Mensch der Welt ist bei uns am besten aufgehoben. Denn bei uns bekommt er am meisten, nämlich die gesamte Existenz." Nur um sie erlangen zu können, muss er sein Ego loswerden und damit verliert sich auch alles Schlechte. Oder wie hat einmal ein Mönch in Sri Lanka zu mir gesagt: „Das Schönste, was es zu erleben gibt, ist die authentische Leerheitserfahrung. Aber

hierzu muss das „Ich" an der Kasse abgegeben werden". Denn ist erst einmal der Eigenwille transzendiert, findet kein Eigenwille mehr statt und keine Möglichkeit ist mehr da für den Versuch einer persönlichen Überhöhung. So einfach ist das. Wie hat Zheng Manjing so schön gesagt: „Man muss ins Verlieren investieren."

Auch in unserer christlichen Religion vermehrt derjenige, der verringert. Der Prozess ist theoretisch zumindest recht einfach: Je mehr ich aus mir rausgehe, um so mehr kann Gott in mich rein. Soviel wie andere Dinge außer Gott in mir sind, so wenig kann er in mir sein. Es ist also wie mit einem Schuhkarton: Je mehr ich hineinlege, umso weniger Platz ist darin und umso mehr muss der freie Raum darin weichen. Das Tolle daran ist, dass es Stück für Stück tatsächlich erfahrbar ist, lässt man sich nur darauf ein. Je mehr ich also in meiner Übung von meinem Wollen lassen kann, umso leerer ich werde, umso mehr Platz ist da, für die Wahrnehmung von Tatsächlichkeit.

Diese Wahrnehmung von Ganzheit, nicht nur in mir selbst, sondern auch mit meiner Umwelt, führt zu einem Gefühl von Seligkeit. Warum sollte ein Mensch nun seine Seligkeit eintauschen, gegen etwas, was nicht so schön ist, aber dennoch böse erkämpft werden muss? Darth Vader hat also schlechte Karten. Er würde diesen Bereich gar nicht erst kennenlernen und damit bliebe seine Technik auch begrenzt.

In der Realität bedeutet dies aber nicht, dass auf geringeren Leveln der Bösewicht nicht auf jeden Fall im Vorteil wäre, wie zum Beispiel durch seine Lust zur Gewaltanwendung, die der Gute verabscheut.

Aber selbstverständlich interessieren uns nur die hohen Level. Und was die kämpferischen Fähigkeiten angeht, versuchen wir die bis dahin fehlenden Level mit viel Wettkampfpushhands auszugleichen.

Wir wollen allerdings nicht (wie oben schon angedeutet) unbemerkt lassen, dass überzogen geführter Kampf „für das Gute" schnell ins Gegenteil verfallen kann, wie die heutige Weltpolitik nur all zu offen zeigt.

Denn schließlich und endlich müssen wir Mahatma Ghandi beipflichten, der da wiederum sagte: „Es gibt keinen Weg zum Frieden, Frieden ist der Weg."

Zusammengefasst führt Taijiquan im Alltag also zur Glückseligkeit.... dies kann tatsächlich so stehen bleiben, wenn ich diese Theorie soweit entwickele, dass ich von meinem tiefsten Zentrum aus die Welt erkenne. Das kann ich daher, weil mein tiefstes Zentrum und das tiefste Zentrum aller Wesen und Dinge ein und derselbe Mittelpunkt ist. Es ist die

Quelle. Aber auch auf dem Weg dahin, je tiefer ich in mich hineinspüren kann, umso tiefer kann ich auch den anderen erkennen. Um so tiefer fühle ich mich mit allem verbunden. Dies ist in der Tat ein immer weiter ansteigendes Gefühl von Seligkeit.

Und wenn man sich gut fühlt, kann man auch gut sein. Man möchte nichts von den anderen, man findet alles in sich selbst und wird so frei von allem. Und erst in dieser Freiheit kann ich wirklich beginnen, dem anderen zuzuhören und ihn auch zu verstehen. Denn zuvor gleiche ich jedes vernommene Wort doch nur zuerst mit meinem eigenen Interesse oder meiner Vorstellung ab und artikuliere daraus meinen Ratschlag.

Und schwupps sind wir wieder bei Beziehungen und Liebe. Die Probleme sind deshalb so groß, weil unser eigenes Wollen so weit im Vordergrund steht. Mein Großmeister sagte einmal zu einer Frau, welche sich gerade nach 10 Jahren Ehe von ihrem Mann getrennt hat und seit 15 Jahren einen Hund hat: „In einer Ehe sind zwei Egos, daher trennt sich Eure Ehe nach 10 Jahren. In Deiner Beziehung mit dem Hund ist nur eines, daher ist auch nach 15 Jahren keine Ende in Sicht." Wie lange dauert nun eine Verbindung (Liebe), wenn gar kein Ego vorhanden ist?

Nun ist dies kein Plädoyer für eine Ehe im alten Stile mit einem Hausherren und sonst nichts. Im Gegenteil. Es ist ein Aufdecken, wie zwei Egos, taumelnd vor „Liebe" oder auch schon nicht mehr, versuchen den anderen in der eigenen Vorstellung so an die Leine zu nehmen, dass er quasi immer „bei Fuß" ist. Dies würde natürlich niemand von sich bestätigen wollen. Aber guckt man sich die Gegenseite an, das völlige Freilassen des anderen, das, „ich liebe ihn und seine Freude ist auch meine Freude", so erfährt man seine Grenze oft sehr schnell dann, wenn die Ursache dieser Freude eine andere Person und nicht man selbst ist. Und so ist mein Zuhören unbewusst immer an eine Alarmanlage zur Überprüfung der eigenen Interessen gekoppelt und so dann auch die Reaktionen. Will ich selber aber nichts Eigenes, so kann seine Freude auch meine Freude sein. Unabhängig von der Ursache. So kann ich zuhören ohne Alarmanlage und wirklich helfen.

Dies, indem ich von der anderen Person ausgehe und nicht von mir selbst, genau wie in den Schiebenden Händen. Da aber jedes Liebeslied an „ich liebe Dich", „ich brauche Dich" knüpft, wird diese gerade beschriebene, tiefere Form der Liebe für den herkömmlich konditionierten Partner möglicherweise ein wenig unglaubhaft, wird er doch nicht gebraucht. Die Liebe erscheint zu abstrakt: „ja ok, er ist immer gut zu mir, aber, wo ist denn der Reiz?"

Und da ertappen wir uns spätestens bei einer fundamentalen Fehlinterpretation von Liebe. Das zumeist in Beziehungen gesuchte, ist nicht ausschließlich Liebe, sondern Bestätigung des Ego, so wie ein Auffüllen eines eigenen inneren Lochs. Daher fallen Schmeicheleien und Abhängigkeiten gegenüber der „geliebten" Person auch immer auf fruchtbaren Boden.

Insofern merken wir schnell, dass Liebe und Beziehungen („sich Be-Ziehen), keine gute Parallele für unser so wertvolles Taijiquan darstellt und wir wollen ihn vielleicht lieber auf die Begriffe „Liebe und Partnerschaft" überwechseln. Begriffe, die von einem „an einander herum Gezerre" (wie es nicht nur in Liebesbeziehungen, sondern auch auf Pushhandsturnieren häufig zu sehen ist) ebenso frei sind, wie von Erwartungen, emotionalen Tauschgeschäften, Verstrickungen oder Auflastungen.

Begriffe, die vielmehr Verbindung (Liebe), Mit-Gefühl, Verständnis und Respekt bedeuten. Vielleicht können wir in dieser neuen Definition deutlicher die hohen Prinzipien des Taiji entdecken.

3. Die Druckverhältnisse

Das Druckverhältnis spielt in der Selbstverteidigung ebenfalls eine entscheidende Rolle. Gehe ich nämlich in ein Druckverhältnis, das meinem eigenen Gleichgewicht nicht entspricht, habe ich einen Überdruck. Wenn dem freien Lauf gelassen wird, fliege ich meiner Bewegung regelrecht hinterher, d.h. ich verliere mein Gleichgewicht. Dasselbe gilt für Schwungverhältnisse, z.B. wenn ich aushole. Nicht nur, dass dies vom Gegner gesehen und ausgenutzt werden kann. Sondern einen Schwung muss ich auch wieder abbremsen können, sollte der Schlag daneben gehen.

D.h., ich bin, ähnlich wie bei einer Autofahrt, nicht in der Lage, jederzeit zum Stillstand zu kommen. Denn ich muss den Schwung ausbremsen. Dabei vergeht Zeit, die der Gegner sich zunutze machen kann. Wer so glücklich ist, den legendären Kampf von Muhammed Ali gegen George Foreman aus den 1970er Jahren in Zaire auf Video zu haben, gucke ihn sich bitte an. In Runde acht sehen wir einen Foreman, der in einem so großen Schwung an Ali vorbeischlägt, dass er seiner Faust hinterherfällt. Genau in diesem Moment kontert Ali mit seinen Schlägen mitten in sein Zentrum und bringt ihn binnen Sekunden zum K.o. Und das, nachdem Foreman acht Runden lang pausenlos auf ihn eingeschlagen hat, ohne eine ernsthafte Wirkung zu erzielen. Denn eines ist sicher:

Verliere ich mein Gleichgewicht, brauche ich Zeit, es wieder zu erlangen und bin in dieser Zeit handlungsunfähig. Treffer, die ich in dieser Zeit kassiere, kann ich nicht weiter „verarbeiten". Ich bin ihnen nicht nur äußerlich, sondern auch innerlich schutzlos ausgeliefert. Bin ich aber in meinem Zentrum und werde ich getroffen, habe ich immer noch die mir eigene bestmögliche Fertigkeit, diese „wegzustecken", in dem ich mein Zentrum dabei nicht verliere und meinen Körper „dicht" mache. Letzteres nennt man im Volksmund gute „Nehmerqualitäten", was wiederum Ali in besagtem Kampf bewies. Doch was ist nun der Grund hierfür?

Stellen Sie sich vor, Sie haben gerade das größte Problem Ihres Lebens im Geiste zu verarbeiten. Eine geliebte Person ist gerade gestorben, Ihre Geliebte hat Sie verlassen, Sie sind pleite oder was auch immer. In tiefstem Schmerz schafft es auch der beste Freund nicht, Sie aufzuheitern oder Sie auch überhaupt nur von ihrem Geisteszustand abzulenken. Und plötzlich stolpern Sie. In genau diesem Moment des Stolperns, bis Sie im nächsten Moment Ihr Gleichgewicht wiedergefunden haben oder aber gewiss sind zu fallen – in genau diesem einen klitzekleinen Moment ist nichts mehr da von Ihrem Schmerz oder dem größten Problem Ihres Lebens. Weil in dem Moment der Körper/Geist alles außer Acht lässt, nur um dieses Gleichgewicht wieder zu erlangen. Das bedeutet aber auch, dass wir in diesem Moment einer absoluten Unkontrolliert ausgesetzt sind, was Gedanken oder Geschehnisse außerhalb dessen angeht. Und daher ist George Foreman den Schlägen Alis schutzlos ausgeliefert. Er kann weder äußerlich noch innerlich ein Schutzschild aufbauen und geht in einem der größten Kämpfe der Boxgeschichte K.o.

Bin ich mir aber der Situation bewusst, bin ich im Gleichgewicht und erkenne, was vor sich geht, so kann ich mich bestmöglich im Äußeren und auch im Inneren schützen, so dass, wie im Falle Alis, die Trefferwirkung so gering wie möglich ausfällt.

Dasselbe Problem habe ich auf ähnliche Weise in einem Ringkampf. Besser – innerhalb einer ringenden Situation einer Auseinandersetzung. Führe ich mit zu viel Druck, kann der Druck vom Gegenüber, wie bei Schlägen durch Ausweichen, abgeleitet werden und ich falle aufgrund meines Überdrucks. Hierbei falle ich dann in besagtes schwarzes Loch oder von vorn herein zu Boden. Kommt es aber zu einer Keilstellung, z.B. weil der andere auch zu viel Gegen-Druck macht, bilde ich quasi mit dem Gegenüber eine Art Brücke. Dies bedeutet, dass wir beide so aufeinander bezogen sind, dass keiner mehr in seiner Bewegung frei sein kann, da wir unser Gleichgewicht nun nicht mehr auf uns selbst,

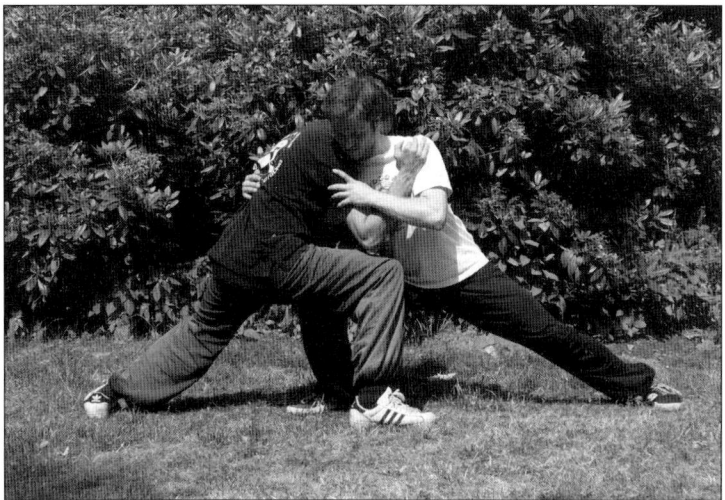

sondern auf die Statik des anderen aufgebaut haben. Auf diese Weise verliere ich meine Bewegungsfreiheit und bin nicht mehr Herr der Lage. Ist der andere plötzlich fort, falle ich, bleibt er da, bin ich völlig unfrei und bewegungseingeschränkt. Daher sieht man es in solchen Situationen auch oft, dass bei einem Wurf beide Parteien fallen, da ja beide in derselben Abhängigkeit zu einander stehen. Schmunzelnd und ein versprochener Maßen (fast) letztes Mal möchte ich dies, um es zu veranschaulichen, wieder auf unsere Beziehungsproblematik übertragen.

In der Regel ist es in einer Beziehung so, dass beide Parteien sich auf einander beziehen. Daher der Name. Romantisch ausgedrückt, sie verlieben sich in einander und daraus entsteht der Bezug. Mit der Zeit führt der Bezug oftmals zu eben dieser Brückenstellung, wie ich sie oben beim Ringen erklärt habe. Dies führt dann dazu, dass beide Parteien ihre Bewegungsfreiheit einbüßen, in eine Anhänglichkeit und später in eine Abhängigkeit zu einander geraten. Dies ist in der Regel gewollt und wird als „Nähe" bezeichnet. Dies wiederum gibt ein Gefühl von Vertrautsein und Wärme. Positiv ausgedrückt stützen beide einander und helfen sich scheinbar auf diese Weise. Wenn man es jedoch genauer betrachtet und versucht, herauszufinden, worin diese Hilfe und diese Nähe tatsächlich besteht, kann es durchaus sonderbar werden. Solange alles gut läuft, kann der Eindruck, man wäre für einander da und es gebe da so etwas wie Nähe durchaus aufrecht gehalten werden. Ganz so wie bei unseren verkeilten Kämpfern, solange niemand sich großartig bewegt. Daher sieht man die Kämpfer oftmals auch lange Zeit in diesen Positionen verharren, bevor einer von beiden den Mut aufbringt, etwas zu verändern.

So auch in der Beziehung. Beginnt eine der beiden Personen sich in einer Weise zu bewegen, die nicht mehr direkt das Interesse des anderen trifft, erfahren wir sehr schnell, dass die Liebe und das Füreinanderdasein von Voraussetzungen abhängig ist. Und zwar von welchen, die in dem Gefallen der Einzelperson stehen. Ist die Veränderung nicht im Sinne der anderen Person, wird oft in Form von Sanktionen reagiert. Liebesentzug ist eine beliebte Maßnahme. Es wird recht schnell ersichtlich, was niemand, schon gar nicht man selbst, wahrhaben möchte: Die so genannte Liebe ist doch recht eigenbezogen und nicht notwendiger Weise auf das Wohle der anderen Person ausgerichtet. Verfolgt man diesen Faden weiter, erkennt man schnell, dass dies auch nie anders war. Es wurde gesucht, was einem selbst fehlte, und man glaubte es in der anderen Person gefunden zu haben und damit eine Lücke, sprich Sehnsucht, in sich selbst geschlossen zu haben. Unromantisch gesprochen ist hier der andere also eher eine Art Dienstleister.

Da dies aber auf Gegenseitigkeit beruht kommen wir zu einer Art Tauschgeschäft mit beiderseitigem Einvernehmen. Von Liebe, als einen natürlichen Quell wahrhaftigen Seins, selbstlos und rein, sowie gebend in seiner Art, kann daher nicht gesprochen werden. Da man intuitiv oder zeitweilig auch bewusst um diese entstandene emotionale oder auch materielle Abhängigkeit weiß, sucht man auf der einen Seite diese Brückenstellung zu stützen, was die andere Person angeht, sich selbst jedoch versucht man gelegentlich in eine Position des Freiraumes zu manövrieren. So auch bei unseren Kämpfern.

Der andere soll gefesselt werden, ich selbst jedoch versuche dahinter frei zu werden. Wenn ich mir jetzt dieses in Abhängigkeit geratene auf einander Bezugnehmen, diese Brückenbildung als abstrakte Grafik verdeutliche, so sieht dies so aus:

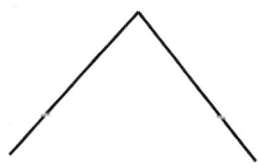 Man sieht einen klitzekleinen Berührungspunkt und darunter jede Menge Raum, in denen sich die Personen nicht berühren. Letzterer ist der Raum, der insgeheim nicht mit der anderen Person geteilt wird. All die Dinge, die man sich nicht mitteilt,

aus Angst, den anderen zu verletzen oder zu verlieren (was in den meisten Fällen wohl ein und derselbe Grund sein mag). Dies sind nicht nur die heimlichen Verhältnisse, sondern vornehmliche alle Formen von Gedanken, Gefühlen und Träumen, die man aus besagten Gründen doch lieber mit der besten Freundin oder dem besten Freund teilt, statt mit seiner großen Liebe.

Jemand erzählte mir einmal, wie sehr er die Nähe, durch das Zusammenwohnen und nebeneinander täglich Leben und Schlafen, mit seiner Frau genießen würde. Da er heimlich fremd ging und seine Frau davon nichts wusste, fragte ich ihn, wie viel von diesem beidseitigem Gefühl wohl übrig wäre, würde sie sein Geheimnis kennen. Anders ausgedrückt, wie sehr kennen wir unseren Partner wirklich und: Wie sehr kennen wir eigentlich uns selbst?

Wie viel besser wäre es da, der Mensch würde lernen, in sich selbst zu stehen, in völliger Selbst-Erkenntnis, sich selbst genüge sein und in sich seine göttliche Natur entdecken und in dieser Weise vollständig werden, ohne den anderen dafür zu brauchen. Wie sehr könnte sich dieser Mensch öffnen und zulassen, da ihm nichts mehr genommen werden kann. Wie sehr kann er Verständnis haben und Liebe geben des anderen wegen, da er selbst sie bereits in sich trägt. Zwei Personen, die sich so begegnen würden, würden keine Brückenstellung zu einander einnehmen, sondern aufrecht und frei beieinander stehen. Wir wollen unsere neue Grafik für sich sprechen lassen, wenn wir sehen, wie viel Berührungspunkte und Nähe wir nun zu der anderen Person haben:

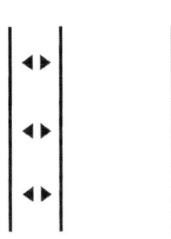

Aus dem winzigen Berührungspunkt ist tatsächlich das Ganze als Berührungspunkt geworden, ohne eine winzige Ausnahme. Und das Beste: Während in der Keilstellung der eine fällt, ist der andere plötzlich weg, bleiben hier beide frei in ihrer Natur, ob der andere da ist oder nicht. In diesen, nun aber unendlich vielen Berührungspunkten entsteht eine wahrhaftige Nähe und Liebe, wie wir sie uns eigentlich alle so sehr wünschen, kaum jedoch auch nur ein Einzelner jemals erlebt. Nicht die Sache (Partnerschaft) ist falsch, sondern das Konzept (Beziehung) hierzu.

So auch in unseren Schiebenden Händen, in einer Ringkampf-, Box- oder Selbstverteidigungssituation: Immer muss es mir gelingen, in mir selbst zu stehen und mir dadurch mein Zentrum, mein Gleichgewicht und dadurch wiederum meine Bewegungsfreiheit zu erhalten. Nur so kann ich mich jeder Veränderung im Kampfverlauf anpassen und kann jegliche Situation ohne Schaden überstehen. Mehr noch, nur so kann ich auch eine Kontrolle entwickeln, die wiederum dazu führt, die Situation so wenig wie möglich und bestenfalls gar nicht eskalieren zu lassen. Nur so kann ich selber den Überblick behalten und „gut" sein. Daher muss es mir gelingen, während des Kontakts mit dem Gegner in mir selbst stehen zu bleiben, nicht auf ihm aufzulasten und mich nicht zu weit vor zu lehnen, sondern die Kraft des anderen an mir vorbei oder in den Boden abzuleiten. So werde ich mein Zentrum nie verlieren und kann alle Berührungspunkte ohne Angst zu lassen. Ob im Kampf oder in „anderen" Alltagssituationen.

Für die Übung bedeutet dies, dass ich, nachdem ich unter Punkt 1 gelernt habe, mich nicht mehr zu überlehnen und nicht mehr aus meinem 'wai san he' hinaus zu gehen, also insofern auch nicht mehr aufzulasten, jetzt innerhalb der Bewegung keinen Druck aufzubauen. Denn dieser würde mich in einen Spannungszustand bringen, der dann doch wieder in einem Auflasten, jetzt nur innerhalb meines eigenen Raumes, initiieren würde. Dies führt dann erneut, wenn auch zu einer geringeren Form des Kontrollverlustes. Jeder merkt schnell, wie er auf Druck mit Gegendruck antwortet. Drücke ich jemanden kurz aber intensiv bei den freien Schiebenden Händen, kommt mir immer ein entsprechender Gegendruck entgegen, den ich aber, wenn ich darum weiß, benutzen kann, um den Gegenüber zu Fall zu bringen.
Trotz besseren Wissens kommen wir nur sehr schwer von diesem Reflex los, da er ein Leben lang ausgeübt wurde und auch eine in gewisser Weise natürliche Veranlagung ist. Allerdings keine, die wir so beibehalten wollen. Pferde bleiben bei einem Feuer intuitiv im Stall, das Reh bleibt beim Autolicht auf der Straße stehen. Alles dies sind zwar natürliche Reflexe, aber nicht solche, die in diesem Falle weiter helfen. Nicht alle naturbedingten Reflexe sind heute noch für uns in jedem Falle sinnvoll. Nach intensivem Training kann ich mich jedoch von diesem Zwang des Gegendrucks befreien und lerne, nicht gegen den Druck des anderen zu drücken, sondern lediglich meine Struktur aufrecht zu erhalten. Der andere mag dann gegen mich kämpfen, ich jedoch kämpfe nicht mehr mit ihm. Ich arbeite lediglich an mir selber, meine Struktur nicht zu verlieren. Wir werden sehen, dass wir auch im Alltag mit der Zeit lernen, nicht sofort einfach nur zurückzuschreien, sondern die Energie hinter diesem „Angriff" besser zu verstehen, ableiten zu können und

selbst im Zentrum zu bleiben, ohne den anderen ebenfalls beschimpfen zu müssen. Dann wird es mir möglich sein, wirklich auf den anderen eingehen zu können, da er mich nicht in eine Schwäche bringen kann, ich mich also auch nicht „wehren" muss.

In der 1. Form des Chenstils gibt es eine Figur, die heißt: „liu feng si bi – sechsmal versiegelt und viermal verschlossen." Dies bedeutet, dass vollständiger Schutz (6+4=10, 10 steht für das Synonym 100, was 100 prozentig bedeutet) dadurch erreicht werden kann, wenn ich vornehmlich auf mich selbst achte (6fach) und nur dann, wenn mein Gleichgewicht gesichert ist, den anderen angreife (4fach). Wichtiger ist demnach nicht die andere Person („Du bist Schuld"), sondern die Achtsamkeit auf sich selbst („Wo verliere ich mein Zentrum und wie kann ich mich in mir selbst regenerieren").

Es wie bei einer Schlacht, bei der ich zuerst darauf achte, dass mein Burgtor hochgezogen wurde, bevor ich beginne, oben von der Mauer Pfeile zu verschießen.

Der hauptsächliche Kampf findet daher mit sich selbst und nicht mit dem anderen statt. Das dies schwieriger ist, als dem anderen die Schuld zuzuschieben, beziehungsweise mit gleichen Mitteln zurückzuschlagen, liegt zwar auf der Hand. Aber es ist der Weg, der mir meinen inneren Frieden bewahrt und den Angreifer ad absurdum führt. Wie haben Taiji-Lehrer vor vielen Jahren oft zu mir gesagt: „Es ist die Kunst, in der der Angreifer das Unsinnige seiner Handlung einsieht und aufhört mich anzugreifen". Damals habe ich das immer so verstanden, dass er sooft angreift und ich ihn ins Leere führe, bis er müde geworden ist und oft war es auch so gemeint. Dies konnte mir mit meiner Erfahrung aus der Wirklichkeit echter Übergriffe nicht verständlich sein, da es äußerst unrealistisch war. Heute verstehe ich sehr viel besser, dass im allerersten Moment der Berührung dieses Wissen übermittelt wird und der Angreifer schließlich und endlich gar nicht mehr dazu kommt, seinen Angriff überhaupt zu formieren. So wie der Feldherr von draußen sieht, dass das Burgtor hochgezogen ist und seinen Angriff nicht ausführt.

Wenn ich also in meiner einhändigen Routine beginne zu schieben, dann versuche ich es so zu tun, dass sich auch nicht der geringste Druck auf meinen Gegenüber dabei überträgt. Es ist wie bei einem Fahrstuhl, der anfährt, ohne dass man den Anfangsschub merkt. Ich übertrage lediglich die Kraft, die aus den Füßen und Beinen über die Hüfte/Taille gelenkt, in der Hand ankommt. Ohne Anfangsruck, ohne Druck. Die

Kraft kommt daher notwendigerweise nicht aus den Armen, sondern vornehmlich aus den Füßen, Beinen und Hüfte/Taille. Dadurch lerne ich gleichzeitig in den Gegenüber hineinzufließen, da die Grenze zwischen meiner Bewegung und seiner durch den fehlenden Druckpunkt verschwindet. Der Gegenüber versucht dabei zurückzuweichen, ohne aber mich aufprallen zu lassen oder den Kontakt zu verlieren. Also nicht zu spät und nicht zu früh. Hierdurch wird optimales Folgen geschult. Denn ich reagiere nicht mehr mit meinem Willen und setze keinen Startpunkt mehr für meine Bewegung fest. Die Bewegung wird ein einziges Fließen. Ich komme demnach eigentlich gar nicht mehr vor, denn der Gegenüber bestimmt meine Bewegung. Ich passe mich ihm lediglich an, wie ein Schatten. Damit wäre auch das daoistische Konzept der „Anpassungsfähigkeit des Wassers an jegliche Form, ohne selbst etwas zu wollen" erfüllt.

Dadurch bewegen sich beide Partner mehr und mehr in Einheit, da ein Beginn der Bewegung des einen oder eine Reaktion in der Bewegung des anderen mit zunehmendem Fortschritt nicht mehr festgestellt werden kann. Angriff und Abwehr lösen sich in diesem Moment auf und können nicht mehr differenziert werden: Hat der eine geschoben und ist der andere zurückgewichen oder ist der andere zurückgewichen und ist der eine gefolgt? Es kann nicht mehr festgestellt werden. Beide Partner bewegen sich in Einheit in einer einzigen Bewegung. So ist auch klar zu verstehen, was ich anfangs meinte, als ich im Sozialleben zwischen einer Beziehung und einer Partnerschaft Unterschiede setzte. Eine Partnerschaft ist das in Freiheit Zusammenschmelzen zu einer Einheit, die sich von nichts abtrennt und so auch von nichts getrennt ist und auch in sich keine Unterschiede mehr aufweist. Also das Gegenteil vom „an einander (be-) ziehen". Jetzt kämen wir dem eigentlichen Inhalt von Liebe erheblich näher und unsere zwischenmenschliche Liebe wäre von Spiritualität nicht mehr zu trennen. Jeder hat die Wahl – spirituelles Wachstum oder Festhalten an egobezogenem Wollen.

In dieser Art innerhalb der ersten Routine zu einer Einheit zusammenzuschmelzen ist ein hohes Ziel, welches sich, je weniger ich es beherrsche, später in den freien Schiebenden Händen oder auch in der Selbstverteidigung als großer Schwachpunkt erweisen wird. Solange ich mich von meinem Kontrahenten getrennt fühle, bin ich nicht bei ihm und solange ich nicht bei ihm bin, keine Einheit mit ihm bilde, solange kenne ich seine Absicht nicht. Und solange ich nicht seine Absicht kenne, muss ich ihm gegenüber in Reaktion treten, was bedeutet nach ihm starten zu müssen. Dadurch erleide ich einen erheblichen Zeitverlust und werde oft zu langsam sein.

Trennung ist Unwissenheit, Einheit ist Wissen. Da dieses Wissen jedoch tiefer verborgen liegt, als für Verstand und Ego zugänglich, ist es ein Nicht-Wissen. Es ist nichts Bestimmbares: Aha, jetzt wird er gleich so oder so schlagen, oder Ähnliches. Es ist nur ein Wissen, das nicht ausgedrückt werden kann und mit abrufbaren Daten nichts gemein hat. Daher ist es ein Nicht-Wissen. Es ist einfach ein zur richtigen Zeit am richtigen Ort sein. Ohne Fragen, ohne Vorhaben, einfach nur so, aus der Natürlichkeit der Dinge. Der Angriff des Gegners wird neutralisiert in dem Moment, wo er stattfinden sollte. Dadurch findet er offensichtlich gar nicht statt.

Da Angriff und Abwehr eins geworden sind, ergibt sich durch das Folgen immer eine duale Kontinuität. Zum einen lerne ich einen Angriff abzuleiten oder selbst zu schlagen. Zum anderen lerne ich aber auch, an z.B. einer Ausholbewegung eines Aggressors zu kleben und nicht wie gewohnt angstvoll zurückzuweichen. Ich lerne, in Gemütsruhe mit ihm in dieselbe Richtung zu gehen, also ihm zu folgen, genau wie in unserer Routine, wenn der andere zurückweicht. Im Falle des Schlages jedoch folge ich nicht der ausholenden Faust, sondern seinem Zentrum (durch meine entsprechende Zentrumsorientierung), das heißt konkret in diesem Falle z.B. als Schlag zum Kopf.

Diese Bewegung darf aber, wie erwähnt, niemals als Reaktion getrennt sein von der Bewegung des anderen, sondern ist mit ihr wie im Kontakt als Einheit verbunden. Da es hier keinen physischen Kontakt gibt, sind die beiden Aktionen wie mit einem durchsichtigen Faden (was nicht wörtlich zu nehmen ist) verbunden. (Siehe auch „Die 5 Bewegungsrichtungen)

Bin ich nicht in dieser Einheit mit dem Gegenüber verbunden, wäre ich in einer solchen Situation z.B. für Täuschungen anfällig. Auch hier ist die Parallele zum generellen Leben und seiner Anfälligkeit gegenüber Täuschungen, aber auch dem Erkennen von Wirklichkeit unübersehbar.

Dies ist auch mit dem Konzept „Der Gegner bewegt sich langsam, ich bewege mich langsam, der Gegner bewegt sich schnell, ich bewege mich schnell" gemeint. Ich bilde eine Einheit mit dem Gegenüber und kann daher gar nicht anders, als mich exakt in der Energie des Angriffs zu bewegen.

4. Innere Energiearbeit

Wie in den Seidenübungen und in den Handformen, so folgen auch
die Routinen der Schiebenden Hände in gleicher Weise der inneren
Energieführung. Diese soll im Folgenden beschrieben werden. Jedoch
möchte ich anmerken, dass es innerhalb der Routinen der Schiebenden
Hände nicht so entscheidend ist, seine Aufmerksamkeit während der
Übung primär hierauf zu legen: Vielmehr soll die innere Energiearbeit
innerhalb der Solo-Formen ausreichend praktiziert worden sein, so
dass ich diese hier eher intuitiv richtig mache. Sonst hätte ich nicht
genug Aufmerksamkeit, mich den speziellen Anforderungen der
Partnerübungen vollständig widmen zu können.
Es ist durchaus sinnvoll, die einhändige Routine von Zeit zu Zeit solo
zu üben, ohne dass ein Gegenüber vorhanden ist. Damit nimmt sie
prinzipiell wieder die Form einer Seidenübung an und wir können
die energetischen Kreisläufe im Inneren der Bewegung in Ruhe
ausarbeiten.

Wir beginnen in der Grundhaltung, die Handkante ist nach vorne
gerichtet, das Gewicht ist noch hinten. In dem Moment, wo wir
den Körper ein wenig eindrehen, bevor wir mit der schiebenden
Gewichtsverteilung nach vorne beginnen, führen wir die innere Energie
die Wirbelsäule hoch. Dann mit der Gewichtsverteilung bis zum Ende
der Gesamtbewegung (also bis wir das Gewicht wieder zurückverlagern),
leiten wir die Energie über Schulter und Ellenbogen in die Hand und
die Fingerspitzen. Von dort durch eine kurze Entspannung führen wir
die Energie zurück zur Hüfte, um sie dann mit der Gewichtsverlagerung
nach hinten wieder zurück zu Dantian zu führen.
Mit der nun folgenden Hüftdrehung führen wir die Energie wieder
die Wirbelsäule empor und von dort aus dann mit der Drehung der
Handfläche nach oben bis in die Fingerspitzen. Mit dem Eindrehen
der Handfläche in Schiebehaltung führen wir die Energie zuerst wieder
zurück zur Hüfte und dann schließlich wieder zurück zu Dantian. Von
hieraus beginnen wir wieder von vorne.
Anhand dieser Kreisläufe der einhändigen Routine lassen sich alle
nötigen Rückschlüsse auch auf die Energiearbeit in den zweihändigen
Routinen machen, welche in diesem Buch nicht weiter beschrieben
werden sollen. Es wäre zum rein literarischen Nachvollziehen ein
bisschen zu kompliziert und soll daher Gegenstand des praktischen
Unterrichts bleiben.

Abschließendes

Natürlich gibt es noch eine Menge an einhändigen Einzelübungen innerhalb dieser Konzepte. Aber ein Buch hat seine Grenzen und meine Schreiblust ebenfalls. So wollen wir weiterführende Konzepte und die verschiedenen Variationen der Übungen dem Unterricht überlassen. Da ein Buch die Übungen physisch nicht korrigieren und Fragen nur durch Zufall beantworten kann, ist der Unterricht sowieso unerlässlich und daher möge der Leser nicht allzu enttäuscht sein, wenn hier nicht alle Übungen und Konzepte vorgestellt werden können. Ich hoffe jedoch, dass eine gewisse Tragweite und Tiefe aus den bisherigen Beschreibungen ersichtlich geworden ist.

Shuang shou tui shou – die zweihändige Routine der Schiebenden Hände

Beschreibung des Bewegungsablaufes

Abbildung 1:

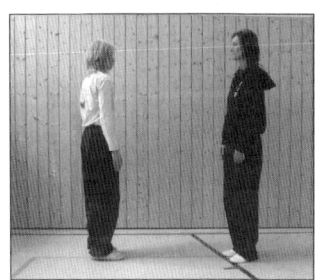

Die Partner stehen sich gegenüber und drehen jeweils den linken Fuß 45 Grad heraus.

Abbildung 2:

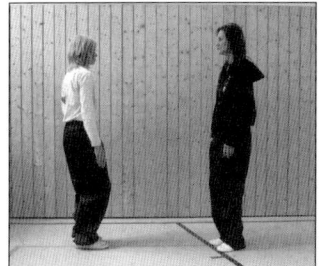

Beide Partner beugen leicht die Knie.

Abbildung 3:

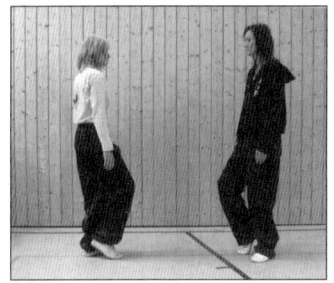

Beide Partner heben die rechte Ferse.

Abbildung 4:

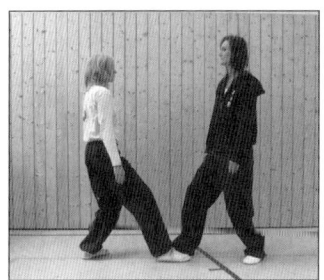

Beide Partner verlagern das Gewicht auf das linke Bein und machen einen Schritt mit dem rechten Fuß gerade nach vorne in Richtung des Gegenübers und setzen die Füße beieinander ab.

Abbildung 5:

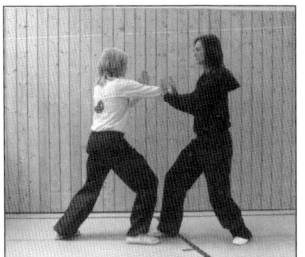

Der linke Partner verlagert das Gewicht auf das vordere rechte Bein. Der rechte Arm steht in einem 135 Grad Winkel vor dem Körper, die Handfläche zeigt nach unten. Die Hand des linken Arms liegt am rechten Oberarm. Die Handfläche zeigt nach rechts, die Finger nach oben. Der linke Ellenbogen ist leicht gesenkt. Die Hüfte der linken Person ist 45 Grad nach links, die Hüfte der rechten Person entsprechend nach rechts eingedreht.

Das Gewicht des rechten Partners ist auf dem linken hinteren Bein. Die beiden Handballen/-gelenke sind am rechten Arm des linken Partners und kontaktieren mit rechts das Handgelenk und mit links den Ellenbogen des Gegenüber. Die Finger zeigen nach oben. Dies ist die Ausgangsposition.

Bewegung 1: Hüftdrehung

Abbildung 6:

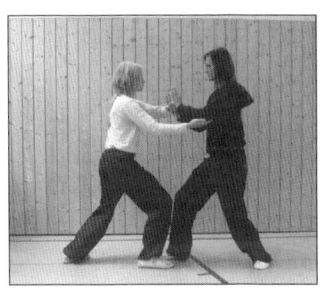

Der linke Partner dreht die Hüfte nach rechts, bis sie und sein linker Arm frontal nach vorne ausgerichtet sind. Der linke Unterarm steht jetzt horizontal zum Boden. Der rechte Arm geht an den linken Ellenbogen des rechten Partners. Der rechte Partner übernimmt den nach vorne kommenden linken Arm des Gegenübers mit der linken Hand am Handgelenk, mit der rechten Hand am Ellenbogen. Die Finger zeigen nach oben, die Handflächen/-kanten, sowie die Hüfte in Richtung des Partners. Das Gewicht bleibt unverändert.

Bewegung 2a: Gewichtsverlagerung

Abbildung 7:

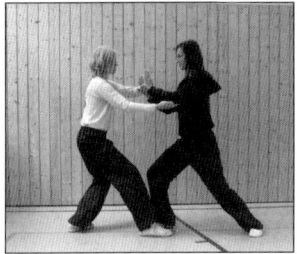

Der rechte Partner verlagert das Gewicht vom hinteren linken Bein auf das vordere rechte Bein. Der linke Partner verlagert das Gewicht vom vorderen rechten Bein auf das hintere linke Bein. Die Arme und Hüftausrichtungen bleiben unverändert.

Bewegung 2b: Hüftdrehung

Abbildung 8:

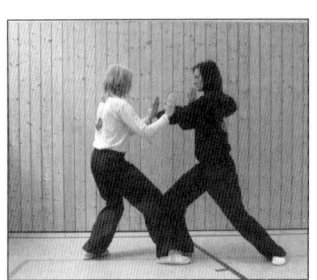

Es folgt eine Hüftdrehung. Der linke Partner dreht die Hüfte zur linken Seite. Die Finger seiner rechten und linken Hand zeigen nach oben.

Der rechte Partner dreht die Hüfte zur rechten Seite. Der linke Arm folgt der Hüftdrehung und steht in einem 135 Grad Winkel vor dem Körper, die Handfläche zeigt nach unten. Die rechte Hand geht an den linken Oberarm. Die Handfläche zeigt nach links, die Finger nach oben. Das Gewicht bleibt unverändert.

Bewegung 3: erneute Hüftdrehung

Abbildung 9:

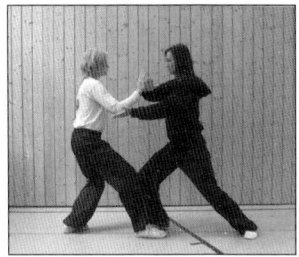

Es erfolgt eine zweite Hüftdrehung. Der rechte Partner dreht die Hüfte nach links. Der linke Partner dreht die Hüfte nach rechts. Soweit, bis sich beide Partner frontal gegenüber stehen. Dabei steht jetzt der rechte Unterarm des rechten Partners horizontal zum Boden und parallel zum eigenen Körper, die Handfläche zeigt nach unten. Die linke Hand geht zum Ellenbogen des rechten Arms des Gegenübers. Der linke Partner hat die rechte Hand am Handgelenk des rechten Arms des Gegenübers, die linke Hand am Ellenbogen. Die Finger zeigen nach oben. Das Gewicht bleibt unverändert.

Bewegung 4a: Gewichtsverlagerung

Abbildung 10:

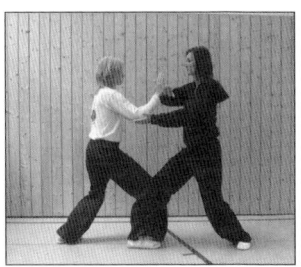

Es folgt eine Gewichtsverlagerung. Der linke Partner verlagert das Gewicht vom hinteren linken Bein auf das vordere rechte Bein. Der rechte Partner vom vorderen rechten Bein auf das hintere linke Bein. Die Position der Arme bleibt unverändert.

Bewegung 4b: Hüftdrehung

Abbildung 11:

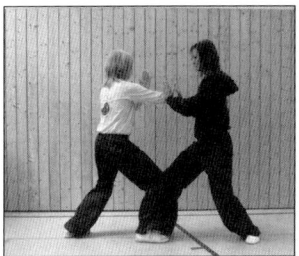

Es folgt wieder eine Hüftdrehung. Der linke Partner dreht die Hüfte zur linken Seite, der rechte Arm folgt der Bewegung und steht dann in einem 135 Gradwinkel mit der Handfläche nach unten vor dem Körper. Die linke Hand geht an den rechten Oberarm, die Handfläche zeigt nach rechts, die Finger nach oben.

Der rechte Partner dreht die Hüfte zur rechten Seite. Beide Arme folgen der Hüftbewegung. Die linke Hand bleibt an dem Ellenbogen des rechten Armes des Gegenübers, die rechte Hand bleibt an dem Handgelenk desselben Armes. Die Finger beider Hände zeigen jetzt nach oben.

Wir sind wieder in der Ausgangsposition angekommen. Es folgt wieder die Bewegung Nummer 1, dann 2,3 und 4 wie oben beschrieben.

Die Übung sollte gleichermaßen auch in der anderen Drehrichtung entsprechend ausgeführt werden. Beide Richtungen sollten auch in der Ausrichtung mit dem entsprechend anderen Bein vorne ausgeführt werden.

Die zweihändige Routine in ihrer dreidimensionalen Ausführung

Wenn die Bewegungsabläufe, der Wechsel der Arme und Hände, die Gewichtsverlagerung, Hüftdrehung und Schrittwechsel verstanden worden sind, kann und sollte die Routine dreidimensional und rund ausgeführt werden. Zu der zweidimensionalen, horizontalen Ebene kommt daher noch die Ebene der Vertikalen dazu.

Die Arme werden nun während des gesamten Bewegungsablaufes kreisförmig und spiralig geführt, so dass durch die Routine der gesamte

Bereich des Oberkörpers und Kopfes durch die Bewegung der Arme abgedeckt wird.

Variationen der zweihändigen Routine

Mit Vorwärts- und Rückwärtsschritten:

Die nun dreidimensionale Routine kann weiterführend mit je drei Vorwärts- und je drei Rückwärtsschritten ausgeführt werden. Der Wechsel erfolgt nach den drei Schritten, in dem Moment, wenn die Gewichtsverlagerung beendet ist und die Arme in Kopfhöhe sind. Die Arme bewegen sich gleichmäßig wie vorab beschrieben und sind den Schritten entsprechend angepasst.

Mit Kreisschritten:

Eine weitere Variation sind Schritte im Kreis, die abwechselnd überkreuzt und direkt im Kreis gesetzt werden.

Die Schritte beginnen, wenn die Arme in Kopfhöhe gekreuzt sind, aus der üblichen Beinstellung mit einem Kreuzschritt in die entsprechende Richtung, welcher dann durch einen direkten Schritt im Kreis abgewechselt wird usw. Die Arme bewegen sich gleichmäßig wie vorab beschrieben und sind den Schritten entsprechend angepasst. Zu beachten ist, dass die Kraft des Gegners bereits zur Seite abgeleitet worden sein muss und dann erst der Kreuzschritt gesetzt wird. Nach jeweils vier Schritten folgt dann ein Richtungswechsel.

Konzepte

Die zweihändige Routine (shuang = zwei), in der horizontalen zweidimensionalen Variante, folgt genau denselben Inhalten wie die einhändige Übung. Sie integriert jetzt die andere Hand und kann zu richtigen Zeitpunkten in ihrer Drehrichtung auf verschiedene Weise gewechselt werden. So lernen wir in alle Richtungen flexibel zu werden. Ist der Ablauf verstanden und kann sie inhaltlich entsprechend der ersten ausgeübt werden, sollte man beginnen, dieselbe Routine rund im Raum auszuüben. Das heißt, die Routine bleibt, wie sie ist, nur ist sie jetzt nicht mehr zweidimensional horizontal, sondern zusätzlich vertikal, sprich rund und fließend im ganzen Raum. Sie beschreibt räumlich in etwa eine Kugel, die sich von der Stirn bis zum Unterbauch, sowie seitlich bis über die Schultern und Oberkörper erstreckt. Hiermit haben wir den gesamten Raum abgedeckt, der für sinnvolle Angriffe und Abwehren mit den Armen und Händen in Frage kommt.

Natürlich könnte ich mit der Faust auch zum Knie oder Fuß schlagen, aber beschränken wir unsere Untersuchung auf wie gesagt sinnvolle Aktionen. Es gibt ein altes Sprichwort, was eigentlich allen klassischen Kampfkünsten gemein ist, in dem es heißt: „Die Arme setze ich von der Gürtellinie aufwärts und die Beine von derselbigen abwärts ein." Das bedeutet, keinen Fuß über und keine Hand unter die Gürtellinie. Der Grund ist einfach, die Wege wären sonst unnatürlich lang und besser noch, ich habe Gliedmaßen, mit denen ich die entsprechende Region schneller erreichen kann.

Hohe Fußtritte zum Kopf und ähnliche Techniken sind daher prinzipiell erst in der Neuzeit aufgrund von bestimmten Wettkampfsregeln oder auch der Attraktivität von Kinofilmen und Vorführungen entstanden. Klassische Kampfkünste kennen sie daher in der Regel nicht.

Daher deckt diese zweihändige, dreidimensionale Routine optimal den gesamten Raum, der mit Armen und Händen angegriffen werden kann, ab. Und zwar logischerweise ebenfalls mit Armen und Händen. Sollte sich dennoch einmal ein fremder Fuß in meinen mit den Händen und Armen zu kontrollierenden Bereich hineinverirren, so behandele ich ihn, als wäre es eine Faust und wehre ihn entsprechend ab. Generell ist zu bemerken, dass der Kontakt in der Regel immer an den Kontrollpunkten der Hand- und Ellenbogengelenke ansetzt.

Das bedeutet in einem Falle mit beiden Händen bzw. Handgelenken an den Hand- und Ellenbogengelenken des Gegenübers, in einem anderen mit Hand- und Ellenbogen beide Hände bzw. Handgelenke des Gegenübers.

Die Routine ist so angelegt, dass sämtliche Schläge, Stöße, Hebeltechniken etc., die auf mich gerichtet werden, auf diesen spiraligen Kreisbewegungen liegen. Sie werden auf diese mit aufgenommen, durch sie abgeleitet und ebenfalls durch sie an den Gegner zurückgegeben. Hierbei sind alle Arten der Aufnahme, also sowohl der Innen-, als auch der Außenbahn meiner „Abwehr" (besser: Integration, Aufnahme) oder meines Angriffs berücksichtigt. Über diese Kontakte entstehen auch alle Hebeltechniken bzw. deren Auflösung.

Hohe Fußtritte können wie bereits erwähnt, genauso wie die Hand- und Faustschläge in diese Spiralbewegungen mit aufgenommen werden (in diesem Falle haften die Hände entsprechend an Fußgelenk und Knie). In Wirklichkeit ist es also völlig gleich, was da angeflogen kommt – es wird auf die Spiralbewegungen mit aufgenommen, abgeleitet und zurückgegeben.

Die Routine bewegt sich innerhalb des Armabstandes zum Gegenüber. Ist dieser auf den Ellenbogenabstand reduziert, arbeitet er genau so mit allen Angriffen, die auf dieser Ebene (zhou) möglich sind. Auch in der direkten, das heißt Brust an Brust Distanz (kao) bleibt die Routine gemäße Anwendung erhalten. Jetzt reichen die Arme über den Gegner hinaus und alle Techniken werden innerhalb des Ringkampfes und aller Arten von Würfen, sowie des Schulter- und Hüftstoßes umgesetzt. So ist sichergestellt, dass mit diesem Konzept jegliche Form der unbewaffneten Auseinandersetzung begegnet und erfolgreich beendet werden kann.

Nun muss man es sich natürlich nicht so vorstellen, dass man innerhalb der Routine sein müsste, bevor man angegriffen wird. Auch lenkt der Gegner nicht mit ein und man beginnt natürlich nicht gemeinsam innerhalb der Selbstverteidigungssituation die Routine zu drehen. Allein dies zu erwähnen ist natürlich Quatsch, aber es ist besser Missverständnissen rechtzeitig genug vorzubeugen. Nein, man nimmt, anschaulich ausgedrückt, genau den Moment aus der Routine, auf den der Angriff kommt und verfolgt diesen Moment nur solange weiter, bis die Kraft an mir vorbei und der Weg zum Gegner wieder frei ist. Dann schlage ich ggf. selber zu. Die Schiebenden Hände sind in diesem Falle in der Selbstverteidigung quasi nur eine kurze Fehlerbehebung, wenn mein Weg zum Zentrum des Gegners nicht frei ist und ich ihn dann durch meine Spiralbewegung wieder frei lege oder aber direkt durch den Kontakt über die Armen des anderen zu dessen Zentrum gehe.

Denn zur Erinnerung: Am wichtigsten ist die Zentrumskontrolle. Und um den anderen zu schlagen oder auch abzuwehren, versuche ich nicht notwendigerweise, zuerst Kontakt zu ihm aufzunehmen, um ihn dann zu überwinden. Gibt es keinen Angriff, brauche ich mich auch nicht zu verteidigen. Greift der Gegner jedoch an, bin ich vor ihm da, das heißt, ich schlage ihn direkt und zentrumsorientiert. Am wirkungsvollsten ist hier ein freier Schlag, d.h. ein Schlag, der nicht zuvor in einem Armkontakt oder Ähnliches mit dem Gegenüber steht. Denn dieser würde meinem Schlag nur Kraft nehmen. Ähnlich wie ein Fahrrad, an dem etwas nebenher schleift, langsamer rollt. Aber nicht immer ist

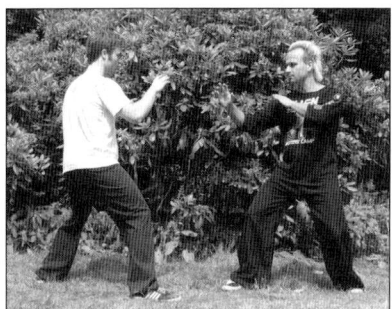

dieser Kontakt zu vermeiden, vielleicht habe ich nicht aufgepasst, bin leicht zu spät oder der Winkel unserer beider Bewegungen ist zu gleich, so dass ein Armkontakt zustande kommen muss. Dann helfen mir die Schiebenden Hände, diesen Kontakt so schnell wie möglich zu überwinden und den Gegner auszuschalten.

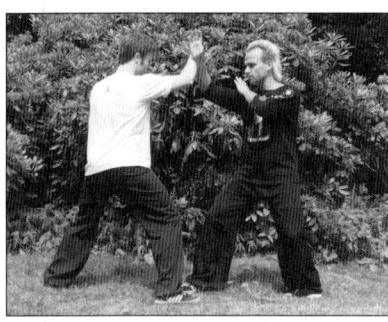

Aber dies ist nur ein Beispiel für die direkte Anwendung der Schiebenden Händen in der Selbstverteidigung. Ein klassischer wesentlicher Lernprozess dieser und aller anderen Routinen, ist das Ausarbeiten der 13 Grundtechniken peng, lü, ji, an, cai, lie zhou, kao, teng, shan, zhe, kong und huo. Wie wir bereits erfahren haben, war ein Beweggrund von Chen Wangting, die Schiebenden Hände zu kreieren, Kampfkunsttraining effektiv, aber möglichst frei von Verletzungen zu schaffen. Auch gerade für unseren heutigen, zumindest bei uns (wenn man es nicht darauf

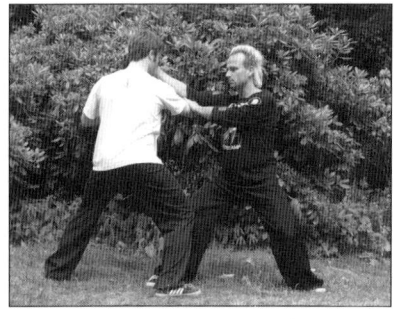

anlegt), recht friedlichen Alltag, was physische Aggression angeht, ist es kein gutes Vorgehen, mehrmals in der Woche Selbstverteidigung zu trainieren, welche ich vielleicht nie wirklich im Leben brauchen werde, und sich dennoch ständig beim Training zu verletzen, was leider in vielen Trainingssystemen die Regel ist. Es macht keinen Sinn, regelmäßig zu trainieren, um dann „auf der Straße" keinen auf die Augen zu bekommen, wenn ich es dafür regelmäßig im Training bekomme. Dies wäre sozusagen kein sinnvolles Geschäft und kein Geschäftsmann würde im übertragenen Sinne eine solche Investition tätigen.

Ich war einst in Bangkok im berühmten Lumpini Stadion gewesen, um mir die dortigen Thaiboxkämpfe und deren Wettgeschehen drum herum anzusehen. Es war sehr eindrucksvoll und hier, fand ich, sind die Verletzungen, die während der Wettkämpfe und auch während des Trainings passieren, einsehbar. Denn es sind Kämpfer, die für Geld in den Ring steigen. Das heißt, es ist eine Art Beruf. Selbstverteidigung jedoch ist kein Beruf und der Ausübende bekommt auch kein Geld dafür. Er möchte sich lediglich zu schützen lernen. Daher sollte ein fachgerechtes Training prinzipiell verletzungsfrei sein. Wie aber kann ich jemanden beibringen, wie er sich gegen ernsthafte Aggression schützen kann, wenn ich ihn dieser auch ansatzweise nicht aussetze, aus Angst vor Verletzungen?

Diese Frage schien auch Chen Wangting zu beschäftigen. Denn genau aus diesen Gedanken heraus erschuf er die Schiebenden Hände mit dem Zweck effektiven Trainings ohne Verletzungsgefahr. Sein gesamtes System, später Taijiquan genannt, basierte ja auf der Verbindung äußerer Schlagtechnik, verbunden mit innerer Energiearbeit. Aus diesem Konzept ist in den Jahrhunderten der Entwicklung nicht nur verletzungsfreies Kampfkunsttraining geworden. Nein, es hat sich auch ein sehr erfolgreiches Heilsystem daraus entwickelt. Ich selbst gebe einen Nachmittag die Woche Taiji Thearpie, in dem ich von Ärzten übermittelte Krankheitsbilder versuche mit Taijiquan zu heilen. Bisher mit großem Erfolg, was vielleicht auch mal ein Büchlein wert wäre.

Etwas gegenläufig zu dieser Heilslehre und dem „sicheren" Kämpfen lernen, sind sicherlich die moderneren Entwicklungen der Taiji-Wettkämpfe, sowohl im Formenbereich, als auch in den Schiebenden Händen (siehe „Wettkampf-Pushhands").

Auf dieser benannten Basis wurden nun also diese weichen, runden Bewegungsabläufe entwickelt. Hier sollte der Schüler lernen, seinen Gegenüber „lesen" zu können, sowie die 13 Grundtechniken verstehen und anwenden zu können. Diese Fähigkeit entwickelt sich dann im Ernstfall spontan und zuverlässig. Da eine Ernstsituation von der Energie her niemals trainiert werden kann, weil es halt eben nicht ernst ist und auch das härteste Training nicht die Echtsituation in seiner Eigenheit wiedergibt, war Chen Wangting als erprobter Schlachtenführer in der Entwicklung seines Taijiquan nicht so sehr darauf aus, eine Form von Freikampftraining oder Ähnliches zu kreieren.

Ihm ging es vielmehr darum, sanft und sensitiv Energien zu entwickeln, die gerade im Ernstfall sich dann spontan äußern und ihre volle Wirkung zeigen. Insofern muss man diese 13 Techniken grundlegend auch nicht als Techniken in direktem Sinne verstehen, sondern vielmehr als Grundenergien bzw. Konzepte, die sich aus verschiedenen entsprechenden Situationen ergeben und aufgrund derer sich dann die nach außen entsprechende Techniken entwickelt. Er wusste nur zu genau, dass der Ernstfall viel zu schnell und dramatisch verläuft, als dass es mir mit Sicherheit möglich wäre, diese Situation über den Verstand kontrollieren zu können. Er setzte daher auf Natürlichkeit und Spiralbewegungen. Er sagte: „Aktionen sind unterschiedlich und ausgeführt in einer Art, die vollkommen unvorhersehbar sind für den Gegner.

Ich vertraue auf Spiralbewegungen und eine Vielzahl von Handkontakt-Aktionen." (1) Der Körper/Geist sollte in seiner Natürlichkeit diese Energien ohne Einsatz des Verstandes und Eigenwillens spontan entwickeln können. Daher galt es zu lernen, quasi selbst nicht vorzukommen, sondern sich den Bewegungen des Gegenübers anzupassen, so dass alles so zu sagen von selbst passieren würde. Dies beinhaltet gleichermaßen alle Konzepte der Stress- und Angstbewältigung in solchen Situationen, wovon der heute normale D urchschnittstrainierende hauptsächlich profitiert. Denn gerade als Anti Stress-Training hat sich Taijiquan einen großen Ruf im Westen gemacht. Nun ging es Chen Wangting vornehmlich darum, sein tiefstes Inneres zu entdecken, um größtmögliche Effektivität für Körper und Geist zu erreichen. Und dies geht vornehmlich über die Stille und Leere. Daher wurden die Bewegungen in der Übung langsam und sensitiv. Auch musste der Übende ein ruhiges Herz entwickeln. Denn ohne dies ist es nicht möglich, in die tieferen Ebenen, vor den Emotionen und des „Ich", blicken zu können. Um es hart auszudrücken: Was heute für die Meisten das Ziel ist (z.B., ein ruhiges Herz), war eigentlich erst die Basis, um überhaupt tiefere Fortschritte machen zu können.

Über die Aspekte peng, lü, ji und an in der zweihändigen Routine

Nimmt man es genau, sind in jeder Bewegung immer alle Aspekte des einen Prinzips beinhaltet. Prinzipiell ist es daher möglich, dass jeder der 13 Aspekte in einer jeden Bewegung zum Ausdruck kommen kann. Zur besseren Übersicht aber wollen wir uns die Aspekte in Übereinstimmung mit den Bewegungsabläufen einmal konkret vor Augen führen.

Da wir in einem vorangegangenen Abschnitt dieses Buches bereits schon eine Ausführung zu diesen 13 Aspekten erhalten haben, wollen wir nun sehen, wie und wo sich diese „13 Stellungen" nun in den Routinen wieder finden und vor allen Dingen trainieren lassen.

Es ist mir bei erfolgreichem Training möglich, bei einem jeglichen Kontakt, unabhängig mit welchem Körperteil, eine jegliche Bewegung im Zentrum aufzunehmen, d.h. durch die Bewegung Selbiges nicht zu verlieren (peng, z.B. in Abbildung 6 für den linken, sowie in Abbildung 9 für den rechten Partner), sie an mir vorbeizuleiten (lü, z.B. in Abbildung 7 und 8 für den linken, sowie in Abbildung 10 und 11 für den rechten Partner), in die Schwäche des Gegenüber einzudringen (ji, z.B. in Abbildung 8 für den rechten, sowie in Abbildung 11 für den linken Partner), sowie meine Kraft auf ihn wirken zu lassen (an, z.B. in Abbildung 6 und 7 für den rechten, sowie 9 und 10 für den linken Partner).

Tajiquan als Kampfkunst muss zwangsläufig auf den Laien sehr abstrakt wirken. Er ist es gewohnt, Trainierende zu sehen, die mit offensichtlichen Techniken von Angriff und Verteidigung mit einander herum hantieren oder auch aufeinander eindreschen. Hier nun sieht man Leute in bewegungslosen Stellungen verharren, sanft und liebevoll miteinander umgehen und über Dinge und Konzepte reden, die vordergründig scheinbar so gar nichts mit Kampfkunst zu tun haben. Dadurch sind in Hülle und Fülle manchmal sogar auch sehr gute Witze über Taijiquan entstanden. Z.B. der, in dem sich eine Schlägerei anbahnt und der Aggressor in gewohnter Weise auffordert, nach draußen vor die Tür zu gehen um es dort „klar" zu machen. Der andere warnt ihn, er mache „Taiji". Darauf guckt ihn der Aggressor entgeistert an und erwidert: „Oh nein, dann lassen wir dies wohl besser....das dauert mir dann wirklich zu lange!".

Leider führte dieses Missverständnis, Taijiquan sei ausschließlich langsam, auch zu einer Fehlentwicklung von einigen Lehrern, die nach

Jahren (vermutlich nicht wirklich) unermüdlichen Trainings beschließen, ihr Taiji-System zu reformieren und die langsamen Bewegungen schneller zu machen. „Damit Taijiquan wieder kampfbarer wird" hat mir einer dieser „großen", natürlich westlichen Reformatoren gesagt. Und schwupps, machte er genau dieselben Fehler wie vorher, nur halt ein bisschen schneller (aber natürlich auch nicht wirklich schnell, denn dann wäre es ja kein Taijiquan mehr…).

Missverständnisse dieser und anderer Art gibt es viele über das Taijiquan und führt neben zu wenig Training dazu, dass sehr viele Menschen Taijiquan trainieren, aber nur sehr wenige ein hohes Niveau erreichen. Selbstverständlich dienen die langsamen Bewegungen dazu, eine große Tiefe innerer Bewegung erreichen zu können, welche ohne die Möglichkeit der genauen Beobachtung, des genauen Hineinspürens und der meditativen Erfahrung nicht möglich wäre. Aber natürlich muss sich dieses Konzept in der freien Bewegung auch spontan in sein Gegenteil, in eine explosive Bewegung verwandeln können, sonst hätte ich in der Selbstverteidigung nur einen einseitigen Effekt und meist keinen Erfolg. Es wäre so, als sei es nicht möglich, Yin in Yang zu verwandeln und umgekehrt. Eine Lebenskunst kann sich nicht auf Langsamkeit beschränken. Sie muss in der Lage sein, die erlangte innere Ruhe in jeglicher Form in eine Handlung integrieren zu können, ohne die Weisheit dabei auf der Strecke lassen zu müssen.

Langsam und schnell, hoch und tief, innen und außen, alles muss dem Adepten möglich sein, richtig aussteuern zu können.

Genau so ist es mit den abstrakten Figuren in der Form. Natürlich nehme ich diese Figuren nicht zwangsläufig genauso im Ernstfall ein, wie sie in der Form sind. Der Ernstfall folgt einer freien, spontanen Bewegung, sonst nichts. Alle Fähigkeiten, die vorher in den Formen und den Schieben Händen erarbeitet wurden, kommen nun spontan zum Ausdruck.

Es ist wie bei einem Boxer, der sich durch sein Springseil eine gute Beindynamik und Kondition erarbeitet. Er käme jedoch nie auf die Idee, dieses Springseil auch zum Kampf mit in den Ring zu nehmen.

Ein inneres Kampfkunstsystem ist halt ein inneres Kampfkunstsystem und daher äußerlich nicht so leicht zu durchschauen. Die wichtigen Details spielen sich im Inneren ab. Aber jeder, der ernsthaft und auf richtigem Wege trainiert, wird diese anfängliche Abstraktion schnell auflösen können und gerade hierin eine Effektivität erkennen, die, nachdem einmal verstanden, er sich auch gar nicht mehr anders vorzustellen vermag. Denn gerade in dieser Abstraktion liegt die unheimliche Stärke des Systems. Hierin finden wir nicht nur ein effektives Heil- und Kampfsystem, sondern hier finden wir am aller klarsten die spirituelle Entwicklung des Lernenden. Nun kommt diese nicht von allein, wie wir an vielen bekannten Meistern in und außerhalb Chinas ersehen können. Die meisten haben es nicht einmal geschafft, mit dem Rauchen aufzuhören. Nun ist rauchen und Alkohol trinken nicht allein ein Faktor für mangelndes spirituelles Bewusstsein. Aber es ist sicher auch kein Indiz für eine Errungenschaft. Taijiquan schafft eine derartige Tiefe spirituellen Erkennens, eingebettet in ein hochgradiges Körperbewusstsein, das von sich aus ein Lebensgefühl vermittelt, das in sich vollständig ist. Alkohol und Zigaretten können da nur störend wirken. Genauso ist es mit der Ernährung, dem Umgang mit seinen Mitmenschen usw.

Nun will ich hier keine Predigten halten. Ich möchte nur darauf hinweisen, dass klares Bewusstsein nicht automatisch durch das langsame Durchlaufen festgelegter Turnübungen entsteht. Man muss den richtigen Zugang zum Training entdecken. Man muss verstehen, wie sich das Prinzip innerhalb der Bewegung manifestiert. Man muss genug trainieren, diese Manifestation auch zu erreichen. Und man muss erkennen, wie diese sich in dem Geist vollzieht und dadurch sowohl in die Ewigkeit, als auch ins bedingte Sein, sprich zurück ins Leben strahlt. Dann plötzlich ist Taiji und Wuji keine Floskel mehr. Plötzlich ist es ein erlebtes Dasein, ein Schauen der Dinge, wie sie sind und vor allen Dingen ein Herauskristallisieren der größten Sicherheit, die es gibt: Ein Wechsel des Seienden in seinem Bewusstsein vom Zustand der Wandlung (taiji) in den Zustand der Nichtwandlung (wuji). Sprich von der Dualität in den einen Zustand, der immer war und immer sein wird. Natürlich bleibe ich als Mensch Zeit meines Lebens im Zustand der Dualität. Doch die Dinge und ihre Wandlungen können mir in dem Sinne nichts mehr anhaben. Auf nichts mehr greifend, an nichts mehr hängend, erleben wir die Welt als eine großartige Erscheinung, in der Freude und Leid gleichsam die wundervolle Offenbarung des Göttlichen sind. Dies ist wohl das vorerst wunderbarste Ergebnis intensiver Übung. Sie umschließt das Beisammensein genauso wie die Einsamkeit und findet ihre Einheit nicht im Ausschluss, sondern in der Transzendenz aller Formen und Erscheinungen zu dem letztlich schließlichen Einen. Ein zölibatärer mönchsartiger Lebensabschnitt ist hier sicherlich genauso hilfreich, wie eine gesellschaftliche Turbolenz.

Lediglich Aufmerksamkeit in jedem Lebensabschnitt ist gefragt. Taijiquan ist dabei das Medium, an dem ich meine Erkenntnis schule und: Erkenntnisfähigkeit und Transzendenz herausarbeite. Wie schon in den einhändigen Übungen beschrieben, dient hier der Partner als einzigartige Möglichkeit, aus sich selbst überzufließen in meinen Nächsten und hierüber in alles um mich herum, bis aus allem ein Ganzes erfahrbar wird. Wichtig dabei ist dann, dass der Mittelpunkt dieser Bewegung vergessen bzw. losgelassen wird: Das eigene Ich.

Wie schon zur Entwicklung höchster Kampftechnik beschrieben, ist dieses Loslassen des eigenen Ichs als Mittelpunkt meiner Ausbreitungsbewegung sehr wichtig. Denn ohne diese bleibt meine Bemühung endlich, damit in der Zeit und eben nicht unendlich. Ebenfalls bliebe die Machtfrage ungeklärt, da es weiterhin jemanden gibt, der sie missbrauchen könnte. Das Wichtigste aber ist: Wirkliche Einheit kann ohne Ich-Aufgabe gar nicht empfangen werde, da ich entweder nur mich vergrößert wahrnehme oder mich weiterhin vom anderen unterscheiden muss. Erst wenn ich mich aufgebe, kann ich auch den anderen aufgeben und dem vollständigen Zusammenfluss steht nun nichts mehr im Wege. Die nun entstehende Vereinigung mit dem Raum, der mich umgibt, mit dem was sich in dem Raum mit mir umgibt und dem Innersten, was mich immerzu trägt – dieses gemeinhin Ganze endet in einem Punkt, der unbeweglich ist.
Hier erkenne ich mein ureigenstes Wesen und lerne, mich von unser aller Quelle aus zu bewegen, dem wuji. Von hier begreife ich den Dualismus, das Taiji, alle Handlungen hierin und schließlich auch seine Kampfkunst, das Taijiquan. Doch wie gesagt, Erkenntnis kann nicht erzwungen werden, aber sie kommt auch nicht von allein. Ich muss mich auf eine Ebene bringen, von wo aus sie in mich einziehen kann. Von wo aus sie mich emporheben kann. Rauchen und Trinken kann in seinem Erleben zwar ganz lustig sein, ist jedoch hierzu bei Leibe kein Vergleich.

Wieder von geistigen Höhenflügen ernüchtert muss erwähnt werden, dass auch nur die bloße Ausübung der spiralförmig angelegten Partnerroutinen für sich schon ein sehr schönes Mittel zur allgemeinen Fitness und des sinngehalten Beisammenseins darstellt. Ich erinnere mich, wie zu meiner Zeit, als ich in Chenjiagou lernen durfte, alte Männer vor ihren Häusern diese Routinen machten. Man hatte den Eindruck, es handele sich hier vornehmlich um eine heitere, entspannte und gesellige Angelegenheit mit sportlichem Charakter. Die einfache Kleidung und die weißen Bärte gaben dem Ganzen einen Ausdruck eines an sich schon erfüllten Lebensabends. Es schien wie ein entspanntes Zurückblicken auf ein zufriedenes Leben, wie es in unserer heutigen Fernseh- und Altersheim Gesellschaft nur sehr schwer zu finden ist.

Variationen mit Schritten

Wenn nun die Programme der ersten und zweiten Routine in gewisser Weise gemeistert sind, beginnen wir den Übungen Schritte hinzuzufügen. Dies kann anfänglich noch innerhalb der zweiten Routine stattfinden, indem ich derselben Routine unter Berücksichtigung des richtigen Timings, bis zu drei Schritten jeweils vor und zurück beifüge. Ab einem dritten Rückwärtsschritt heißt es, beginne das Gehirn seine Orientierung einzubüßen, daher sollte spätestens hier ein Richtungswechsel stattfinden. Während der Schritte achte ich auf die richtige Fußsetzung, den richtigen Abstand zum Gegenüber, auf das richtige Timing und, sehr wichtig, auf einen freien Bewegungsfluss, der auch durch die hinzukommende Beinarbeit nicht unterbrochen wird. Die Gesamtkörperkoordination ist hierbei (wie immer) sehr wichtig. Auch hier können zu entsprechend richtigen Zeiten Richtungsänderungen der Drehrichtung der Arme auf verschiedene Weisen eingefügt werden.

Die Schritte sollten wie in der Form auf natürliche Weise bogenförmig sein, um unter anderem Tritte und Stöße in den Unterleib zu erschweren. Auf natürliche Weise deshalb, weil, lege ich schon wieder zu viel Aufmerksamkeit und Genauigkeit hierauf, wird der Schritt zu künstlich und eben: unnatürlich. Dadurch verkrampfe ich und werde in meiner Bewegungsspontaneität eingeschränkt. Das heißt, mein vermeintlich besserer Schutz zwischen den Beinen geht auf Kosten der Aufmerksamkeit und der Balance in den anderen Regionen. Auch wenn einiges hierzu bereits in meinem Buch „Chen" erwähnt wurde, möchte ich dennoch zwei Punkte zur Erinnerung hier nicht unerwähnt lassen: Zum einen sind Treffer in den Unterleib lange nicht so effektiv, wie sie im Training erscheinen. Im Training sacke ich sofort schmerzvoll zusammen. Ich weiß intuitiv, ich habe die Zeit dazu, der andere wird aufhören, mich zu schlagen.

Kurz: Ich kann es mir leisten. Interessanter Weise tritt diese Reaktion nicht ein, wenn es in einer Ernstsituation geschieht, in der ich mich noch nicht aufgegeben habe. Sprich, in der ich es mir noch nicht in der Opferrolle bequem gemacht habe. Hier kann ein Stoß in den Unterleib durchaus auch eine Panikreaktion nach vorne auslösen, indem ich vor

Schreck auf den anderen eindresche. Ich habe dies selbst öfters erlebt. Nur, wenn ich mich selbst dem anderen bereits untergeordnet habe, sacke ich sofort schmerzvoll zusammen. Dies mag damit zusammenhängen, dass der Schmerz in Wirklichkeit erst zeitverzögert eintritt (und wenn es nur eine Sekunde ist, so kann diese doch ausreichen, den anderen K.o. zu schlagen), in der Regel nicht kampfunfähig verletzt und durch das ausgestoßene Adrenalin oft für den Moment hinreichend kompensiert wird. Ich erinnere mich an einen Fall in meiner bewegten Jugend, an dem ich den nächsten Tag vor Schmerz nicht gehen konnte, im Augenblick des Schlages jedoch kaum Notiz davon genommen habe. Ähnlich ist es generell mit Schmerztreffern: Ist mein Wille bereits gebrochen, haben sie eine gute Wirkung. Oder vielleicht wird mein Wille durch eben diese gebrochen. Tun sie es aber nicht, kann sich ein Schmerztreffer gegenteilig auswirken. Er kann den Gegner noch viel wütender machen, als er es ohnehin schon ist.

Und dadurch kann es manchmal gerade erst richtig gefährlich werden. Ich erinnere mich auch hier an einen Fall von zwei jungen Türken, die sich in den 80er Jahren in Hamburg vor einem Angriff von Skinheads mit CS Gas verteidigten. Schrecklicher Weise wurde das Gas nicht zielsicher eingesetzt und traf daher die Angreifer nur so weit, dass es sie nicht kampfunfähig, sondern aggressiver machte. In einer fehlgeleiteten Form von „Rache" schmissen die Skinheads einen von ihnen vor ein herannahendes Auto. Man sollte daher immer nach Treffern gucken, die nicht primär Schmerz, sondern ein K.o. oder eine wirkliche Bewegungseinschränkung des anderen hervorrufen. Anders kann dies hingegen in dem Bereich der Frauenselbstverteidigung sein: Hier können Schmerztreffer leichter zu einer Demotivation des Täters führen. Denn auch, wenn eine erfolgreiche Gegenwehr hier manchmal sinnlos erscheint, so rechnet hier der Täter sehr viel weniger mit einer solchen und lässt sich daher schneller einschüchtern. Statistiken zeigen, dass im Falle einer scheinbar aussichtslosen Gegenwehr seitens der Frau eine deutlich höhere Erfolgschance zu erwarten ist, als entsprechend bei Männern. Immer aber ist es wichtig, dass das Opfer in der Lage ist, die Situation richtig einschätzen zu können, um falsches Handeln zu vermeiden (siehe dazu auch Seite 134,135).

Zum zweiten heißt es im Taijiquan: Schützt du links, ist rechts offen. Schützt du oben, ist unten offen. Schützt du vorne, ist hinten offen. Schützt du alles, ist alles offen. Gemeint ist damit, dass eine jegliche unnatürliche Haltung zum Schutz vor einem Angriff den Körper an einer anderen Stelle in Schwierigkeit bringt. Sei es durch eine eingeschränkte Bewegungsfreiheit, sei es durch die damit im Zusammenhang stehende beeinträchtigte spontane Wirkungsweise oder sei es auch einfach nur der hierdurch voreingenommene Geist. Er mag dann nämlich den eigentlichen Angriff erst viel zu spät mitbekommen, weil er so mit seinem Vorbereitetsein beschäftigt war. Immer zählt vornehmlich die Natürlichkeit und das Prinzip. Daher ist einer so genannten „Kampfstellung" keine allzu große Wertschätzung beizumessen.

Dazu kommt, dass es hier um Selbstverteidigung geht und nicht um eine vorher abgemachte Kampfhandlung. Ich werde für eine entsprechende Kampfhaltung demnach gar keine Zeit haben. Obwohl – wenn ich es mir genau überlege – gerade im „Kungfu", zudem Taijiquan ja zählt, gibt es so fantasievolle Kampfhaltungen, vielleicht bringe ich den Gegner damit ja so sehr zum Lachen, dass er aufgibt…ansonsten aber ist meine Kampfhaltung im Taijiquan folgende: Innere Gelassenheit, geistige Leere und körperliche Freiheit – Wahrung des inneren und äußeren Zentrums sowie die Loslösung vom Eigenwillen. In diesem Zustand, mit der Fähigkeit der spontanen Umsetzung des Taiji-Prinzips, komme ich auf das höchste Niveau des „Nicht-Könnens" und damit zu meinem spontanen und stärksten Ausdruck.

Auch wenn das jetzt wieder alles sehr abstrakt klingt, so hat es mir in der Praxis mehr geholfen, als alles äußerlich technisch Antrainierte.

Wichtig ist vor allem, dass man natürlich fast schon naiv bleibt. Es darf kein Anfangsschreck entstehen. Aber genau dies passiert, wenn ich etwas erwarte und es dann plötzlich tatsächlich passiert. Durch meine Anspannung zuckt mein Körper kurz zusammen und genau hier verliere ich die Zeit, zwar nach dem Gegner zu starten, jedoch vor ihm anzukommen.

Zwar muss ich äußerst präsent sein, trotzdem aber ganz entspannt und wie gesagt, natürlich. Es ist besser, dem Prinzip zu vertrauen (wenn man es sich denn zu einem gewissen Grade angeeignet hat), als zu versuchen, auf den Gegenüber zu reagieren. Ich pflege daher oft zu sagen, es gebe eigentlich überhaupt nur Überraschungsangriffe. Denn selbst, wenn der Gegner mir mitteilt, dass er gleich angreifen werde, ist der Moment, in dem es dann tatsächlich passiert, dennoch ungewiss, also eine Art Überraschung. Daher ähnlich, wie wenn ich es gar nicht erst weiß. Deshalb: Zentrum, freier Bewegungsfluss, geistige Ungebundenheit, physische und mentale Verinnerlichung des Taiji-Prinzips und viel viel Training. Das ist das, was der Chinese unter „Gongfu" im Taijiquan versteht. Und was dann auch funktioniert.

(siehe auch „Kleine Anekdoten zum besseren Verständnis, „Spontaneität") Lange Erzählung kurzer Sinn: Macht Bogenschritte innerhalb des Vorwärts- und Rückwärtsschrittes - aber nur innerhalb eines natürlichen Rahmens!

Danach können innerhalb derselben Routine jeweils vier Schritte jetzt nicht geradeaus, sondern auf einem Zirkel beschritten werde. Danach geht es vier Schritte zurück in die andere Richtung. Auch hier kommt es wesentlich auf die richtige Schrittarbeit im richtigen Timing mit den Händen und der ausgeübten Routine, dem korrektem Abstand, der Balance und dem freien Bewegungsfluss an.
Danach kann dasselbe mit umgekehrter Drehrichtung der Arme geübt werden. Bei diesen Kreisschritten gilt es besonders zu beachten: Erst wenn die Kraft des Gegenübers am Zentrum vorbeigeleitet wurde, darf der Schritt erfolgen. Denn ein Kreis- oder auch ein Kreuzschritt hat nicht die Standstärke in sich, frontale Kraft direkt aufnehmen zu können!

Nun ist hiermit bei weitem nicht das große Feld zweihändiger Übungen innerhalb der Schiebenden Hände abgearbeitet. Im Gegenteil: Es kann nur ein kleiner Einblick gegeben werden. Gerade im shuang shou tui shou gibt es noch eine Unzahl an Einzelübungen, weiterer Routinen, Konzepten und natürlich die Integration der ganzen Anwendungstechniken aus den Formen.

3. huo bu tui shou – Schiebende Hände mit bewegten Schritten

Beschreibung des Bewegungsablaufes

Abbildung 1:

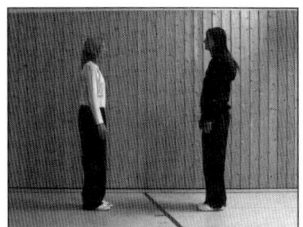

Der rechte Partner dreht den linken Fuß 45 Grad raus, der linke Partner dreht den rechten Fuß 45 Grad raus.

Abbildung 2:

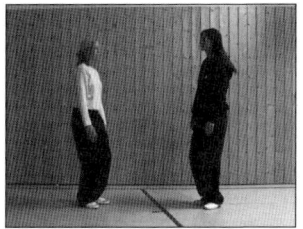

Beide Partner beugen leicht die Knie.

Abbildung 3:

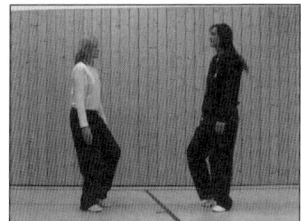

Der rechte Partner hebt die rechte Ferse, der linke Partner hebt die linke Ferse.

Abbildung 4:

Der rechte Partner verlagert das Gewicht auf das linke Bein und macht einen Schritt mit dem rechten Fuß gerade nach vorne in Richtung des Gegenübers, der linke Partner verlagert das Gewicht auf das rechte Bein und macht einen Schritt mit dem linken Fuß nach vorne in Richtung des Gegenübers. Die Füße werden nebeneinander abgesetzt, wobei der rechte Fuß des rechten Partners innen steht, der linke Fuß des linken Partners außen.

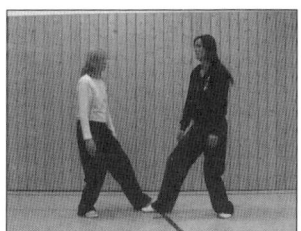

Abbildung 5:

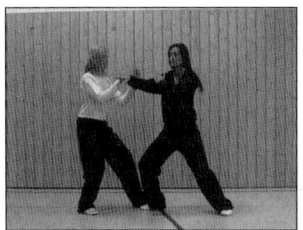

Der rechte Partner verlagert das Gewicht auf das vordere rechte Bein, der rechte Arm steht in einem 135 Grad Winkel vor dem Körper, die Handfläche zeigt nach unten. Die Hand des linken Arms ist am rechten Oberarm, die Handfläche zeigt nach rechts, die Finger nach oben. Der linke Partner verlagert das Gewicht auf das hintere rechte Bein. Der rechte Handballen ist am Handgelenk, der linke Handballen am Ellenbogen des Partners. Das ist die Ausgangsposition.

Beginnender Schritt

Abbildung 6:

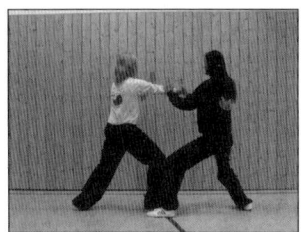

Der linke Partner macht einen Schritt mit dem rechten Bein nach vorne, wobei sein Fuß an der Innenseite des vorderen Fußes vom Partner steht. Das Gewicht ist auf dem vorderen rechten Bein. Der rechte Arm steht in einem 135 Grad Winkel vor dem Körper, die Handfläche zeigt nach unten. Die linke Hand ist am rechten Oberarm. Die Handfläche zeigt nach rechts, die Finger nach oben. Der rechte Partner macht mit dem rechten Bein einen Schritt zurück, das Gewicht ist auf dem jetzt hinteren, rechten Bein. Der linke Handballen ist am Ellenbogen, der rechte am Handgelenk des Partners. Die Finger zeigen nach oben.

Bewegung 1: Hüftdrehung

Abbildung 7:

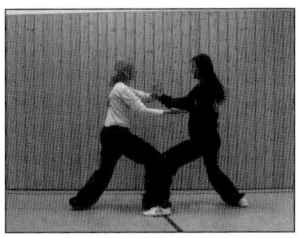

Der linke Partner dreht die Hüfte nach rechts bis seine Hüfte nach vorne steht. Der linke Arm folgt der Hüftdrehung und steht jetzt parallel zum Körper und zum Boden mit der Handfläche nach unten. Der rechte Arm geht an den Ellenbogen des linken Arms seines Gegenübers. Der rechte Partner dreht die Hüfte nach links bis auch diese gerade nach vorne zeigt. Er übernimmt den durch die Hüftdrehung nach vorne kommenden linken Arm seines Gegenübers am Ellenbogen sowie am Handgelenk mit seinen rechten und linken Handballen. Die Finger zeigen nach oben. Das Gewicht bleibt unverändert.

Bewegung 2a: Gewichtsverlagerung

Abbildung 8:

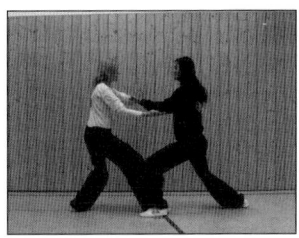

Es folgt eine Gewichtsverlagerung. Der rechte Partner verlagert das Gewicht vom hinteren rechten Bein auf das vordere linke Bein. Der linke Partner verlagert das Gewicht vom vorderen rechten Bein auf das hintere linke Bein. Die Stellung der Arme bleibt unverändert.

Bewegung 2b: Hüftdrehung

Abbildung 9:

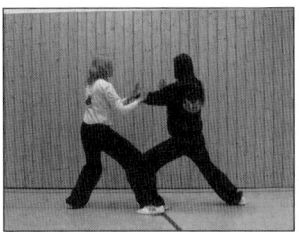

Beide Partner drehen die Hüfte. Der rechte Partner dreht die Hüfte (wie auch im Folgenden aus eigener Sicht) 45 Grad zur rechten Seite, der linke Arm folgt der Hüftbewegung und steht in einem 135 Grad Winkel vor dem Körper. Die Handfläche zeigt nach unten. Die rechte Hand geht an den linken Oberarm, die Handfläche zeigt nach links, die Finger nach oben. Der linke Partner dreht die Hüfte 45 Grad zur linken Seite und führt den linken Arm vom Gegenüber am Ellenbogen und am Handgelenk entsprechend zur Seite. Die Finger zeigen nach oben. Das Gewicht bleibt unverändert.

Bewegung 3: erneute Hüftdrehung

Abbildung 10:

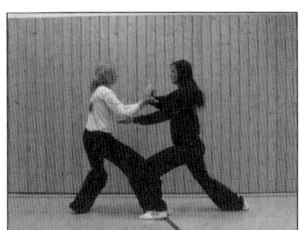

Wieder drehen die Partner die Hüften. Der rechte Partner dreht die Hüfte nach links, bis sie wieder nach vorne ausgerichtet ist. Der rechte Arm folgt der Hüftbewegung und steht jetzt parallel zum Körper und Boden, die Handfläche zeigt nach unten. Der linke Arm geht an den Ellenbogen des rechten Arms des Gegenübers. Der linke Partner dreht die Hüfte nach rechts, bis sie wieder nach vorne zeigt und übernimmt den nach vorne kommenden rechten Arm des Gegenübers am Handgelenk und am Ellenbogen, entsprechend mit dem rechten und linken Handballen/-gelenk. Die Finger zeigen nach oben. Das Gewicht bleibt unverändert.

Handfläche zeigt nach rechts, die Finger nach oben. Der linke Partner dreht die Hüfte 45 Grad zur rechten Seite und führt den nach vorne kommenden rechten Arm des Gegenübers am Ellenbogen und am Handgelenk entsprechend zur Seite. Die Finger zeigen nach oben. Das Gewicht bleibt unverändert. Die Partner befinden sich wieder in der Ausgangsposition. Es folgt wie unter Abbildung 6 beschrieben ein Schritt in Richtung des rechten Partners etc.

Die huo bu - Routine in ihrer dreidimensionalen Ausführung

Nachdem die Routine mit den Wechseln, Schritten und Gewichtsverlagerungen klar verstanden wurde, kann und soll die Routine dreidimensional und rund, den gesamten Raum des Oberkörpers und Kopfes abdeckend, ausgeführt werden.

Konzepte

In der „huo bu" Routine („huo": bewegt, „bu": Schritt) haben wir jetzt erstmals eine Situation, in der wir in dem Sinne nicht synchron stehen. Bisher hatte der Gegenüber ebenfalls das rechte Bein vorne, wenn meines vorne war und umgekehrt.

Dasselbe galt für das linke Bein. Hier nun ist es anders herum. Hat der Partner sein linkes Bein vorne, so nehme ich mein rechtes. Nehme ich mein linkes, so nimmt er sein rechtes. Wir stehen also jetzt mit den Beinen aneinander und nicht mehr diagonal versetzt. Die Armroutine ist ähnlich, es kommt jedoch noch eine zusätzliche Bewegung hinzu, die gleichfalls einen Richtungswechsel und Schritt mit sich bringt. Der Stoß („an") wird hier (bei der dreidimensionalen Routine) mehr in Richtung nach unten ausgeführt, wie wir es aus den Formen des Neuen Rahmens (xinjia) kennen.

Wichtig ist, den Richtungswechsel der Arme beim Schritt nicht wie ein „vor und zurück" in den Armen stattfinden zu lassen. Also nicht wie ein „rein in die Sackgasse, umdrehen und wieder heraus", sondern der Wechsel findet in einem Bogen, einer Art Schleife statt, so dass der

Bewegungsfluss in keiner Weise jemals unterbrochen wird. Wir haben in dieser Variante der Schrittsetzung mehr Möglichkeiten, das Knie mit einzusetzen, als wenn wir diagonal versetzt stehen. Auch ergibt sich durch diese Stellung eine Vielzahl anderer Techniken und deren Kombinationen. Daher ist es wichtig, beide und damit alle Varianten der verschiedenen Beinkonstellationen, die die Partner zueinander haben können, zu trainieren.

Denn eine jede andere Konstellation ermöglicht andere Varianten und schließt auch wiederum einige in anderen Konstellationen mögliche Techniken aus. Durch den jeweiligen Vorwärts- und Rückwärtsschritt lernen wir unsere Kontrolle, unseren Bewegungsfluss, unsere innere Freiheit (von Blockaden) und unsere Balance auch während der Schrittarbeit nicht zu verlieren. Die erweiterte Armroutine enthält ein sehr wichtiges Moment eines Richtungswandels, der uns später noch sehr gebräuchlich sein wird.

Der aufmerksame Leser wird bereits merken, dass uns die aufeinander aufbauenden Routinen immer mehr dahin führen, frei und flexibel unsere Routine in jegliche Richtung und mit jeglichem Schritt ausführen zu können. Und dies, ohne jemals das Prinzip ihrer Bewegung und der Körperstruktur dabei zu verlieren. Genau das ist das Ziel.

Cai, lie, zhou und kao in der ′huo bu′ Routine

Wir wollen uns jetzt mit den Grundenergien 5-8 innerhalb dieser Routine beschäftigen. Ich weise noch einmal darauf hin, dass sie natürlich auch in den vorangegangenen und folgenden Routinen enthalten sind, genau wie die ersten vier in dieser und den folgenden praktizierbar sind. Letzteres hoffe ich, ist dem Leser durch vorangegangene Ausführungen jetzt ein Leichtes, selbst herauszufinden.

Betrachten wir den Moment des Schrittwechsels und den darin enthaltenen Richtungswechsel, so bietet sich für den Zurückweichenden in dem Moment, da die (Schlag-) Hand des Gegenübers auf einen zu kommt, die Möglichkeit, diese mit ein oder zwei Händen zu ergreifen und den Partner durch einen Handgelenkshebel direkt im Verlauf des Rückwärtsschritts zu Boden zu bringen. Dies wäre eine Technik von „cai" (Abbildung 5 und 6 für den rechten, sowie Abbildung 12 und 13 für den linken Partner). Ergreife ich die Hand und hebele nicht nur über das Handgelenk, sondern zu dem noch über Elle und Speiche bis hin zu

Trainingsschwerpunkt unterschiedlich. Wichtig ist nur eins: Der ganze Kuchen ist da und ich nehme mir, was mir gut bekommt. Und was zu viel wird, lasse ich erstmal zumindest weg.

Zusammengefasst: Einfach jeder kann Chenstil trainieren, solange er lebt.

So ist auch die Routine des dalu zu verstehen. Nur Faulheit sollte kein Argument sein, sie nicht zu praktizieren.

Diejenigen, die sie üben wollen und ihren Körper gut darauf vorbereitet haben, können gerade hier Techniken wie zum Beispiel „ji" sehr gut trainieren, da es hier sehr leicht ist, in entsprechender Position (wenn mein rechter, schiebender Arm abgeleitet wurde), den Gegenüber nach hinten überkippen zu lassen. Aber auch für den Drückenden ist es in einer solchen Situation nicht einfach, nicht nach vorne zu fallen. Dadurch sind beide Parteien gezwungen, sehr genau zu arbeiten, um bei ihrer Technik bzw. dessen Antwort („an") nicht ihr Gleichgewicht zu verlieren. Dasselbe gilt explizit auch für „zhou" und „kao", sowie alle Hebeltechniken des „cai" und „lie", sowie für alle Techniken generell.

5. san shou tui shou – die freien Schiebenden Hände

Beschreibung des Bewegungsablaufs

Die freie Routine der Schiebenden Hände besteht, wie der Name schon sagt, auf der einen Seite aus freien Bewegungen, die aber andererseits innerhalb von den zuvor beschriebenen Routinen liegen. Das bedeutet, dass sich in der 5. Routine alle Bewegungen aus den vier vorausgegangenen Routinen in einer freien Komposition spontan ergeben. Da dies in wenigen Bildern nicht darstellbar, ja generell nicht greifbar ist, da eine Routine nie einer vorangegangenen gleicht, wird hier auf eine bildliche Darstellung verzichtet. Wie unter „Technik" bereits beschrieben, handelt es sich hier um freie, improvisierte Bewegungsabläufe, die sich jedoch ausschließlich aus den vorhergehenden Routinen ergeben. Mit anderen Worten: Alle Bewegungen und Schrittarten, die wir vorher in den Routinen 1-4 erlernt haben, kommen hier frei zur Anwendung.

Die Bewegungen sind so gesehen frei, bleiben aber immer innerhalb des Repertoires aller vorhergegangenen Routinen der Arten 1-4. Es wie in einem Jazzfrühschoppen, in dem frei improvisiert wird, die Musik aber richtet sich weiterhin nach den Maßstäben des Jazz. So lernen wir jetzt in den „freien" Bewegungen zwar noch „nach der Musik" zu spielen, aber jetzt wissen wir nicht mehr, wie die Bewegung in Folge aussehen mag. Zuvor musste ich mich lediglich in der Weise auf meinen Gegenüber einstellen, was Prinzip und Bewegungsstruktur angeht. Jetzt muss ich darüber hinaus sensitiv genug sein, seinen Bewegungen spontan und ohne Verzögerung, also genau im Hier und Jetzt, folgen zu können, ohne dass ich diese bereits kenne. Genauso muss mein Gegenüber aufmerksam genug sein, zu bemerken, wenn er seine Führung an mich abgegeben hat und ich die Bewegungen angebe.

Nun muss er sich mir ohne Verzögerung anpassen. Ohne Verzögerung meint exakt den Zustand, der zuvor schon für die Selbstverteidigung beschrieben war. Nämlich ohne zu reagieren die Bewegung des Gegenübers zu begleiten. Und zwar nicht nach ihm, auch nicht vor ihm, sondern genau mit ihm. Hierauf passt nun der Begriff „Schattenboxen". Ansonsten wäre er zu allgemein für das Taijiquan gefasst, praktizieren doch alle chinesischen Kampfkünste Soloformen. Ziel ist es, dass nicht mehr ersichtlich ist, wer führt und wer folgt.

Beide Partner sind nun zu einer Einheit verschmolzen. Wir ersehen hier den Fortschritt des Praktizierenden, der zu Beginn in der einhändigen Routine noch versucht hat, diese Einheit in einer nur einhändigen, festgelegten Bewegung ohne Schrittfolge hinzukriegen. Nun wollen wir diesen Zustand der Raumentwicklung, des perfekten Timings, der richtigen Distanz und des richtigen Druckverhältnisses (quasi der Nicht-Druck) innerhalb der freien Bewegung von Armen und Beinen entwickeln. Hierbei soll das richtige Haften und Folgen am Gegner nicht vernachlässigt werden.

„Ting, dong, hua und fa jin (Kraft hören, verstehen, umleiten und die eigene Kraft hinzufügen) muss nun korrekt und flexibel angewandt werden. Dies alles muss nun der eigenen korrekten Struktur und Energiearbeit, mit der ich mich in den Soloformen ausschließlich zu beschäftigen habe, hinzugefügt werden. Wenn man bedenkt, dass ein Leben nicht genug ist, die Anforderungen der Soloformen hinreichend zu erfüllen, kann man sich vor Augen halten dass dieser oben erwähnte Prozess innerhalb der Schiebenden Hände nicht einfach ist. Jetzt kann man verstehen, warum klassisch die alten Meister nicht eher die Schiebenden Hände an ihre Schüler vermittelt haben, bevor die Soloform nicht ein entsprechendes Niveau erreicht hat. Man hatte ja auch ein Leben lang Zeit, welches man sowieso schon dem Taijiquan voll und ganz verschrieben hatte. Denn sonst wäre man ja in jener Zeit gar nicht erst als Schüler angenommen worden. Mir fällt dazu eine Geschichte von Yang Luchan ein, die nicht der Historie entspricht, aber innerhalb seiner Legende beschrieben wird: Bevor Yang Luchan der Legende nach als Schüler bei der Chenfamilie aufgenommen wurde, wurde er immer wieder abgewiesen. Daher entstand die Legende des taubstummen Dieners. Beharrlich wie er war, saß er Tag und Nacht vor dem Haus von Chen Changxing und bat darum, als Schüler aufgenommen zu werden. So saß er da, selbstverständlich im Winter bei klirrender Kälte und wollte nicht eher gehen, bevor er hinein gelassen wurde.

Eine junge Frau, die aus Gründen, die hier zu beschreiben jetzt zu weit führen würden, Mitleid mit ihm hatte, brachte Yang Luchan regelmäßig etwas zu essen.

Natürlich entwickelte sich eine (im konfuzianischen China selbstverständlich rein platonische) Liebesbeziehung zwischen den beiden. Als Yang Luichan dann als taubstummer Bettler verkleidet zumindest schon mal in das Haus aufgenommen wurde, versprach er der Frau beim Abschied, sie zu heiraten, sobald er Taijiquan erlernt hätte. Symbolisch oder auch nicht, es ist sowieso nur eine Legende, verstarb die inzwischen nicht mehr junge Frau just an dem Tag, als Yang Luchan seine Lehrzeit bei der Chenfamilie beendet hatte. Es gibt einen wunderschönen Kinofilm in China, in dem Yang Luchan zu Ehren seiner Geliebten an ihrem frischen Grab ein Form läuft. So traurig diese Geschichte auch sein mag und wie viel Taschentücher auch immer jetzt von Ihnen, meinem Leser, verbraucht werden, eines besagt diese Geschichte sehr schön: Will man Tajiquan in seiner vollsten Tiefe erlernen, so hat man nicht mehr viel Zeit für andere Dinge im Leben.

Aber es gibt einen Trick: Es muss ja nicht gleich perfekt sein, nur weil ich etwas mache. Ohne dieses kleine Sätzchen hätte sich Taijiquan sicher niemals über Chenjaigou hinaus entwickelt und auch Yang Luchan wäre später in Beijing sehr einsam mit seiner Kunst geworden. Aber genau so ist es. Für die Kampfkunst bedeutet dies, dass mein Gleichgewicht, mein inneres und äußeres Timing, meine Distanz, mein Kraft hören, verstehen usw. usw. nicht perfekt sein muss. Es muss halt nur besser sein, als das meines Gegners, mit dem ich gerade Probleme habe. Apropos Probleme. Taijiquan. muss mich also auf meinem kleinen Niveau verglichen mit den großen unsterblichen Altmeistern, nicht vor allen

Problemen dieser Erde schützen und retten. Es muss mir nicht allen Stress, den es dieser Welt möglich ist aufzutürmen, vernichten können. Nur halt den, den ich gerade vor mir habe. Kurz: Nur das Problem, mit dem ich konfrontiert bin. Natürlich liegt es in der menschlichen Natur, sobald mir eine Problematik, unter der ich eben noch gelitten habe, nichts mehr ausmacht, eine nächst größere zu suchen. Aber auch das macht nichts, dann muss ich halt nur wieder ein bisschen mehr Taijiquan trainieren.

Der Geheimtrick ist aber folgender: Je mehr Taijiquan ich trainiere, umso weniger Chancen habe ich, in Problemen zu stecken. Ich habe nämlich immer weniger Zeit, mir welche zu suchen.

Wie auch immer, ich hoffe, es ist ausreichend klar geworden, dass die erste Routine der Schiebenden Hände eine nicht zu unterschätzende Erweiterung zu meiner Soloform darstellt und das der Weg von der ersten zur Meisterung der fünften Routine ein sehr weiter ist und dass das Niveau, das erreicht werden kann, ein sehr sehr hohes ist.

Aber ich hoffe, es ist ebenso klar geworden, dass jeder einzelne Schritt auf meinem Weg des Taijiquan wunderschön ist und nicht jeder alles auf dem Wege mitnehmen muss und auch nicht jeder diesen Weg notwendigerweise zu Ende gehen muss. Egal wie weit man geht, so weit wie ich gehe, kann ich Schritt für Schritt vom Taijiquan profitieren und es Schritt für Schritt genießen.

Es ist wie mit dem Weg auf den Gipfel eines Berges. Um vom Dorf aus auf den Berggipfel zu kommen, ist es wichtig ihn zu sehen und immer im Auge behalten zu können, gebe es keine Schilder noch Karten. Nur wenn ich mir des Gipfels bewusst bin, kann ich ihm zustreben. Nur dann weiß ich den richtigen Weg. Ansonsten müsste unser Bergwanderer dem Gerede der Leute folgen. So aber kann er sich auf den Weg machen.

Nun ist es aber nicht so, dass wirklich alle die Ausdauer haben, ihr eigentliches Ziel auch in die Tat umzusetzen. Einige schaffen es nicht mal aus dem Dorf heraus, sie treffen ein paar Bekannte und schlagen einen anderen Weg ein. Die nächsten schaffen es an den Dorfrand und verbleiben dort in einer Schenke.

Einige kommen zu den ersten Hütten und verbleiben dort, um vielleicht später einmal den Weg fortzusetzen. Einige wieder kommen halb auf den Berg und sehen, dass die Aussicht und der Jagertee hier auch schon sehr gut sind. Und einige gehen den Weg bis zum Ende und erhalten die volle Weitsicht. Nun darf man hierbei nicht bewertend vorgehen. Man sollte sich selbst keine Vorwürfe machen, wenn man merkt, dass man den Weg nur ein Stückchen gehen möchte. Dann würde man sich ja Stress mit einer Sache machen, die helfen soll, Stress zu vermindern. Nein, jeder Abschnitt des Weges hat seinen eigenen Reiz und trägt bereits seine Errungenschaft schon in sich.

Natürlich sollte man sich selber prüfen, ob man seinen eigentlichen Zielen aus Faulheit untreu wird. Aber ansonsten sollte man diesen Weg als einzig freudvoll erkennen und gehen soweit und solange man lustig ist. Und wer weiß, vielleicht wird es eines Tages auf einer der Hütten langweilig und man geht doch wieder ein Stückchen weiter ...

Diejenigen aber, die sich felsenfest vorgenommen haben, den Weg zu Ende zu gehen und die auf jeden Fall den Gipfel erreichen wollen – diejenigen rasten lieber nicht zu oft, denn der Weg ist weit. Und unwahrscheinlich schön.

Wieder zurück zu unserer Routine. Denn das bisher Beschriebene ist noch nicht alles. Im Gegenteil. Denn jetzt habe ich ja überhaupt erst die Voraussetzung geschaffen, das zu tun, was ich mir im Sinne der Kampfkunst eigentlich vorgenommen habe: Jetzt habe ich das Rüstzeug, mich ernsthaft mit den Anwendungen des Taijiquan zu beschäftigen. Zuvor macht das nur insoweit Sinn, in wie weit ich die zuvor genannten inneren Elemente herausgearbeitet habe. Fehlt mir dieses Gongfu, diese Fähigkeit, ist die bloße Technik nicht mehr als ein Schatten im Dunkeln. Wie ein Auto ohne Benzin.

Ein Schlag würde nicht zum K.o. führen bzw. gar nicht erst ankommen, weil er abgewehrt werden könnte. Eine Hebeltechnik würde nur greifen, wenn der andere es zulässt usw. Viele Kampfkünstler kennen dies, wenn der Partner im Training von alleine fällt, weil die Technik ja abgesprochen war und geübt werden soll. Nur allzu oft aber spürt er zumindest intuitiv, dass sie nicht funktionieren würde, wenn der andere sich ernsthaft dagegen wehren würde. In der Regel wird dies schnell verdrängt. Aber genau das ist der Punkt. Ich muss mir eine Basis schaffen, in dem die Techniken funktionieren. Unabhängig davon, ob der Gegner sich dagegen wehrt oder nicht. Was ich meine ist eine wirkliche Fähigkeit, keine Tricks.

Nachdem ich aber meine Hausaufgaben gemacht habe und ein entsprechendes Level erreicht habe, kann ich nun beginnen, innerhalb dieser, zwar von den Routinen bestimmten, darin aber freien Bewegungen, die bisher angesprochenen Grundenergien frei einzusetzen. Der Gegenüber versucht wiederum im Hier und Jetzt gleichsam diese gebildete Einheit beizubehalten, indem er eine jede Energie mit der entsprechend auflösenden beantwortet. Gelingt ihm dies, versetzt diese oder eine folgende Technik wiederum mich selbst in die Situation, darauf eingehen zu müssen, will ich mein Gleichgewicht nicht verlieren. Auch hier wäre der Idealfall, dass entweder trotz angewandter Techniken für einen Außenstehenden nichts Unharmonisches zu sehen wäre (da sie zeitgleich bereits aufgelöst worden wäre), oder aber keine Technik anzuwenden wäre, weil bei niemandem der beiden Partner eine Lücke, ein struktureller oder konzeptioneller Fehler aufzufinden wäre. Falle ich aus dem Prinzip und kann quasi nicht „am Ball" bleiben, verliere ich mein Gleichgewicht und beide fangen noch einmal von vorne an. Sehr schön war das wiederum an den alten Männern in Chenjiagou zu sehen, die sich nicht wild in der Gegend herumschubsen. Im Gegenteil, von außen her war keine Unterbrechung ihrer Harmonie zu erkennen. Nur ab und zu war ein Gebrummel oder leichtes Gelächter zu hören: „Oh ja…" „uups da hab ich wohl nicht aufgepasst…" „oha, da hättest du mich im Ernstfall aber gehabt…"

Ein wildes Geschubse wird es aber, wenn die oben erwähnte Grundschule nicht ausreichend absolviert wurde und die Erkenntnis fehlt, wann man bereits draußen ist und wann nicht. Auf diese Weise kann Kampfkunsttraining nicht nur sehr effektiv, sondern auch sehr harmonisch sein. Mir fällt dabei unser lange schon außer Acht gelassener Vergleich zu unseren Beziehungen und Partnerschaften wieder ein. Eine Beziehung wäre das aneinander Herumgezerre, wie man es so oft im freien Pushhands sieht. Eine Partnerschaft wäre demnach das selbstlose aufeinander Eingehen, dass trotz Kontroversen die Harmonie niemals zerbrechen lässt und beide im Ansatz einander verstehen und helfen. So wäre die Harmonie beständig aufrecht zu erhalten, trotz unterschiedlicher Ansichten.

Ich glaube, diese Harmonie, dessen Wort sich so einfach aussprechen lässt, ist in den menschlichen Begegnungen sicherlich genauso schwer zu erlernen, wie in den Schiebenden Händen…

Noch einmal zusammenfassend: Über die Fähigkeiten der richtigen Struktur aus der Stehenden Säule, lerne ich diese in Bewegung nicht zu verlieren und füge die Energiearbeit aus den Seidenübungen hinzu. Dieses Konzept versuche ich nun in einer allumfassenden Form von Bewegungen in den Soloformen generell umsetzen zu können. Dann erlerne ich es schrittweise in Kontakt mit einem Partner und dann in den noch routineabhängigen, aber ansonsten freien Bewegungen des 5. Abschnittes der Schiebenden Hände.

Gelingt mir dies, versuche ich nun die energetischen Anwendungen der

13 Grundtechniken zu realisieren bzw. diese Energien, vom anderen kommend, aufzulösen. Dies geschieht in der Regel durch sanftes Schieben und dessen Auflösung im Sinne von peng, lü, ji und an. Natürlich können auch zhou und kao, sowie alle übrigen Techniken eingesetzt werden.

Zu dem Schieben und Nachgeben können dann Hebeltechniken mit einbezogen werden. Ich lerne innerhalb der spiralig runden Bewegungen der freien Routine, diese nicht nur gekonnt auszuführen im Sinne von richtigem Timing, Gefühl und Übertrag, sondern ich lerne auch die des anderen aufzunehmen und elegant aus diesen herauszugleiten. Am Beispiel der Hebel kann man gut verstehen, was mit dieser „Fähigkeit" (Gongfu) gemeint ist.
Setzt jemand einen Hebel gut an und habe ich nicht dieses Gongfu, kann ich dem nichts mehr entgegensetzen. Entsprechende Kontertechniken, wie sie in verschiedenen Systemen oft gelehrt werden, sind relativ zwecklos. Sie basieren darauf, dass der Hebel nicht wirklich gut angebracht ist oder man den Ansatz bemerkt und schnell etwas macht, bevor der Hebel tatsächlich wirkt. In beiden Fällen hat also nicht wirklich ein Hebel stattgefunden. Man kann daher auch nicht wirklich von einem Hebelkonter sprechen. Ist ein Hebel nämlich gut angesetzt, bin ich gehebelt, wie das Wort schon sagt und komme da einfach so auch nicht mehr raus.
Hinzu kommen Schmerzen, die mir jeden Widerstand unmöglich machen. Es sei denn, ich schaffe in meinem Körper einen Zustand, in dem ich nicht mehr hebelbar bin. Es funktioniert ähnlich wie in den pushhands-Übungen, wo niemand dich wegschieben kann, weil du seine Energie aufnimmst und an deinem Zentrum vorbei in die Erde leitest. Quasi wie ein Blitzableiter. Es ist ein dünner Draht und doch kann er soviel Energie ableiten. Dazu muss jedoch meine Struktur stimmen und die Energiebahnen vom Zentrum bis in die Extremitäten müssen frei sein. Dann können wir die Kraft, die durch den Hebel an uns festgesetzt werden soll, durch innere Lösungsprozesse an dem Schmerzpunkt vorbeileiten und der Hebel kann uns nichts anhaben. Auf höherem Niveau sind dann auch die „Seidenfäden" so stark geworden, sprich unser innerer Zusammenhang ist so elastisch und geschlossen geworden, dass es auch nicht mehr zu einem Bruch im Knochen oder Gelenk kommt.
Wir sehen, es läuft immer wieder auf dasselbe hinaus. Genau wie mein Großmeister immer sagt: „wan fa gui yi – tausend Methoden,

ein Prinzip." Das bedeutet, die Kraft des Gegners schafft es nicht, uns (hier im Gelenk) zu blockieren. Wir bleiben im Inneren durchlässig und leiten seine Kraft an unseren Schmerzzentren vorbei, dass sie sich verliert und auflöst. Dann kann der Hebel gut sein und zeigt doch keine Wirkung. Und vor allen Dingen bin ich nicht im Stress – ich kann ihn zulassen und muss keine Angst davor haben. Und ich kann mich dennoch wann immer ich will mühelos aus ihm herauswinden. Da er ja wie gesagt gar nicht wirklich greift. Es ist jetzt eigentlich wieder wie bei einem Hebel, der nicht gut angesetzt wurde. Nur mit dem sehr wichtigen Unterschied, dass er jetzt gefährlich war. So bin ich quasi „immun" geworden und kann die Bewegung des Gegners in aller Ruhe mit auf meine Kreisbahnen nehmen und so neutralisieren.
Kurz gesagt, muss meine innere Qualität des Lösens besser sein, als die Qualität, mit der der Hebel ausgeführt wird und umgekehrt.

Nachdem auch dies ausreichend praktiziert wurde, kann ich Fußfeger und Würfe mit hinzufügen. Die zum Partner diagonale Fußstellung (wie in der Routine 1+2) gibt mir eine Fülle von verschiedenen Fußfegern oder Würfe im Sinne vom „Beinstellen". Auch Hüftwürfe sind hier möglich. Alle diese Techniken führen, richtig ausgeführt, zum Fall des Gegners. Bei der gleichseitigen Fußstellung (wie in der Routine 3+4) kommen viele „übers Bein Würfe und Feger" zustande. Je nachdem, wo mein Bein steht, werden sie nach innen oder nach außen ausgeführt.
Immer ist daran zu denken, dass eine Technik nicht einfach probiert oder gemacht wird. Immer ist dem Satz von Zheng Manjing Folge zu leisten, in dem er auf das Abpassen des richtigen Augenblicks verweist. Folge nur der Energie des Gegners. Gehe mit ihm und er wird dir quasi von sich aus mitteilen, wann welche Technik erfolgen muss. Wieder ist es nicht dein Wille, sondern die Situation, die dir die Möglichkeiten offeriert und du nimmst sie lediglich wahr.
Die Türen gehen vor dir auf und du gehst lediglich hindurch. Versuche nie, eine Tür selbstständig aufzumachen. Du müsstest unnatürlich Kraft aufwenden und vermutlich ist dies nur die Tür, die dann für deinen Gegenüber aufgeht und schwupps, schon bist du gefallen. Danach kommen die Schläge an die Reihe. Innerhalb der freien Bewegungen der Routinen versuchen die beiden Partner nun, Schläge anzubringen. Und zwar so, dass der andere sie nicht abwehren kann. Dies soll langsam passieren. Erstens, damit sich im Eifer des Gefechts niemand verletzt. Zweitens, damit ich sie trotz des Verzichts auf Schutzausrustung bis in den Kontakt bringen kann und nicht nur andeuten muss. Nach

meiner Erfahrung ist ein Abstoppen kurz vor dem Treffer keine gute Idee, da eine falsche Distanz und überhaupt ein falsches Gefühl hierbei aufgebaut wird. Viele Leute haben Skrupel, den anderen zu schlagen und sind froh, kurz zuvor aufhören zu dürfen. Oder bei z.b. Augenstichen würden sie bei Kontakt intuitiv die Stirn treffen. Das Problem ist nur, dass dies gegebenenfalls auch im Ernstfall passieren würde, denn so ist es ja eintrainiert bzw. entsprechende Schwierigkeiten sind nicht beseitigt worden. Die Skrupel würden also auch nie überwunden. Ein wirklich gewaltloser Mensch ist dies jedoch nur durch seine Überzeugung und durch seine Kontrolle. Nicht durch sein Unvermögen. Durch das langsame Training kann ich direkt dort berühren, wo und wie ich treffen wollte. Nur der Übertrag fehlt, den ich mir wiederum durch die zweite Form im Chenstil aneigne.

Dadurch finden meine Hand, Faust oder auch meine Finger mit der Zeit wie von selbst in ihr Ziel. Denn Zeit zum Zielen habe ich in solchen Momenten des Ernstfalles sowieso nicht. Alles kommt intuitiv. Und genau dies wird sich mit dem Zeitlupentraining angeeignet. Eine im Unterbewusstsein entstehende Sicherheit. So ist auch der Augentreffer in Brasilien zu erklären, den ich in dem Kapitel „Anekdoten zum besseren Verständnis" - „Spontaneität" (Seite 127) beschreibe.

Hätte ich mich in meinem Training auf Schnelligkeit und Treffsicherheit im Sinne von Zielen verlassen, ich bin mir nicht sicher was passiert wäre. Schon gar nicht, wenn ich im Training dann immer noch entweder gar nicht oder aber die Stirn berührt hätte. So aber wurden meine Finger von seinen Augen geradezu angesogen und konnten so ihr Ziel nicht verfehlen. Es ist wie wenn ein Angelhaken eingeholt wird. Er findet sicher zur Angel. Aber versuch einmal, mit einem Ausholen der Angel mit dem Hacken eine Coladose zu treffen. Es ist wie mit Luke Skywalker, der sich vor dem alles entscheidenden Schuss auf „die Macht" verlässt, anstatt zu zielen.

Drittens bekomme ich hierdurch ein wirklich hohes Maß an Kontrolle. Nicht nur über mich selbst, sondern auch über den anderen. Gelingt es mir schon langsam, ihn zwingend zu schlagen, ohne dass er es abwehren kann - was soll er dann erst gegen mich unternehmen, wenn ich dies auch noch schnell tue? Hierzu ist wieder eine Ganzkörperpräsenz notwendig, verbunden mit einer Zentrumsverbindung von meinem Zentrum zu dem des Gegenübers. Gelingt es dann, selber in der Bewegung frei zu bleiben, den anderen in seinem Inneren jedoch zu blockieren, dann ist er dir schutzlos ausgeliefert und du kannst ihn sogar langsam schlagen. Das nenne ich dann wirkliche Kontrolle. Innerhalb der Übung ist jedoch darauf zu achten, immer in der freien Routine zu bleiben. Sollte man kurzfristig von ihr abweichen, kehrt man entweder gleichsam wieder in sie zurück, oder man startet erneut.

Wenn ich mir so mit der Zeit das gesamte Repertoire an Schlägen, Tritten, Würfen und Hebeln (die entsprechenden Techniken finden sich alle in den Soloformen) erarbeitet habe und diese sowohl äußerlich, als auch innerlich in der dargelegten Weise innerhalb der Schiebenden Hände meistern kann, ist schon ein beachtlicher Fortschritt erzielt.

Immer wieder soll man jedoch beachten, dass alle Techniken, wie immer sie äußerlich erscheinen und sich in den Soloformen ausdrücken, durchgehend von den 13 Grundenergien geführt werden müssen. Ohne diese wären sie relativ wirkungslos, würden nur bei einem Anfänger Erfolg zeigen oder müssten mit einem deutlichen Vorsprung an Kraft ausgeführt werden.

Die 13 Grundenergien sind das Benzin, ohne die der Motor einen Wagen nicht bewegen kann. Unsere Körperstruktur ist wie die Karosserie unseres Autos. Wenn alles am richtigen Ort ist und in der richtigen Verbindung zu einander steht und der Tank voll ist: Dann brauche ich das Auto nur noch so zu steuern, wie ich es möchte, es ist nur noch eine leichte Bewegung am Lenkrad und ich kann mit mehr und mehr Übung so schnell oder langsam fahren, wie ich das möchte.

Daher: Stehende Säule, dann Seidenübungen und Form. Darauf die Schiebenden Hände. Hieraus dann das Entwickeln der 13 Grundtechniken. Auf diese stecken wir dann die eigentliche Anwendung nur noch oben auf, es ist quasi die Spitze des Eisberges und das einzige, was aus dem Wasser ragt. Aber unter Wasser ist ein riesiges Fundament, an dem sogar eine Titanic verzweifeln muss.

Was nun noch bleibt, ist die Technik in vollständiger Freiheit anzuwenden, d.h. ohne Routine. Auch hier empfehle ich hauptsächlich ein Zeitlupentempo, um die jeweiligen Situationen genau untersuchen zu können. Keine Sorge, schnell bin ich im Ernstfall sowieso. Zum einen, weil es dann nur noch ein (jetzt optimierter) Reflex ist, der von Natur aus schneller ist, als mein bewusster Geist es fassen kann. Dies ist schon schnell genug. Und zum anderen, weil ich die Explosivität hierfür wie gesagt in der zweiten Form trainiere. Bitte nicht vergessen:

Die Physis darf meinem Geist keinen Widerstand leisten und umgekehrt. Daher das Training. Alle Blockaden müssen aufgelöst werden, die den Fluss meiner Bewegung von den Beinen bzw. vom Zentrum zu den Fingern aufhalten könnten. Dann kann die gesamte Kraft übertragen werden. Wie das Quellwasser komplett bis zur Mündung reichen würde, kann es denn ungehindert fließen und wird nicht aufgestaut oder fehlgeleitet. Wenn das gesamte Wasser ungehindert einen Berg hinabfließen kann, entsteht unten ein großer See und nicht überall im Berg verteilt kleine Pfützen. Auch der Geist muss frei sein, dass er nicht die Bewegung behindere. Alle störenden Emotionen, wie Angst oder Übermut und genauso der Zweifel, müssen verschwinden. Daher muss mein Ego und mein Verstand in diesem Moment aus dem Weg sein. So kann Körper und Geist 100 Prozent zusammenwirken und nichts von seiner Gesamtkraft geht verloren.

Natürlich kann dies im „freien Trainingskampf" auch je nach Veranlagung des Schülers „ernsthaft" getestet werden. Aber es ist nicht zu vergessen, dass egal wie tough man ist oder sein möchte, der Ernstfall nicht nachgestellt werden kann. Daher sehe ich in dem oben beschriebenen Trainingskonzept des Taijiquan eine echte Alternative zu so genanntem äußeren Sparring. Denn so bereite ich meine Energien auf die Tatsächlichkeit vor und nicht auf einen Sparringskampf. Da ein wesentlicher Aspekt des Trainings neben oder besser mit der Effektivität auch die Entwicklung von Innerem Frieden ist, verstehen wir Chen Wangting immer besser in der Art, wie er es geschafft hat, einen Trainingsweg zur Entwicklung von Frieden und gleichzeitig hohem martialischen Niveau zu entwickeln.

Alles Weitere bleibt dann dem Ernstfall selbst überlassen, den ich natürlich niemanden wünsche, mit dessen Ergebnissen ich, was mich selbst angeht, bisher jedoch sehr zufrieden war.

Porträts großer Taiji-Meister

Das moderne Taijiquan entsteht aus klassischen Wurzeln

Biographien von Chen Changxing und Yang Luchan,von Nabil Ranné

Einleitung

Chen Changxing (chin. 陈长兴 – Chén Chángxīng) lebte von 1771 bis 1853 und repräsentiert die 14. Generation der Chen-Familie seit Chen Bo. Er wird für seine großen Fähigkeiten im Taijiquan gerühmt. Wohl aufgrund seines hohen Levels reformierte er die tradierten Handformen des Chen-Stils und fasst sie zu zwei Formen zusammen: Zur ersten Form (一路 - Yīlù) und zweiten Form/Kanonenfaust (二路/炮捶 – Èrlù/Pàochuí). Die Formen werden heute üblicherweise als „Alter Rahmen" (老架 - Lǎojià) bezeichnet. Zudem lehrte Chen Changxing den berühmten Yang Luchan (chin. 杨露禅 – Yáng Lùchán) und brachte ihn zur Meisterschaft. Yang Luchan verließ Chenjiagou, nachdem er dort viele Jahre verbracht hatte, und machte Taijiquan außerhalb der Provinz Henan berühmt. Chen Changxings Leben, die Veränderungen, die während seiner Zeit hinsichtlich des Taijiquans stattfanden, und sein berühmter Schüler Yang Luchan sollen hier genauer beschrieben werden.

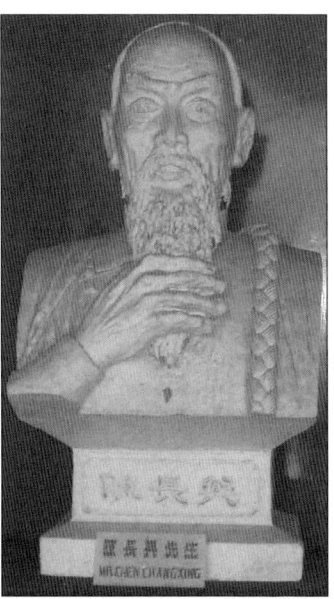

Abb. 1 Chen Changxing

Chen Changxings Leben

Über Chen Changxings Leben ist sehr wenig bekannt. Er wurde in Chenjiagou in dem Bezirk Wen in der Provinz Henan geboren und lernte von seinem Vater Bingwang (陈旺所 – Chén Bǐngwàng) noch den traditionellen Familienstil, wie er nach Chen Wangting überliefert worden war. Wie in der Familie durchaus üblich, fing er aufgrund seiner militärischen Ausbildung bald an, Karawanen zu eskortieren und vor Räubern zu beschützen. Diese Tätigkeit brachte ihn auch häufig nach Shandong (chin. 山东 - Shāndōng), eine Provinz im Nordosten Chinas.

Chen Changxing veränderte die gesamte Kampfkunstpraxis der Chen Familie. So fasste er die sieben von Chen Wangting überlieferten und größtenteils recht kurzen Formen (vgl. Biographie Chen Wangting) zu zwei langen Formen zusammen. Wahrscheinlich reformierte er die Formen aufgrund seines hohen Niveaus und strebte auf diese Weise eine Verinnerlichung der Boxprinzipien an.[54] So konnte nun über einen längeren Zeitraum ruhig fließend geübt werden und das Augenmerk wurde noch einmal verstärkt auf die inneren Aspekte gelegt.[55] Die Bewegungen in den beiden Formen sind teilweise deckungsgleich,[56] allerdings liegt der Schwerpunkt der ersten Form auf der sanften Ausführung mit nur teilweise explosiven Unterbrechungen. Die zweite Form hingegen fokussiert eben diese explosiven Bewegungen. Während die erste Form die Bewegungen eher flüssig durchlaufen lässt und dadurch den Aufbau innerer Kraft fördert, werden die Abläufe in der zweiten Form immer wieder mit der abrupten Ausführung der Kampftechniken unterbrochen, um dann wieder in die Ruhe zurückzufinden. Die in der ersten Form trainierte innere Kraft erfährt hier also ihre konkrete kämpferische Umsetzung. Beide Formen verschmelzen so zu einem einheitlichen Ganzen.

Betrachtet man die sehr viel später entstandene Abfolge der Bewegungen des Yang-Stils, ist davon auszugehen, dass Yang Luchan die beiden Formen schon auf diese Weise gelernt hat. Wann die Formen nur noch auf diese Weise praktiziert wurden und die alten Formen von Chen Wangting praktisch in Vergessenheit gerieten, ist ungewiss. Die Entwicklung zu zwei Formen hin hat also Anfang des 19. Jahrhunderts stattgefunden. Kurze Zeit, nachdem Chen Changxing die Formen zusammengefasst hatte, entwickelte der nur wenige Jahre jüngere Chen Youben (陳有本 – Chén Yǒuběn, 1780-1858, ebenfalls 14. Generation, Vater von Chen Zhongxin (auch Zhongsheng)[57]) zwei Formen, die heute als Xiaojia[58] bekannt und auch in eine langsamer und eine schneller ausgeführte unterteilt sind.

Die Ähnlichkeit der Bewegungen lässt vermuten, dass diese Formen auf der Entwicklung des älteren Chen Changxing basierten. Die Original-Formen von Chen Wangting wurden also zu dieser Zeit immer weniger geübt und die Aufteilung in zwei Handformen wurde sehr populär. In den Chen Annalen soll Chen Changxing allerdings lediglich als Kampfkunstlehrer im Ort erwähnt worden sein, es wird angeblich aber nicht auf seine Boxmethode oder seine Veränderung der Form hingewiesen.[59] Warum die grundsätzliche Reformation der Formen keine schriftliche Erwähnung fand, bleibt ungewiss.[60]

In Chen Changxings Todesjahr fand noch ein geschichtsträchtiges Ereignis statt, welches hier Erwähnung finden soll, da es die Umstände seiner Zeit verdeutlicht: Im 19. Jahrhundert gab es aufgrund von Missmanagement in der Bürokratie, Überbevölkerung und durch westliche Mächte verursachte Probleme (wie z.B. der erste Opiumkrieg, 1839-1842) viele Ressentiments gegen die herrschende mandschurische Qing-Dynastie unter Kaiser Xianfeng,[61] die in dem Taiping-Aufstand [62] endeten. Während dieses Aufstandes wurde unter anderem die Präfektur Huaiqing, in der Chenjiagou lag, von den Aufständischen angegriffen. Nachdem die Aufständischen die kaiserlichen Armeen besiegt hatten, erreichte ein Vortrupp, einige hundert Mann also, den Ort Chenjiagou. Dort wartete Chen Zhongxin, eine schwere, beschlagene Lanze in den Händen, mit nur etwa 50 seiner Leute auf sie. Wahrscheinlich wollten sie anderen Bewohnern in der Umgebung Zeit geben, sich in Sicherheit zu bringen.

Es wird von mehreren, auch offiziellen, Quellen[63] berichtet, dass die Chen-Familie die Angreifer drei Tage lang aufhielt, unter anderem ihren Anführer Da Tou Yang erschlug und anschließend fliehen konnte.[64] Sie wurde später wegen dieser Verdienste, die ihren Mut und ihre taktische Versiertheit bewiesen, vom Kaiser ausgezeichnet. Diese Vorkommnisse passierten in Chen Changxings Todesjahr und auch Chen Youben war zu diesem Zeitpunkt schon sehr alt und hat sicherlich nicht mehr aktiv an den Kämpfen teilgenommen. Allerdings scheint es, dass Chenjiagou der einzige Ort war, der sich, wohl auch aufgrund seiner langen Kampfkunst-Tradition, gegen die Eindringlinge erwehren konnte.

Chen Changxing hinterließ einen Sohn, Chen Gengyun, den Großvater von Chen Fake. Nachdem Chen Changxing die Eskortierung von Handelskarawanen aufgegeben hatte, eröffnete er eine Kampfkunstschule in Chenjiagou und lehrte Taijiquan. Er erhielt später den Beinamen „Der große König der Gedenktafel" (chin. 牌位大王 - Páiwèi Dàwáng) wegen seines aufrichtigen Charakters und seiner Standfestigkeit. Er schrieb mehrere berühmte Texte über Kampfkunst, darunter die prominenten „wichtigen Worte über Kampfanwendungen" (chin. 用武要言 - Yòng Wǔ Yào Yán).[65]

Yang Luchan wird Chen Changxings Schüler

Chen Changxing eskortierte, wie schon erwähnt, häufig Handelskarawanen nach Shan-dong. Möglicherweise passierte er auf dem Weg auch die von Chenjiagou etwa 260km entfernte Stadt Yongnian in der heutigen Provinz Hebei.[66] Dort besaß ein Verwandter aus Chenjiagou, Chen Dehu (chin. 陈德瑚 – Chén Déhú), eine Apotheke namens Taihe, „die große Harmonie" (chin. 太和 – Tàihé).

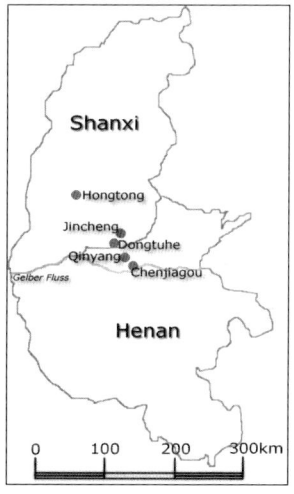

Abb. 2 Chenjiagou und Yongnian (heutiges China)

Der Junge einer verarmten Familie lebte damals bei Chen Dehu, um dort als Leibeigener zu arbeiten. Er war neun Jahre alt und hieß Yang Fukui (chin. 福魁 – Fúkuí). Angeblich trainierte er schon einen Kampfstil namens „Er Lang Quan". Möglicherweise arbeitete Chen Changxing zu dieser Zeit bei seinem Verwandten und war mit ihm gut bekannt.[67] Chen Dehu zog eines Tages zurück nach Chenjiagou, wobei ihn Yang Fukui und dessen

Freund Li Bokui (chin. 李伯魁 – Lǐ Bókuí), der ebenfalls aus Yongnian stammte, begleiteten. Dort lernten sie die Kampfkunst von Chen Changxing kennen und waren von seinem hohen Können begeistert.[68]

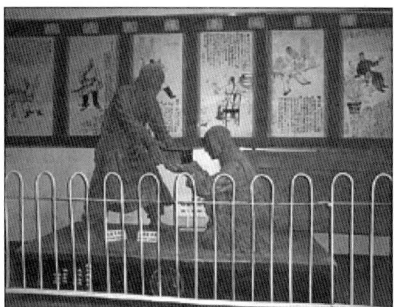

Abb. 3 Chen Changxing überreicht Yang Luchan theoretische Abhandlungen zum Taijiquan, Museum Chenjiagou

Yang Fukui arbeitete nun also viele Jahre als Leibeigener bei der Chen Familie. Da er sehr viel Trainingsehrgeiz und Enthusiasmus zeigte, konnte er an Chen Changxings Unterricht sogar teilnehmen.[69] „Er [Yang Luchan] verrichtete seine Arbeit und soweit diese es ihm zuließ, schaute er den anderen beim Training zu. Wenn er sie nicht sogar dabei bewirtete. Er fand daran soviel Interesse, dass er anfing, in jeder freien Minute das Gesehene im eigenen Training umzusetzen. Chen Changxing fiel dieser immense Fleiß auf und er sah, dass Yang Luchan schnelle Fortschritte machte. Er muss tief beeindruckt gewesen sein. Denn so kam es, dass er Yang Luchan [noch Fukui genannt] später als Schüler annahm."[70] Nach Chen Dehus Tod wurde Yang Fukui aus dem Dienst der Familie entlassen, denn Chen Dehu hinterließ nur Töchter und es wäre unschicklich gewesen, wenn er dort weiter gewohnt hätte. So kehrte er nach Yongnian zurück, um in der Taihe Apotheke zu leben. Er war zu diesem Zeitpunkt wohl fast 40 Jahre alt und nannte sich fortan Yang Luchan. Unter diesem Namen sollte er auch bekannt werden. Später gab man ihm den Beinamen Wudi (无敌 - Wúdí), den Unbezwingbaren.

In Yongian wurde Yang Luchans Boxstil zunächst bekannt unter dem Namen Ruanquan (软拳 – Ruǎnquán), „weiches Boxen". So wird es auch heute noch in der Gegend von Guangping im nördlichen Hebei genannt. Yang Luchan lehrte zu diesem Zeitpunkt schon ausgiebig und hatte etliche Schüler, unter anderem lehrte er Wu Yuxiang, den späteren Begründer des (alten) Wu-Stils.[71] Der wohlhabenden Wu-Familie gehörte das Gebäude, in dem sich die Taihe Apotheke befand. Wahrscheinlich vermittelte sie Yang Luchan über Kontakte nach Peking weiter. Dort machte er Taijiquan bekannt und unterrichtete sogar die kaiserliche Leibgarde. Zumindest scheint er zunächst sehr viele Adlige und hohe Beamte als Schüler angenommen zu haben.[72] Wahrscheinlich war das, was Yang Luchan hier unterrichtete, noch der ursprüngliche Stil mit sehr kämpferischen und anspruchsvollen Bewegungen. Denn erst ab 1913, lange nach Yang Luchans Tod, wurde Taijiquan in der ganzen Gesellschaft verbreitet und wurde dafür vereinfacht.[73]

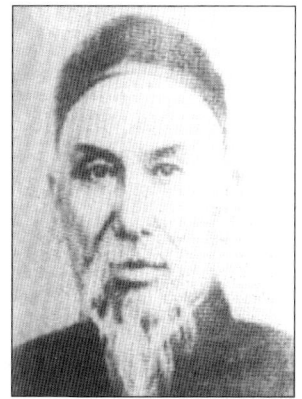

Abb. 4 Yang Luchan

Yang Luchan hinterließ seiner Nachwelt drei Söhne: Yang Qi (Yi, auch Yang Fenghou). Dieser starb schon in jungen Jahren. Der zweite hieß Yang Yu und nannte sich später Banhou (chin. 班侯 – Bānhóu; 1837-1892). Der dritte war Jian und nannte sich Jianhou (chin. 健侯 – Jiànhóu; 1839-1917).
[74] Yang Jianhou hatte ebenfalls drei Söhne, unter diesen veränderte Yang Chengfu (1883-1936) die Taijiquan Formen so entscheidend, dass man ab diesem Zeitpunkt von dem heute bekannten Yang-Stil sprechen kann. Wu Jianquan (1870-1942), dessen Vater Quan You von Yang Luchan und Yang Banhou noch die alten Formen gelernt hatte, folgte diesem Beispiel und vereinfachte auf seiner Seite die Bewegungen ebenfalls. Aus diesen ist später der (neue) Wu-Stil hervorgegangen. Yang Shaohou (1963-1930), der ältere Bruder Yang Chengfus, hingegen lehrte Taijiquan weiter, wie er es traditionell kannte und behielt die explosiven und anspruchsvollen Bewegungen bei. Angeblich wollte in Peking niemand bei ihm lernen.[75] Obwohl Yang Luchan die zwei Formen seines Lehrers Chen Changxing weitergegeben hatte und als Vater des modernen Taijiquan gilt, machte er diese Entwicklungen allerdings nicht mehr mit. Er verstarb 1872.

***

[54] *Die Form hatte zu Zeiten Chen Changxings schon eine über 150jährige Tradition, so dass zu diesem Zeitpunkt wahrscheinlich eine Verinnerlichung der Bewegungen stattgefunden hat, die zu einer Veränderung der äußeren Bewegungen führte und in diesem Sinne in einer Reformation der Übungspraxis gemündet hat.*

[55] *Es gibt auch die These, dass es zusätzlich zu diesen persönlichen und didaktischen Gründen noch den Drang nach Vereinfachung der Bewegungen gab (vgl. Davidine Siaw-Voon Sim & David Gaffney, Chen Style Taijiquan, S.18). Das wäre eine Vorwegnahme späterer Vereinfachungsprozesse wie der Entwicklung im 20. Jahrhundert zu den Kurzformen und den staatlichen Formen. Allerdings enthalten die von Chen Changxing kreierten Formen viele Bilder, die auch äußerlich sehr anspruchsvoll ausgeführt werden können (wie z.B. „Herabfallen und die Beine spreizen", chin. 跌叉 - Diē Chǎ), was heute noch auf Wettkämpfen zu sehen ist. Außerdem wurde zu diesem Zeitpunkt noch von klein auf trainiert, so dass für die Menschen in Chenjiagou keine Vereinfachung notwendig gewesen wäre. Daher scheint die These unwahrscheinlich.*

[56] *z.B. „die einzelne Peitsche", „den Mantel befestigen", „mit der Faust das Herz schützen" u.v.m.*

[57] *Chen Zhongxin war wiederum Vater von Chen Xin* (chin. 陈鑫 - Chén Xīn)*, dem Autoren des berühmten „Taijiquan Tushuo"* (chin. 太极 拳图说 - Tàijíquán Túshuō)

[58] *Der „kleine Rahmen"* (chin. 小架 – Xiǎojià)*. Diese Abstammungslinie von Chen Youben wurde zunächst „neuer Rahmen"*(chin. 新架 – Xīnjià)*, genannt, um sie von Chen Changxings Entwicklung abzugrenzen. Wann diese Unterscheidung stattfand, ist fraglich. Wahrscheinlich wurden individuelle Unterschiede beim Formlaufen erst benannt, nachdem der Chen-Stil außerhalb Chenjiagous bekannt wurde und plötzlich sozusagen von Außen die Notwendigkeit aufkam, zwischen diversen Formen und Abstammungslinien zu unterscheiden. Nachdem Chen Fake im 20. Jahrhundert die „neue" Xinjia entwickelt hatte, wurde die „alte" Xinjia in Xiaojia umbenannt. Es gibt z.B. Thesen, dass Chen Changxing eine Form trainierte, die der heutigen Xiaojia ähnelt (vgl. Jian Ge, übersetzt von Jarek Szymanski, www.chinafrominside.com/ma/taiji/xiaojia.html [Zugriff: 19.12.2007]), was erklären könnte, warum die im Vergleich zum großen Rahmen des Chen-Stils „engere" Ellbogenhaltung von Xiaojia und Yang-Stil sich ähnelt. Demnach müsste sich diese charakteristische Eigenschaft des großen Rahmens später ausgeprägt haben.*

[59] *Vgl. Herb Rich, www.chenstyle.com/history/development/index.html [Zugriff: 19.12.2007]*

[60] *Von einigen Forschern wird gelegentlich die Meinung geäußert, dass ein reisender Lehrer namens Wang Zongyue, der später die Kampfkunst in seinem klassischen Taijiquan-Text benannte (für Details dazu siehe Barbara Davis, The Taijiquan Classics, S. 38-40), entweder direkt oder über Jiang Fa Chen Changxing im Taijiquan unterwiesen hätte. Neben historischen Unzulänglichkeiten dieser Hypothese (vgl. Jian Ge, s.o.) erscheint es zudem als extrem unwahrscheinlich, dass ein fahrender Lehrer, der nur kurze Zeit in*

Chenjiagou bleibt, einen so entscheidenden Einfluss auf die Praxis von mehreren hundert oder sogar tausend Menschen dort hatte. Sicherlich pflegte die Chen-Familie schon allein ihrer militärischen Berufe wegen, die häufig außerhalb Chenjiagous ausgeübt wurden, viele Kontakte nach Außen und integrierte positive Einflüsse in ihre Kampfkunst, aber eine völlige Veränderung ihrer Trainingsweise durch nur eine auswärtige Person scheint wenig plausibel.

[61]   Chin. 咸丰 – Xiánfēng, *regierte von 1850-1861*

[62]   *Während des von 1851-1864 andauernden und äußerst verlustreichen Aufstandes unterwarf der zum Christentum konvertierte Hong Xiuquan* (chin. 洪秀全 - Hóng Xiùquán), *der sich selbst für den kleinen Bruder Jesus' hielt, riesige Teile vor allem Südchinas und errichtete dort das „himmlische Reich des großen Friedens", welches 1864 von den kaiserlichen Truppen mit Hilfe von westlichen Kolonialtruppen beendet wurde.*

[63]   *In der "wahrhaftigen Aufzeichnung über den Angriff der Taiping Armee auf die Präfektur Huaiqing" von Tian Guilin, der für die Verteidigung der „westlichen Stadt" in Huaiqing verantwortlich war (deutsch nach Jarek Szymanski) heißt es dazu: „Der Kopf der (Taiping-) Rebellen, den man den großen Widderkopf (Da Tou Yang) nannte, griff Chenjiagou an. Dieser Dieb war besonders mutig und stark und konnte zwei große Kanonen unter seinen Armen halten und die Stadt schnell angreifen. Die Kämpfe, die die ganze Stadt vernichtet hatten, waren unter seinem Kommando geschehen. Glücklicherweise waren Chen Zhongsheng [Zhongxin] und Chen Jishen, zwei Brüder aus Chenjiagou, sehr geschickt in der Handhabung von Speeren und langen Lanzen und nutzten diese, um den großen Widderkopf vom Pferd zu ziehen; dann schnitten sie seinen Kopf ab. (…) Die Diebe wurden daraufhin sehr wütend und ihre Gruppe zog bis nach Zhaobao Jie (…) und brannte dabei alles nieder, dann weiter nach Henei und zu den Dörfern um Baofeng, und es gab keine Soldaten, die (diesen Orten) zur Rettung kommen konnten; glücklicherweise konnten Chen Zhongsheng und die anderen entkommen."*

[64]   *Für mehr Informationen hierzu siehe William C.C. Hu, Ch'ên-shih chia-p'u, S.24ff und* Ch'ên Chung-shêng *and The Problem of Sources, S.30ff, The best of The Chen-Style Journal, WCTAG; Jian Ge, www.chinafrominside.com/ma/taiji/xiaojia.html [Zugriff: 19.12.2007]; Herb Rich, Zhongsheng, www.chenstyle.com/history/genealogy/genmasters.html [Zugriff: 19.12.2007]*

[65]   *Dt. Übersetzung siehe Jan Silberstorff, Chen, S.307*

[66]   *Yongnian* (chin. 永年 - Yǒngnián) *liegt heute in der Provinz Hebei (chin.- Hébì) in der Präfektur Guangping* (chin. 广平 - Guǎngping). *In der Zeit der Ming und Qing Dynastien lag es in der Provinz Zhili* (直隶 – Zhílì), *die direkt von Peking verwaltet wurde und ein Gebiet von Hebei, Henan, Teile Shandongs, Tianjin und Peking umfasste (vgl. Barbara Davis, The Taijiquan Classics, S.2, Abb. 1).*

[67]   *Das müsste sich also 1809 abgespielt haben, damals war Chen Changxing 37 Jahre alt.*

[68]   *Hierzu vgl. Greg Bissell, The best of The Chen-Style Taijiquan Journal, WCTAG, S.91 und Barbara Davis, The Taijiquan Classics, S.9*

[69]   *Die mündliche Überlieferung nach Chen Xiaowang von Jan Silberstorff verzeichnet*

einen Zeitraum von insgesamt 18 Jahren, andere Quellen berichten von 30 Jahren (vgl. Barbara Davis, The Taijiquan Classics, S. 9). Yang Luchan war übrigens nicht der erste Auswärtige, der bei der Chen-Familie lernte. Zumindest ein anderer namens Guo Yongfu ist schriftlich verbrieft (Chen Xiaowang, persönliches Gespräch, 22.11.2007; auch Greg Bissell, The best of The Chen-Style Taijiquan Journal, WCTAG, S. 8). Da die Chen Familie aber schon über mehrere hundert Jahre lang bekannt für ihre Kampfkunst war und etliche Familienmitglieder damit ihren Lebensunterhalt verdienten, kann man davon ausgehen, dass sie schon in mehreren Fällen Auswärtige unterrichtet hatte, auch wenn diese schriftlich keine Erwähnung fanden.

[70] *Jan Silberstorff, www.christianwulf.de/PAGES/TAJIQUAN.HTM [Zugriff: 19.12.2007]*

[71] *Wu Yuxiang ist möglicherweise auch Autor des Taijiquan Lun, das Wang Zongyue zugeschrieben wird. Damit wäre er auch Namensgeber der Kampfkunst Taijiquan (vgl. Barbara Davis, The Taijiquan Classics, S. 19-20).*

[72] *Wie Taijiquan anfangs in Peking Verbreitung fand, wurde sehr genau von Ma Yueliang (1901-1998) geschildert (1984, erschienen in Wuhun, 2005, in der Übersetzung von Stefan Gätzner, www.wuhun.de/200_TaijiBeijing.pdf [Zugriff: 19.12.2007])*

[73] *Ebenda, Ma Yueliang, 1984*

[74] *Vgl. Greg Bissell, The best of The Chen-Style Taijiquan Journal, WCTAG, S.91 und Barbara Davis, The Taijiquan Classics, S.9*

[75] *Ebenda, Ma Yueliang, 1984*

Ergänzendes

Individuelle Korrektur im Taijiquan
(aus dem „Taiji-Qigong Journal" 2/2004)

Eines der wesentlichsten Bestandteile des Taijiquan-Trainings sind die individuellen Korrekturen. Diese Korrekturen reichen von simplen äußerlichen Standards, bis hin zu sehr tiefgreifenden inneren individuellen Veränderungen. Während die anfänglichen äußeren Korrekturen noch recht einfach sind, ist es aber ohne weiterführende innere Korrekturen letztendlich unmöglich, ernsthafte Meisterschaft zu erreichen.
In diesem Artikel wollen wir uns anhand eines Beispiels etwas näher mit dieser Thematik beschäftigen. Natürlich kann in diesem Rahmen nur sehr begrenzt in diese Thematik eingeführt werden. Aber ich denke, es ist ausreichend, um eine beginnende Vorstellung davon zu erhalten, was mit der Zeit möglich ist.

Auf den Fotos sehen wir Claudia Richter und Helmut Oberlack in einer für diesen Artikel gestellten Pushhands-Situation.
Auf dem ersten Foto sehen wir Claudia klar im Nachteil:

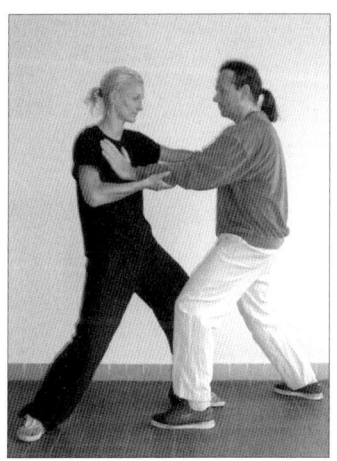

Während Helmut recht zentriert im Lot steht, ist Claudia viel zu weit nach hinten gebeugt. Würden beide Parteien jetzt gegeneinander schieben, muss Claudia nach hinten ausbrechen, da sie nicht nur Helmuts Kraft nicht standhalten kann, sondern sich ihre eigene Kraft noch dazu gegen sie selbst richten wird. Denn da sie nicht im Zentrum steht, muss sie aus den Armen schieben. Da sie aber auf größeren Widerstand trifft, als die Arme an Kraft abgeben können, würde sie sich nach hinten wegdrücken.

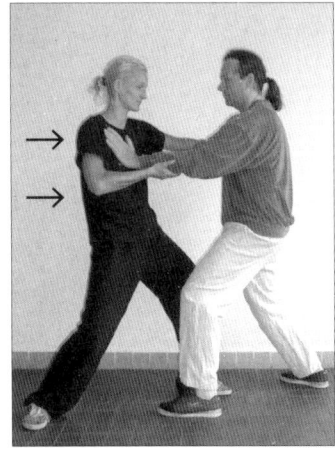

Folgende Korrekturen sind hier also notwendig: Wir richten den Oberkörper von Claudia so auf, dass sie wie Helmut im Lot steht.

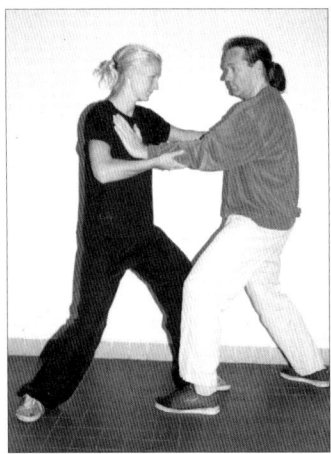

Nach der Korrektur sieht es dann folgendermaßen aus:

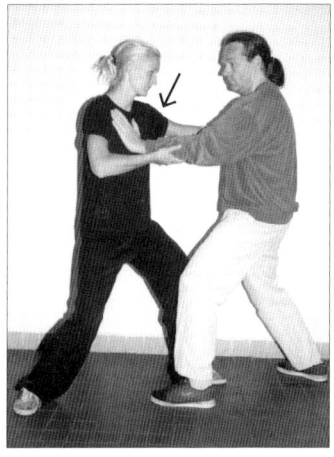

Aber noch immer behält Helmut die Oberhand, eine weitere Korrektur ist notwendig. Sie ist etwas schwerer zu erkennen, aber sehr wesentlich:

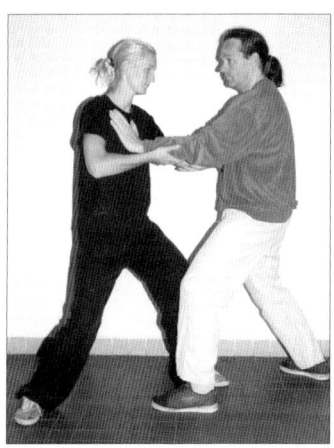

Die Schulter ist zu angespannt und dadurch hochgezogen. Nicht nur, dass Helmuts Kraft hier eine Ansatzfläche zum Schieben finden würde, Claudias eigene Kraft würde hier stagnieren.

Eine Korrektur würde wie folgt aussehen:

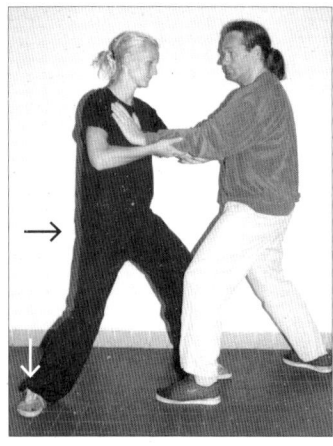

Und eine weiterer Fehler ist offensichtlich:
Da Claudias rechter Fuß zu weit nach außen gedreht ist, sind Knie und Hüfte vom Rest des Körpers getrennt. Dadurch ist sie in diesen Bereichen innerlich nicht geschlossen und ihre Kraft würde sich hier entzweien bzw. Helmuts Kraft kann hier eindringen.

Wir müssten also folgendermaßen ansetzen:

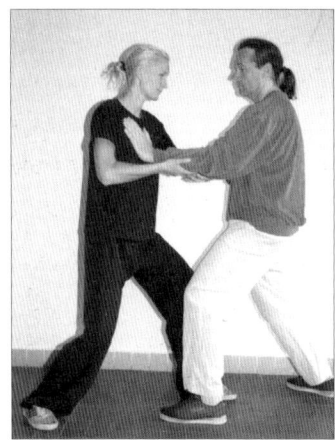

Nach der Korrektur sieht es dann so aus:

Sehen wir uns dieses Foto im Vergleich zum ersten an, so erkennen wir, dass Claudia nun nicht mehr im Nachteil steht. Im Gegenteil. Von der Struktur her steht sie nun besser als Helmut. Es fragt sich jedoch, ob sie diese auch wird halten können, wenn Druck ausgeübt wird. Eine weitere Korrektur ist notwendig, um dieses Ziel zu erreichen: Innen und Außen müssen auf einander abgestimmt werden. Jetzt, wo der äußere Rahmen gegeben ist, können wir zum Eigentlichen des Taijiquan-Unterrichts kommen: Der inneren Korrektur. Wir haben quasi den Behälter, den

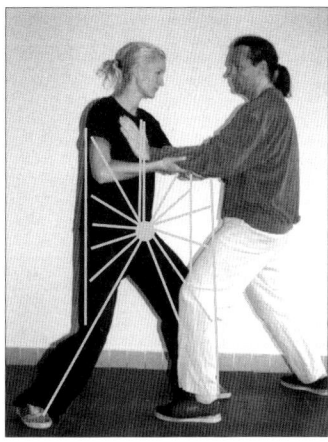

äußeren Körper, im Lot und können jetzt über diesen Impulse in den inneren Körper abgeben. So können wir im Innern jeden einzelnen Bereich und Mikrobereich des Körpers lösen, zueinander zu führen und auf Dantian (jetzt nach der äußeren Korrektur auch Körperzentrum) zentrieren.

So kann dann der korrigierte äußere und der korrigierte innere Körper zusammenfließen. Körpermitte und Dantian ergeben ein und denselben Bereich und der Körper kann von hier als Einheit gesteuert werden:

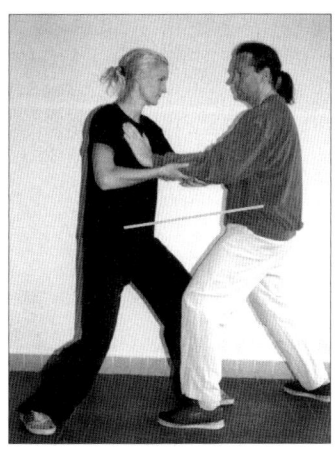

Eine weitere innere Korrektur ist bei Claudia möglich, die aber eine direkte Wirkung auf ihren Partner hat:
Es wird ein Impuls gegeben, der nicht nur die eigene Energie zentriert und den ganzen Körper miteinander verbindet, sondern zudem noch das Zentrum des Gegenübers okkupiert. Dies ist keine äußere Bewegung, sondern lediglich eine Erweiterung des Systems auf das des „Gegners":

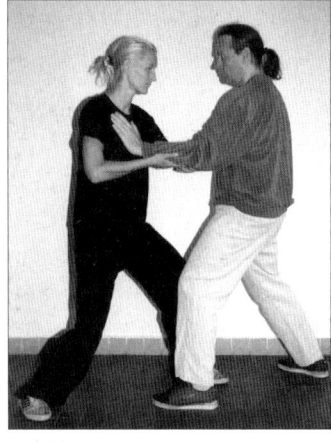

Es ergibt sich dadurch folgender Zustand:

Jetzt sehen wir einen deutlichen Vorteil auf Claudias Seite. Helmut merkt intuitiv, dass ihm Raum genommen wurde (intuitiv deshalb, da ja keine äußerliche Bewegung stattgefunden hat) und versucht dies „unbewusst" im oberen Teil des Rückens wieder auszugleichen, indem er sich dort nach hinten hin Raum verschafft:

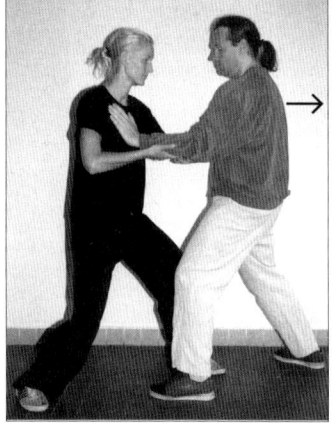

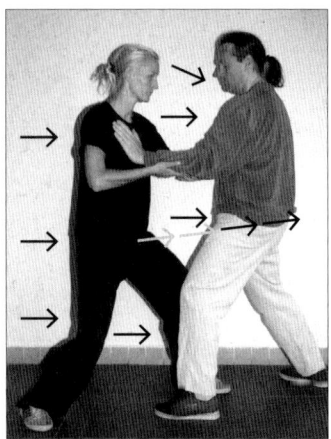

Dadurch ist er bereits vor Beginn einer äußerlichen Handlung im Ungleichgewicht und auch sein eigenes Schieben würde sich bloß gegen ihn selbst richten. Beide Kräfte, die von Claudia und die von Helmut, würden sich daher zu Helmuts Ungunsten entwickeln, d.h. Claudia gewinnt:

Etwas über den Sinn und Unsinn von Partnerformen und –routinen

Alle hier im Buch angesprochenen Bewegungsabläufe sind Partnerroutinen. Ich nenne sie deshalb so, weil sie sich innerhalb weniger
Bewegungen stets wiederholen und in sich keinen festgelegten
Kampfablauf wiedergeben. Es handelt sich lediglich um ein konzep-
tionelles Training und nicht um das wiederholte Eintrainieren von
Angriffs- und Abwehrhandlungen, die vorher arrangiert wurden.
Letzteres wird im Allgemeinen Partnerformen genannt und kommt
klassisch im Chenstil nicht vor. Da es in moderneren Taiji-Stilen so
etwas wie Partnerformen aber gibt, möchte ich kurz dazu Stellung
nehmen, warum diese klassisch nicht vorhanden waren.

Die Partnerroutinen sind in ihrer Art, ähnlich wie die Soloformen,
abstrakt. Dadurch geben sie mir die Möglichkeit, mich frei innerhalb
des Prinzips zu entwickeln und die für mich richtige Interpretation der
einzelnen Techniken zu finden. Nehme ich zum Beispiel 'die einzelne
Peitsche' aus der Handform, so würde sich selbstverständlich niemand
in Wirklichkeit (sprich in einer Kampfhandlung) so hinstellen, oder
versuchen, so einen Angriff abzuwehren. Aber selbstverständlich sind
in „der Peitsche" wie in jeder anderen Figur in der Form eine Menge
Techniken des Schlagens, des Tretens, des Werfens und Hebelns
enthalten.
Auch alle 13 Grundenergien sind in ihr enthalten. Durch eine jede Figur
verstehe ich das ihrem Aspekt zu Grunde liegende Konzept und lerne,
es körperlich ausführen zu können. Dies jedoch selbstverständlich frei
und entsprechend der Situation immer wieder anders. So sind auch die
Partnerroutinen ebenfalls in gewissem Sinne abstrakt. Dies macht es dem
Anfänger zwar zunächst etwas schwierig, hier überhaupt die Kampfkunst
zu entdecken und zu verstehen, aber es gibt mir die essentielle Freiheit,
mich innerhalb des Systems selbst und situationsgerecht auszudrücken.
Die Kritik, klassische Systeme wären verstaubt, veraltet und zu unflexibel,
stimmt mindestens im Chenstil nicht.
Ich denke sie stimmt generell nicht, aber für die anderen Systeme kann
ich nicht sprechen. Auch der Chenstil als klassisches System hat sich
über die Jahrhunderte ständig verändert. Aber was sich nie geändert hat,
ist seine grundsätzliche Zielsetzung: Selbstverteidigung, Gesundheit und
spirituelles Wachstum. Es ist wie in der Autoindustrie: Natürlich haben

sich die Autos in den letzten hundert Jahren stark verändert. Aber die Zielsetzung ist immer die gleiche geblieben: Immer schneller mit immer weniger Verbrauch. So auch in der Kampfkunst. Die Techniken sind von großen Meistern wie Chen Changxing und Chen Fake reformiert worden. Aber das Prinzip ist stets das gleiche geblieben und ist niemals vom klassischen abgewichen.

Auch unsere heutigen Kurzformen nach Chen Xiaowang erfüllen nach wie vor diese Grundsätze. Verändert sich ein System aufgrund äußerlicher Ästhetik oder den (Nicht-)Ansprüchen der noch unwissenden Schüler, oder, in der Moderne, der ebenfalls hierin unwissenden Krankenkassen, dann hat sich etwas verändert, was man nicht klassisch nennen kann. Aber die verminderte Effektivität geht in diesen Fällen klar zu Lasten der modernen Systeme, nicht der klassischen. Auch die Reformen eines Yang Chengfu sind noch klassisch zu nennen. Die Variante der Pekingform, welche 1956 im Auftrage der chinesischen Regierung erstellt wurde, jedoch nicht mehr.

Hier sind wesentliche Merkmale nicht mehr berücksichtigt worden, die ein Laie jedoch nicht zu erkennen vermag. Ob dies nun absichtlich oder aus Versehen passiert ist, sei dahingestellt. Genauso bedeutet es nicht, das z.B. die Pekingform in ihrem Zusammenhang nicht den Sinn erfüllt, dessen sie kreiert wurde.

Auch die Partnerroutinen sind klassisch und geben mir die Möglichkeit innerhalb meines Gongfu den freien Ausdruck zu finden bzw. dieses Gongfu überhaupt zu entwickeln. Denn nur so kann ich mich effektiv der Situation anpassen.

Anders ist es bei den im Taijiquan neu entstandenen Partnerformen. Hier werden exakte und festgelegte Bewegungen des Angriffs und der Verteidigung eingeübt. Das sieht von außen und für einen Laien auch ganz hübsch aus. Ich erlerne eine bestimmte Technik, z.B. einen Schlag, und mein Gegenüber lernt eine hierfür passende, entsprechende Antwort bzw. Gegentechnik als Abwehr. Das ist quasi das Prinzip des richtigen Schlüssels zum richtigen Schlüsselloch. Doch was passiert, wenn ich die Treppen hoch rase, weil fünf Skinheads hinter mir her sind und mir an den Kragen wollen? Ich reiße meinen Schlüsselbund heraus, suche verzweifelt den richtigen Schlüssel und wenn ich ihn endlich habe, bin ich zu aufgeregt, um damit das Schlüsselloch zu treffen.

Dies ist der Moment, in dem er mir das einzige Mal im Jahr vermutlich auch noch herunterfällt. Anders ausgedrückt: Die Ernstsituation geht viel zu schnell und wird von zu vielen anderen Aspekten bestimmt, als das ich in der Regel überhaupt ersehen kann, wie mich der Gegner angreift. Wozu ich dann jedoch garantiert überhaupt nicht genug Zeit habe, ist über die passende Gegentechnik nachzudenken und die dann auch winkelgerecht aus bewusster Entscheidung heraus anzubringen. Dazu kommt, dass ein Schlag niemals gleich ist und ganz bestimmt werde ich nie exakt so angegriffen, wie ich es in der Partnerform eingeübt habe. Es reicht schon ein Zentimeter anderer Winkel und das ganze Ding geht baden. Tatsächlich aber werden die Angriffe in der Realität vermutlich nicht einmal überhaupt auch nur eine geringe Ähnlichkeit zu meiner Partnerform aufweisen, trainiert der andere doch bestimmt nicht gerade auch diese Partnerform und ist so nett, sich dieser entsprechend zu verhalten.

Ein ebenso großer Nachteil der Partnerformen ist, dass ich es dem Gegenüber gestatte, meinen Angriff abzuwehren. Das bedeutet, ich lerne mit der Zeit, so zu schlagen, dass mein Angriff auf gar keinen Fall trifft. Schlimmer noch, übt man die Form schnell aus, was zumindest in vielen äußeren Systemen häufig der Fall ist, und Folgendes ist bei Partnerformen mit Waffen am offensichtlichsten, dann muss ich der Verletzungsgefahr wegen sogar auf Nummer sicher gehen, dass ich den Partner nicht treffe. Und damit das nicht aus Versehen passiert, lerne ich bewusst oder unbewusst, mit der Zeit vorbeizuschlagen. Dies ist für mein intuitives (Re-)Aktionsvermögen mehr als nachteilig und es wäre besser, dies gar nicht erst trainiert zu haben.

Daher kann ich aus Erfahrung und mit Bestimmtheit sagen, dass dieses Training nicht viel Wert hat. Im Gegenteil, es kann sogar Fehler antrainieren, die im Ernstfall schlimme Auswirkungen (allerdings für mich selber) haben können. Da zum Glück die meisten Ausübenden und auch Lehrer der chinesischen Kampfkünste und gerade auch des Taijiquan selten oder auch nie in einer Ernstsituation stehen, fällt dieser Fehler natürlich niemandem auf.

Daher ist es verständlich, dass es in den moderneren Taiji-Systemen Partnerformen gibt, in den klassischen, die die Ernstsituationen noch aus der Erfahrung heraus berücksichtigen, jedoch nicht.

Etwas zum Wettkampfpushhands

Solange es Kampfkünste gibt, solange vergleicht sich der Mensch bereits in ihnen. Dies jedoch liegt nicht innerhalb der Erfindung der Kampfkunst, sondern innerhalb der Veranlagung des Menschen. Martialische Vergleiche hat es selbstverständlich schon vor den Kampfkünsten gegeben, nur damals hieß es Streit. Und auch ohne Kampfkunst werden diese Kämpfe sicherlich nicht bedeutend weniger Aufsehen erregend oder effektiv im Sinne von schadhaft für den Verlierer gewesen sein. Das Wort Kampfkunst deutet aber darauf hin, das hier etwas genommen wurde, was zuvor bereits Bestand hatte, nämlich der Kampf, welcher nun jedoch künstlich kultiviert, sprich zur Kunst empor gehoben wurde. Man musste sich jetzt nicht mehr ernsthaft streiten, um sein Aggressionspotential zu relativieren.

Es langte zu sagen: „Hey, dein Kungfu Stil ist schlecht, meiner ist besser, komm, ich zeig es dir!" Kurz ausgedrückt, der Kampf wurde gesellschaftsfähig und dadurch „kultiviert". Jetzt aber in ritualisierter, sprich abgesprochener Art und Weise und daher künstlich. Dies hatte durchaus auch seine positiven Eigenschaften. So konnte ein jeder Stil an seinen eigenen Fehlern und Vorzügen wachsen und es war nicht so einfach, zu glauben, dass man gut sei, wenn einem ständig jemand in einer Herausforderung das Gegenteil bewies. Durch die Kunst, also durch das Künstliche jedoch, gab es selbstverständlich einen Verlust an die Natürlichkeit. Zwar war und ist die Grundprämisse, die eigene Leistungsfähigkeit im Kampf zu steigern.

Effektive, spontane Kraftausbrüche wurden aber auch in kontrollierte und ritualisierte, dadurch nicht selten auch abgeschwächte Formen gebracht. Die erlernte Kontrolle hatte bei entsprechender Überlegenheit den Vorteil, den anderen zu besiegen, ohne ihn unnötig zu verletzen. In Ernstsituationen jedoch häufig sicherlich auch das Problem, einer unkontrollierten Kraft nicht widerstehen zu können. Nicht umsonst lautet ein japanisches Sprichwort: „Der ist ein Schwertmeister, der einen Bauerntölpel besiegen kann."

Wer mal kräftig auf einer Feier der Freiwilligen Feuerwehr oder einem Dorffest mitgemischt hat, weiß, wovon ich rede. Wir werden bei näherer Betrachtung mit mindestens zwei verschiedenen Phänomenen konfrontiert: Das eine ist der ritualisierte Kampf, der in sich bereits die Konditionierung mit sich trägt. Das andere ist der unkontrollierte Ausbruch ungezähmter Kraft, sprich eine Ernstsituation. Beide Varianten einer Auseinandersetzung folgen aber ihren eigenen

Gesetzmäßigkeiten und sind nicht vollständig miteinander kompatibel. Gerade auch zur vorletzten Jahrhundertwende, als der intellektuelle Teil der Weltbevölkerung begann, sich für Kampfkunst zu interessieren, gab es große Zugeständnisse an den Verfall der Effektivität der Kampfkunst, denn die philosophische und spirituelle, aber auch die sportliche Ausrichtung derselben kam in breiten Bevölkerungsschichten immer mehr in Mode. Der Herausforderungskampf wurde zunehmend zivilisiert und endete schließlich in sportlichen Vergleichen. In Turnieren. Zog ein Musashi noch Menschen tötend durch das Land, um an seinen Taten zu wachsen, so haben wir heute sportliche Veranstaltungen vom (fast) ungeschützten Vollkontakt-Allkampf bis hin zur leichtesten Berührung mit einem Boxhandschuh im Leichtkontakt, nachdem sofort unterbrochen wird. Jeder so, wie er es mag.

Bereits im 16. Jahrhundert bemerkte der General Qi Jiguang, auf dessen Werke Chen Wangting unter anderem seine neue Kampfkunst, das spätere Taijiquan, begründete, dass die Kampfkunst eine gute Art der Ertüchtigung von Körper und Geist sei, militärisch seinen Nutzen jedoch verloren hätte.

400 Jahre später gelang es auch dem Taijiquan sich als Wettkampfsport bemerkbar zu machen. Zum einen als Vergleich in Formenabläufen, welcher hier aufgrund des Buchthemas angenehmer Weise unbesprochen bleiben darf, zum anderen in einer sportlichen Variante der Schiebenden Hände, was oftmals auch als „stand up wrestling" bezeichnet wird.

Nun ist „stand up" wrestling eine äußerst nützliche Angelegenheit, geht es um den Zweikampf oder auch um die Selbstverteidigung. Gemeinhin wurden die Schlag- und Trittkampfkünste immer als die überlegenen Stile favorisiert. Doch die seit über zwei Jahrzehnten inzwischen wieder in Mode gekommenen, fast regellosen Kampfturniere wie das Cage fighting, das Vale Tudo oder auch das Pride, haben gezeigt, was man in der Antike zu Zeiten, als der griechische Allkampf Pankration noch olympische Disziplin war, bereits wusste: Gewinnen tun meistens die Ringer. Schon bei einem jeden Profiboxkampf sieht man die Boxer alle paar Sekunden im so genannten Clinch, d.h. ineinander verhakt. Dies ist im Boxen jedoch nicht erlaubt, weshalb die Boxer dann wieder auseinander getrieben werden.

Letzteres jedoch passiert nicht, wenn dort kein Ringrichter wäre oder diese Regel nicht bestünde. Kommen also zwei Kontrahenten, die nicht durch äußere Umstände (wie z.B. ein Dritter oder Regeln) gestört werden, in einen Kampf, so wird es schnell zu einem Gerangel. Natürlich kann dies schon wieder sehr anders aussehen, wenn die ersten Schläge aus der Distanz eine deutliche Wirkung erzielen (was aber nicht sooft der Fall ist, wie man glauben möchte), oder aber die Situation nicht rangelgerecht ist, z.b. wenn es sich um eine Situation unterschiedlicher Autoritätsansprüche handelt, wie z.b. unter Mitbeteiligung der Polizei oder vor der Kasse einer Disko in sprachlicher oder auch physischer Kommunikation mit dessen Türstehern.

In jedem Falle aber stellt das so genannte „stand up" wrestling daher eine sehr wichtige Abteilung innerhalb der unbewaffneten Wehrtüchtigkeit dar.

Dazu kommt, dass es zwar ausgezeichnet ist, sich am Boden bestens verteidigen zu können, aber nicht nur die alten Schlachtfelder, auch moderne Massenveranstaltungen wie Konzerte oder Fußballspiele haben gezeigt, dass in Momenten einer Panik und Massenflucht es immer von (über-)lebenswichtiger Größe ist, stehen bleiben zu können. Denn einmal hingefallen ist es teilweise kaum mehr möglich, wieder nach oben zu kommen und viele Menschen sind auf diese Weise schon zu Tode überrannt worden. „Stand up wrestling" ist daher eine äußerst tüchtige Fertigkeit innerhalb von Massenfluchten. Aber auch in der Selbstverteidigung muss es immer das vorrangige Ziel sein, selbst stehen zu bleiben, während der andere hinfällt. Bin ich mit dem Gegner allein, ist der Boden sicherlich eine gute Möglichkeit, einen Kampf zu bestreiten, vorausgesetzt ich bin in dieser Sphäre ein Könner. Doch was ist, wenn seine Freunde dabei sind und auf mich am Boden eintreten, während ich den anderen unter Kontrolle gebracht habe?

Wir verstehen langsam, dass alle Ebenen des Kampfes, die Schlag- und Trittdistanz, das Ringen und der Bodenkampf innerhalb der unbewaffneten Auseinandersetzung von Wichtigkeit sind. Daher also unbedingt auch das so genannte „stand up wrestling", die Turniervariante des Taijiquan.

Deshalb ist der Turnierkampf der Schiebenden Hände und seine Vorbereitung hierzu auch ein äußerst guter Aspekt des Trainings. Sicherlich kann man dies auch trainieren, ohne auf ein Turnier gehen zu müssen. Aber ein Turnier verschafft einem die gute Möglichkeit, sein Können unter sehr viel „realeren" Bedingungen zu testen, als im Training. Und jeder, der selbst solche Turniere mitgemacht hat, weiß erneut, wovon ich rede. Es ist ja so, im Training herrscht oftmals eine ausgelassenere Stimmung. Es geht um wenig und man kennt sich. Der Ernstfall fällt als Trainingsplatz aus, da wir genau diesen ja vermeiden wollen, wir sind ja die Guten. Auf einem Turnier aber entsteht eine sehr viel energiereichere Atmosphäre, die auf halben Wege zwischen

Training und Ernstfall liegt. Zwar ist es auch hier nur ein abgesprochenes Spiel im gewissen Sinne. Aber die eingesetzte Energie ist doch um ein Vielfaches höher, die Egos wachsen deutlich und die Aufregung ist nicht vergleichbar mit dem normalen Training. Daher ist ein Turnier immer eine äußerst gute Möglichkeit, seine Fähigkeiten realistischer überprüfen zu lernen, als es im Training der Fall ist. In der Regel ist das normale Training die einfachste Situation, das Turnier ist schwieriger und der Ernstfall ist am schwierigsten. Aber es gibt auch Ausnahmen. Ich erinnere mich an ein 13-jähriges Skinheadmädchen, dass mir vor etwa 10 Jahren auffiel. Beiseite genommen erzählte sie mir, dass sie erst letzte Woche mit dem Gewehr ihres Vaters auf ihren Nachbarn geschossen habe und noch jetzt verärgert darüber sei, ihn verfehlt zu haben. Wir trafen uns öfters und es stellte sich heraus, dass sie regelmäßig in der Schule Jungs wie Mädchen verdrosch.

Ich nahm sie als Schülerin an, da ich hoffte, sie mit der Zeit auf einen besseren Pfad bringen zu können. Es kam der Tag, als wir zusammen auf ein Turnier gingen und sie sowohl im pushhands („standup wrestling"), als auch im Vollkontakt (Treten und Schlagen) antreten sollte. Nun machte sie dies eigentlich jeden Tag auf dem Schulhof, ohne, wie sie sagte, besondere Gefühlsregungen. Hier jedoch war sie so aufgeregt, dass sie kaum ein Bein vor das andere setzen konnte. Ihre Mutter war anwesend und sie wollte sich vor mir und ihr nicht blamieren. Jetzt bedeutete es ihr etwas. Und schon war alles viel schwieriger als in Wirklichkeit. Es war für sie genau anders herum. Nach ein paar Wochen unseres Trainings verschwanden bereits die Hakenkreuzmalereien in ihrem Zimmer und einige Monate später war sie vollends aus der Szene, den Drogen und der Gewalt herausgewachsen. Taijiquan war zum Glück erfolgreich gewesen.

Bis heute haben wir noch gelegentlichen Kontakt, sie ist inzwischen verheiratet und hat eine Tochter. Nun gibt es auch wieder andere, die im Training immer verlieren, aber auf den Turnieren gewinnen und umgekehrt. So oder so stellen Turniere eine gute Brücke zwischen Training und Ernstfall dar und sollten daher nicht unterschätzt werden.

Auf der anderen Seite stellt sich für das Taijiquan die mehr als sinnberechtigte Frage der Philosophie solcher Veranstaltungen. Wenn auch im heutigen China überwiegend keine Zweifel an der positiven Auswirkung der versportlichten Seite des Taijiquan gehegt werden, so erinnern wir uns doch zumindest im Westen (da zur Zeit ein bisschen mehr sinnsuchend, als der momentan vergleichsweise mehr konsuminteressierte Osten) an die eigentlichen daoistischen, teils auch buddhistischen Hintergründe des Taijiquan. Ob nun von Zhang Sanfeng im Wudang Gebirge oder von Chen Wangting in Chenjiagou, beide begründen den Überlieferungen nach ihre neu geschaffene Kunst mit daoistischem Gedankengut.

Demnach aber sollte die Kunst zu innerem Frieden, Gesundheit, Ausgeglichenheit und vor allen Dingen zu einem sich verringerten Ego nebst Selbstverteidigungsqualifikation führen. Dies ist auf einem Turnier schwer zu erreichen. Zheng Manjing sagte noch „ins Verlieren investieren", aber auf einem Turnier möchte man gewinnen. Ja, man sollte sogar gewinnen wollen, denn sonst macht ein Turnier keinen Sinn. Das Problem aber am Gewinnenwollen kann die emotionale Belastung und deren Machtergreifung durch das Ego sein. Wer erfolgreich auf einem Turnier teilnehmen will, braucht eine gute Vorbereitung. Schon hier können Spannungen auftreten, die mit den Mitmenschen ausgetragen werden: Man möchte konzentriert sein und ungestört trainieren können, so dass Interessenkonflikte mit den Mitmenschen um einen herum naheliegend sind. Auch könnte sich durch meine sich langsam aufbauende innere Spannung eine erhöhte Reizbarkeit nach außen auftreten. Spätestens auf dem Turnier aber beherrschen in der Regel zwei Egos die Kampffläche, was der Darbietung auch erst zu ihrer angedachten Brisanz verhilft. Was wäre schließlich ein Turnier, auf dem der Eine, nachdem er einmal geschlagen wurde, noch seine andere Wange hinhielte?

Gewinnt nun einer das Turnier, so besteht die Möglichkeit, dass er eine Freude entwickelt, die auf der Überwindung des anderen (bzw. der anderen) besteht. Ein Stolz könnte entstehen, der die, wenn auch scheinbar „freundschaftliche Erhöhung" über den Anderen (die anderen) zur Basis hat. Bei regelmäßigen Turniersiegen besteht die Gefahr, dass man sich für besser als andere halten mag, was geradezu ein paradiesischer Zustand für das Ego wäre. Verliert man, was alle bis auf ein, zwei oder drei tun (die ersten drei Platzierten), so besteht wiederum neben einer Depression die Möglichkeit, seiner Enttäuschung Luft zu machen, indem man sich schlecht über andere, hier Schiedsrichter, Turnierveranstalter und selbstverständlich Gegner auslässt. Hervorragend ist auch das Konzept, sein Ego zu retten, indem man ausflüchtende Gründe fürs Nichtgewinnen vorschiebt. Falsche Turnschuhe, schlechte Turnierorganisation, unfairer Schiedsrichter und vieles andere mehr bietet sich hier bestens an (was nicht ausschließen soll, dass dies auch begründet sein kann). Es ist also äußerst schwierig, mit gutem Seelenheil aus einer solchen Veranstaltung wieder herauszukommen. Aber genau hier möge der zweite gute Grund für eine solche Veranstaltung liegen. Nämlich den Spieß genau anders herum zu drehen. Selbstverteidigung hat eine äußere Komponente. Ich schütze mich vor einem äußeren Gegner. Aber sie hat auch einen inneren Aspekt: Ich schütze mich vor einem inneren Gegner. Vor mir selbst. Genauer, vor meinem Ego, meinen Ängsten, meinem Stolz. Wissend um die Mechanismen solcher Veranstaltungen auf psychologischer Ebene nehme ich den Kampf doppelt an: Zum einen gegen meinen Gegenüber, zum andern gegen mich selbst.

Ich beobachte mich dabei, wie ich in der Vorbereitungsphase auf meine Mitmenschen wirke und reagiere. Schaffe ich es, sie nicht in meine inneren Spannungen mit einzubeziehen? Ich beobachte mich dabei, wie ich mich am Turniertag verhalte, in welcher Künstlichkeit/Natürlichkeit ich aufzutreten im Stande bin. Ich beobachte mein Ego während des Kampfes, fühle ob und in welche Weise es meine Handlungen beeinflusst - wenn ich anfange zurückzuliegen, wenn es ganz knapp ist oder wenn ich vorne liege. Und ich beobachte mich, wenn ich gewonnen/verloren habe. Wie gehe ich mit den Menschen um mich herum um, wie gehe ich mit mir selbst um? Wie ist es in den nächsten Tagen, was entwickelt sich hier? All diese Fragen und ein objektives Wahrnehmen meiner selbst und der Umgebung ist gefragt.

Und es gibt nur eine einzige Sache, die immer wieder des Problems Lösung ist: Das im Taijiquan so wichtige Prinzip des Loslassens und des Mit-Gefühls. Gewinne/verliere ich, lasse ich sofort wieder davon los; gewinne/verliere ich, ist nicht mein Stolz oder mein Ärgernis das, was gelebt werden soll. Sondern es ist mein Mitgefühl mit den anderen Gewinnern/Verlierern, was mich bewegt. Es ist die objektive Sicht meines Leistungsstandes, wo und wie ich mich zu verbessern habe bzw. was schon ganz gut funktioniert und was nicht, was in gleichmütige Betrachtung gezogen werden soll.

Es ist schwierig, dies auf neutraler Ebene zu tun und sich nicht vom Ego vereinnahmen zu lassen. Vor allem, wenn man beginnt, so zu tun als ob, um nicht nur als technischer Gewinner, sondern auch noch als ethischer Meister gelten zu wollen. Auch hier muss das Wollen wieder verschwinden.

Einen der schönsten Turnierkämpfe, den ich je in meinem Leben gesehen habe, wurde von einem eifrigen Schüler unseres russischen Partnerverbandes INBI in Chenjiagou 2005 bestritten. Er kämpfte drei Kämpfe und stand dann im Finale. Bei jedem Kampf konzentrierte er sich nur darauf, nicht geschlagen zu werden, griff aber nicht ein einziges Mal an. Nach jedem Kampf stand es 0:0 und er gewann durch eine Regel, die besagt, dass bei Punktegleichstand der Leichtere gewinne. Nach dem Halbfinale fragte ich ihn, warum er es so darauf ankommen ließe. Er sagte: „Es ist unheimlich schwierig für mich, mich nicht von den Emotionen packen zu lassen und in Aggression gegen den Druck des Gegners zu antworten. Ich muss all meine Aufmerksamkeit nach innen richten, um diese Ruhe zu versuchen aufrecht zu erhalten. Wie sollte ich da Zeit haben, ihn angreifen zu können?"

So griff er seinen Gegner nicht ein einziges Mal an, konnte dessen Angriffe aber aufgrund seiner guten Struktur jedes Mal auffangen und an sich vorbeileiten, so dass er auch nie einen Punkt verlor. Im Finale war es dann soweit, er verlor für einen Moment die Kontrolle über sein Innerstes. Sein Ego gewann in der Aufregung für den Bruchteil einer Sekunde die Oberhand und er griff kurz vor Schluss unvermittelt an. Jedoch zu einem völlig unpassendem Zeitpunkt, so dass der Gegner dies ausnutzte und ihn zu Boden brachte. Er verlor durch genau diesen einen Punkt.

Natürlich ist dies nur ein Beispiel und sollte nicht wörtlich übernommen werden. In der natürlichen Absichtslosigkeit finden selbstverständlich Angriff und Verteidigung entsprechend der Situation gleichermaßen statt. Der große Unterschied zum unbewussten Kampf ist nur, dass mein Verhalten während des Kampfes nicht aus meinem Wollen heraus, sondern aus der Situation heraus von alleine entsteht. Ist es sinnvoll anzugreifen, so greife ich an. Ist es sinnvoll zu verteidigen, verteidige ich. Ist Angriff die beste Verteidigung, so tue ich es. Ist den Angriff abzuwarten die beste Art zu kontern, so tue ich dies. Die Situation entscheidet und nicht mein Verstand. Ich gehe sozusagen nur durch Türen, die vor mir aufgehen und versuche niemals, selbst eine zu öffnen. Genauso bleibe ich aber auch nie vor einer aufgehenden Tür stehen. Dies bedeutet Absichtslosigkeit, da ich nur der Situation folge und keine eigene Absicht hierzu entwickele (wu wei – Nicht-Handeln).

Nun muss man sich jedoch vor der Entwicklung schützen, die z.B. schon große Teile des klassischen Karate zum so genannten Sportkarate verändert hat: Turniere haben ihren Nutzen und können ein wichtiger Baustein innerhalb der Entwicklung eines Kampfkünstlers sein. Dazu bedarf es jedoch eines Regelwerkes, das der klassischen Entwicklungsidee keinen Abbruch tut. Ändert man die Regeln zu Gunsten eines rein versportlichten Interesses oder einer äußerlichen Ästhetik, kann es schnell passieren, definitiv in eine falsche Richtung zu gehen. Auf jeden Fall aber in eine Richtung, die dem ursprünglichen Gedanken entgegengesetzt ist. So gibt es Entwicklungen innerhalb der so genannten äußeren Kampfkünste, in denen die Regeln einen Fauststoß zum Kopf untersagen, einen Treffer mit dem Fuß jedoch erlauben. Und schon trainieren alle einen Fußtritt zum Kopf, was den längsten Weg darstellt und vernachlässigen den Fauststoß, welcher der kürzeste ist. Oder man beginnt aufgrund des von beiden im Einvernehmen begonnenen Zweikampfes mit einer hüpfenden Fußarbeit und gibt damit die Idee von Standfestigkeit auf.

Dies wäre jedoch im Falle der Selbstverteidigung, in der nur der Aggressor kämpfen will, eine Technik, die jetzt definitiv nicht situationsgerecht ist. Auch kann die hüpfende Fußarbeit nur innerhalb von Zeit eingesetzt werden. Diese aber habe ich im Ernstfall nicht, sonst könnte ich auch davon hüpfen. Zur Erinnerung: Ich muss klar zwischen einem Zweikampf (zwei Personen wollen kämpfen) und einer Selbstverteidigungssituation (der „Kampf" geht nur von einer Person aus) unterscheiden.

Ich erinnere mich an ein Match mit einem mehrfachen Vizeweltmeister der 85 Kiloklasse im Vollkontakt der International Wushu Förderation (IWF), der einzig legitimierten Assoziation des chinesischen Staates mit olympischer Anerkennung.

Der Kampf war nach 2 Sekunden bereits vorüber, da ich, statt mich an seinem Hüpfen zu beteiligen, ihn einfach umrannte. Denn ich wollte nicht kämpfen, sondern gerade dies beenden. Mit diesem Nicht-Konzept hatte er nicht gerechnet und kam damit auch in einem Wiederholungsversuch nicht klar. Wenn klassische Selbstverteidigungs systeme zu einem modernen Wettkampfsport mutieren, so ist es daher sehr leicht möglich, dass die eigentliche Idee auf der Strecke bleibt. So ist es dann auch nicht weiter verwunderlich, wenn viele Kampfkünste ihre Effektivität einbüßen und von außen her auch nicht mehr ernst genommen werden. Von innen her betrachtet mag das jedoch nicht immer gleich auffallen, bin ich auf meinen Turnieren doch siegreich. Das dies jedoch nicht „straßentauglich" ist, wird oft nicht realisiert, da sich für die meisten angenehmerweise eine solche Ernstsituation nicht einstellt. Es darf auch nicht vergessen werden, dass, trainiert man beides, modernen Wettkampfsport und traditionelle Selbstverteidigung, im Ernstfall meistens der Reflex aus dem antrainierten freien Kampf zu Tage tritt. Daher kommt es in der Regel dazu, dass die für den Ernstfall trainierten Techniken versagt bleiben, während die verspielten Techniken des Turniersports plötzlich die Antwort im Ernstfall darstellen.

Will man also die Vorteile eines Turniers nutzen, um gleichwohl auch seine ernsthaften Techniken einer Überprüfung durch einen Gegner zu unterziehen, so dürfen die Regeln nicht der Praxis innerhalb einer Ernstsituation widersprechen. Damit ist es jedoch nicht nötig, gleich ein regelloses Vollkontaktszenario zu kreieren. Es reicht aus, wenn in Rücksichtnahme auf die Gesundheit das Repertoire in einer Weise beschnitten wird, die die Reaktionsmechanismen nicht verändern, sondern höchstens in eine fundamentale Form zurückbringen. Damit wäre gemeint, dass grundlegende, wichtige Aspekte des klassischen Technikrepertoires erhalten bleiben, während darauf aufbauende, gefährlichere Techniken vielleicht aufgrund des Sports und der Gesundheit zurückgestellt werden. Auf den Turnieren der Schiebenden Hände in der VR China ist dies bisher recht sinnvoll auf die Weise gelöst worden, dass man sich auf ein Konzept des Gleichgewichtkampfes geeinigt hat, d.h., es geht um ein Schieben und Werfen ohne Greifen. Die Techniken werden limitiert auf das fundamentale Gefühl des Beherrschens des Gleichgewichts. Bei diesen Kämpfen, bei denen es darum geht, den Gegner aus der Wettkampffläche oder zu Boden zu bringen, beschränke ich mich insofern also auf dieses „Kämpfen um das Gleichgewicht".

Es behindert mich daher in keiner Weise daran, wie ich mich im Ernstfall zur Wehr setzen würde, da dieses „stand up wrestling" das optimale Fundament bietet, auf das ich dann alle meine Schläge, Tritte, Hebeltechniken und Würfe aufbauen kann. So habe ich eine Möglichkeit des relativ verletzungsfreien Turnierkampfes und gleichzeitig eine sehr gute Basis, auf der ich 1:1 meine weiteren Selbstverteidigungstechniken aufbauen kann. Zu dem Entwickeln des „Gefühls und Übertrags" für meine Techniken aus den klassischen Übungen der Schiebenden Hände, wie sie in diesem Buch beschrieben sind, sowie der Standhaftigkeit und des energetischen Verständnisses, wie es in dem Buch „Chen" erläutert wurde, kommt jetzt noch der wörtlich zu nehmende Test dieser fundamentalen Fähigkeiten unter einem sehr hohen physischen und mentalen Druck. Und wer schon einmal bei so einem Turnier mit bewegter Schrittarbeit mitgemacht hat, weiß, wie viel Druck hierbei entstehen kann.

Die Regeln des Turnierkampfes der Schiebenden Hände sollten daher klar und einfach sein und vom oben beschriebenen Konzept ausgehend konzipiert werden.

Denn alle Regeln bedeuten auch eine Entwicklung, die ich „kämpfen nach den Regeln" bezeichnen möchte. Dies bedeutet, dass eine

Eigenentwicklung von Techniken entsteht, die ausschließlich innerhalb dieses „Spiels" wirksam sind. Hiervon ist Abstand zu nehmen und durch die Regeln auch nicht zu begünstigen, da das Taijiquan sonst dieselben Fehlentwicklungen nehmen kann, wie so manch andere äußere Kampfkunstart bereits genommen hat. Letzteres hat dann auch zu Recht zu der Begriffsumbenennung „Kampfsport" geführt.

Dies bedeutet, dass der Ausrichter eines Turniers sich dieser Vor- und Nachteile bewusst sein muss und äußerste Sorgfalt walten lassen muss, wenn er sein Turnier entwirft, so dass eine wirklich sinnvolle Veranstaltung entstehen kann.

So findet die im Westen nur allzu beliebte Diskussion „Turniere Ja oder Nein" ein harmonisches Ende. Nicht der ist ein spiritueller Meister der Kampfkunst, der sich ausschließlich von so etwas fernhält. Denn ist er sich bewusst darüber, ob er nicht vielleicht auch nur Angst davor hat? Aber auch nicht derjenige, der ständig versucht, sich auf diesen Veranstaltungen zu beweisen. Vielleicht aber der, der diese Veranstaltungen zu nutzen weiß, seinen inneren und äußeren Kampf auf einer so interessanten und lehrreichen Ebene fortzuführen - bis er seine Erfahrungen soweit damit gemacht hat, darauf in Wahrhaftigkeit verzichten zu können.

Anhang

Die Regeln der Schiebenden Hände auf den Turnieren der WCTAG

(nach Vorbild des Reglements der IAMTJQ, der offiziellen
Turnierorganisation aus Chenjiagou, VR China, 1993)

Push-Hands ohne Beinarbeit (ding bu)

Definition Push-Hands ohne Beinarbeit:

Eine Gleichgewichtsübung des Taijiquan. Durch Schieben mit
Oberkörper, Armen und Händen an Oberkörper, Armen und Händen
des Gegenübers wird versucht, den Gegner zu mindestens einem Schritt
zu verleiten.

1. Wettkampffläche

Keine Wettkampffläche, da ohne Schrittarbeit. Beide Gegner stehen sich
in Runde 1 mit dem rechten, in Runde 2 mit dem linken Bein vorne
gegenüber, wobei jeweils die vorderen Oberschenkel der Kontrahenten
auf gleicher Höhe sind. In Runde 1 wird gestartet, indem die jeweils
rechten Handgelenke der Kontrahenten aneinander gelegt werden. Die
entsprechend linke Hand hat an dem entsprechend rechten Ellenbogen
des Gegners zu sein. In Runde 2 wechselt jeweils rechts mit links und
links mit rechts (Seitenwechsel).

2. Kampfdauer

2 x3 Minuten.

3. Schiedsrichter

1 Hauptschiedsrichter auf der Kampffläche, ein
Seitenschiedsrichter am Kampfflächenrand.

4. Kampfklassen

In der Regel Unterscheidungen in Gewichtsklassen mit jeweils

5kg Abstufungen. Der Veranstalter behält sich vor, aufgrund von Teilnehmerzahlen, Kategorien zusammen zu legen bzw. zu trennen.

5. Verbotene Techniken

Schlagen, Treten, Werfen, Greifen und Hebeln, das Schieben am Rücken, Techniken außerhalb der angegebenen Körperregionen, sowie das Fassen über den Kopf. Das „Coaching" während einer Runde ist verboten.
Sämtliche Techniken zum Kopf und Hals.

6. Punktvergabe

1 Punkt wenn der Gegner einen Schritt macht
2 Punkte wenn der Gegner mit beiden Füßen einen Schritt macht oder mit einem zusätzlichen Körperteil als den Füßen den Boden berührt
3 Punkte wenn der Gegner hinfällt.

Bei gleichzeitig notwendiger Bewertung beider Gegner, werden die vergebenen Punkte entsprechend miteinander dividiert und nur der übrig bleibende Betrag als Punkte anerkannt.

Bei 20 Punkten Vorsprung gilt der Kampf als gewonnen. Ansonsten gewinnt derjenige, welcher nach zwei Runden die höhere Punktzahl hat. Bei Punktegleichstand gewinnt derjenige, welcher weniger Strafpunkte hat. Bei weiterem Gleichstand gewinnt derjenige, der von geringerem Gewicht ist. Ist immer noch Gleichstand, wird eine dritte Runde ausgetragen, bis der erste Punkt vergeben wird.

7. Disqualifikation

0.5 Strafpunkte für ein leichtes Faul, z.B. Greifen
1 Strafpunkt für ein schwereres Faul, z.B. Schlagen, Treten, Werfen, Hebeln.
1 Strafpunkt bei leichten Beschimpfungen des Gegners oder Schiedsrichters.

Disqualifizierung bei insgesamt 3 Strafpunkten, einer schweren Beschimpfung des Gegners oder Schiedsrichters oder einer Regelwidrigkeit, die zu einer Verletzung des Gegners führt.

Push-Hands mit Beinarbeit (huo bu)

Definition Push-Hands mit Beinarbeit:

Ziel ist es, durch den Einsatz von schiebenden Händen, Armen, Oberkörper, Beinen und Füßen in möglicher Verbindung mit Schrittarbeit und Beinfegern, den Gegner zu Boden oder aus der Wettkampffläche zu bringen. Anfangsstellungen wie unter 6.

1. Wettkampffläche

6x6 Meter Hallenboden, durch Klebeband markiert. Bestenfalls eine runde Kampffläche 80 cm erhöht, mit 6m Durchmesser (Podest), am umliegenden Boden mit genügend Matten ausgelegt.
Bei einem Podest gilt das Herunterfallen des Gegners von diesem als außerhalb der Wettkampffläche. Bei einer Fläche direkt auf dem Hallenboden gilt bereits ein ganzer Fuß außerhalb der Wettkampffläche als ein solches.

2. Kampfdauer

2x3 Minuten.

3. Schiedsrichter

1 Hauptschiedsrichter auf der Wettkampffläche,
1 Seitenschiedsrichter am Rand der Wettkampffläche.

4. Kampfklassen

In der Regel Unterscheidungen in Gewichtsklassen mit jeweils 5kg Abstufungen. Der Veranstalter behält sich vor, aufgrund von Teilnehmerzahlen, Kategorien zusammen zu legen bzw. zu trennen.

5. Verbotene Techniken

Treten, Schlagen, Greifen, Hebeln. Sämtliche Techniken zum Kopf. Techniken am Hals sind nur im Ansatz und nicht länger als über einen Zeitraum von einer halben Sekunde erlaubt. Das „Coaching" während einer Runde ist verboten.

6. Punktvergabe

5 Punkte, wenn der Gegner sauber durch eine einzige Technik auf den Boden gebracht wird.

5 Punkte, wenn der Gegner sauber durch eine einzige Aktion aus der Wettkampffläche geworfen wird.

3 Punkte, wenn der Gegner unsauber oder durch eine Verkettung von Aktionen auf den Boden gebracht wird.

3 Punkte, wenn der Gegner unsauber oder durch eine Verkettung von Aktionen aus der Wettkampffläche gebracht wird.

2 Punkte, wenn der Gegner mit irgendeinem Körperteil außer den Füßen, den Boden berührt, aber nicht vollständig hinfällt.

1 Punkt, wenn der Athlet durch seine Aktion zwar erfolgreich, jedoch als zweiter mit auf den Boden oder aus der Wettkampffläche gerät.

0 Punkte, wenn beide Kontrahenten gleichzeitig zu Boden oder aus der Wettkampffläche gehen.

Bei gleichzeitig notwendiger Bewertung beider Gegner werden die vergebenen Punkte entsprechend miteinander dividiert und nur der übrig bleibende Betrag als Punkte anerkannt.

Bei 20 Punkten Vorsprung gilt der Kampf als gewonnen. Ansonsten gewinnt derjenige, welcher nach zwei Runden die höhere Punktzahl hat. Bei Punktegleichstand gewinnt derjenige, welcher weniger Strafpunkte hat. Bei weiterem Gleichstand gewinnt derjenige, der von geringerem Gewicht ist. Ist immer noch Gleichstand, wird eine dritte Runde ausgetragen, bis der erste Punkt vergeben wird.

7. Disqualifikation

0.5 Strafpunkte für ein leichtes Faul, z.B. Greifen

1 Strafpunkt für ein schwereres Faul, z.B. Schlagen, Treten oder Hebeln.

1 Strafpunkt bei leichten Beschimpfungen des Gegners oder Schiedsrichters.

Disqualifizierung bei insgesamt 3 Strafpunkten, einer schweren Beschimpfung des Gegners oder Schiedsrichters, einem Nichtfolgeleisten des Schiedsrichters oder einer Regelwidrigkeit, die zu einer Verletzung des Gegners führt.

Portraits großer Taiji-Meister: CHEN FAKE

„Es gibt keine Abkürzungen"

Eine Chen Fake Biographie, von Nabil Ranné

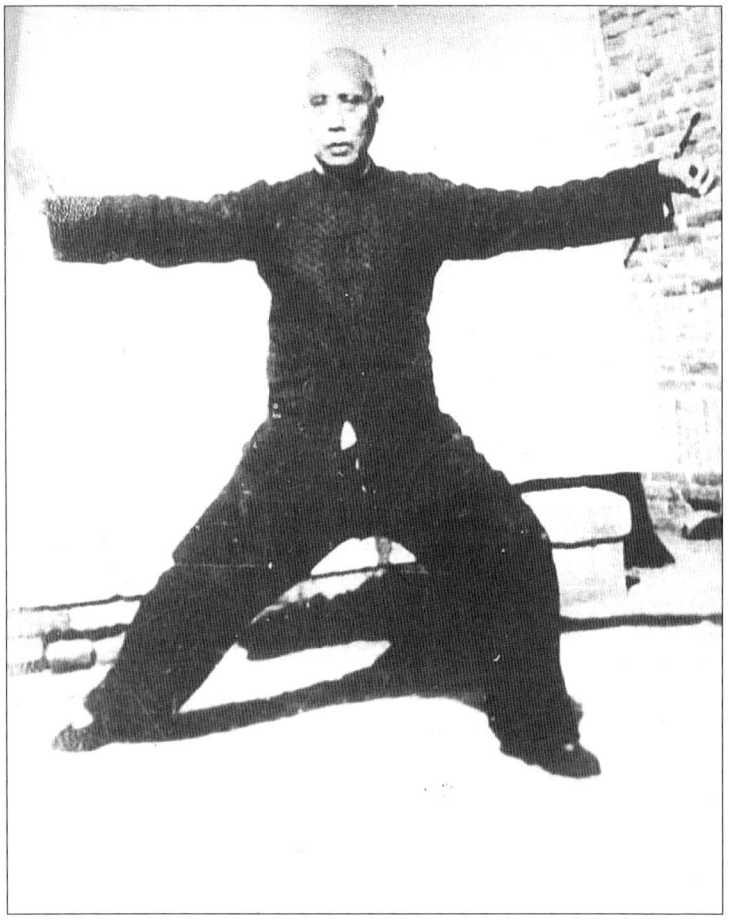

Chen Fake in dem Bild „Die schräge Stellung"
(chin. 斜行 - Xié Xíng)

Einleitung

Chen Fake (chin. 陈发科 – Chén Fākē, 1887-1957), auch Chen Fusheng genannt, gilt als der herausragende Vertreter des Chen-Stil Taijiquan im 20. Jahrhundert. Noch heute wird der

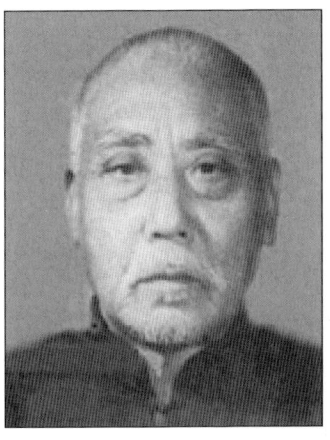

Hauptvertreter der 17. Generation „die Num-mer Eins des Taijiquan" (chin. 太极一人 – Tàijí Yī Rén) genannt. Er gilt zudem als Verkörperung des Wùdé (武德), der Einheit von Kampfkunst und Tugend. Seine Bekanntheit lässt sich dabei primär auf drei Errungenschaften zurückführen. Erstens wird seine Kampfkunst gemeinhin als besonders hoch eingeschätzt. Infolgedessen ranken sich auch etliche Geschichten um seine martialischen Fähigkeiten. Zudem geht eine der heutigen Varianten des Chen Taijiquan auf ihn zurück: Xinjia (chin. 新架 – Xīnjià), der „Neue Rahmen". Auch wenn die Neuentwicklung der Xinjia durchaus von hochrangigen Vertretern dieser Tradition bestritten wird, gelten deren Besonderheiten im Vergleich zur traditionellen Laojia (chin. 老架 – Lǎojià), der Form des „Alten Rahmens", zumindest den meisten Praktizierenden als benennenswert. Der dritte Grund für die Hochachtung, die Chen Fake auch heute noch gezollt wird, ist, dass er maßgeblich zur Verbreitung und Bekanntmachung des Chen Taijiquan beigetragen hat, welches vor seinem Erscheinen in Peking noch recht unbekannt war. Unter seinen Schülern waren so herausragende Persönlichkeiten wie Chen Zhaoxu, Chen Zhaokui, Feng Zhiqiang, Gu Liuxin, Hong Junsheng u.v.m., die unten stehend noch Erwähnung finden werden.

In dem hier vorliegenden Artikel soll die Person Chen Fake in den entsprechenden historischen Zusammenhänge soweit wie möglich beleuchtet werden. Zudem sollen die Entwicklungen gekennzeichnet werden, die Chen Fake zu einem der bekanntesten Vertreter des Taijiquan machen. Aufgrund der mündlichen Tradierung der Geschichten um Chen Fake besteht grundsätzlich das Problem, dass die Verlässlichkeit vieler Informationen über seine Person umstritten ist. Hier aber soll versucht werden, keine weiteren Fabeln um Chen Fake zu produzieren, sondern die „echten Begebenheiten", in denen der „authentische" Chen Fake zu Vorschein tritt, so herauszuarbeiten, dass daraus jeder Taijiquan-Praktizierende sinnvolle Rückschlüsse für sein eigenes Training ziehen kann (hierzu vgl. cytjw.cn).

Ein überaus enthusiastischer Schüler soll laut Hong Junsheng einmal Chen Fake erzählt haben, dass Chen Changxing (der Urgroßvater von Chen Fake) dem Hörensagen nach eine so große klebende Kraft (chin. 粘劲 – Niánjìn) entwickeln konnte, dass er seine Hände nur auf einen großen, mit Marmor getäfelten Sandelholztisch pressen musste, um diesen dann mit seiner klebenden Kraft hochzuheben. Chen Fake hörte wohl eine Zeit lang uninteressiert zu und entgegnete plötzlich lachend, dass er noch nie gehört habe, dass seine Vorfahren so große Fähigkeiten besessen hätten. Geschichten, die nicht übertreiben, passen wohl besser zu diesem Mann. Daher soll sich seine hier vorliegende Biographie diesem Vorsatz unterordnen.

Biographie

Chen Fake wurde 1887 in dem kleinen Ort Chenjiagou in der Provinz Henan als dritter Sohn von Chen Yanxi geboren. Er verstarb 1957. Seine beiden älteren Brüder starben schon vor Chen Fakes Geburt an Epidemien, die in den Wirren des 19. Jahrhunderts in China verbreitet waren. Chen Yanxi war daher schon recht alt, als Chen Fake geboren wurde. Chen Fake selbst hatte später drei Kinder: eine Tochter, Chen Yuxia und zwei Söhne, Chen Zhaoxu und Chen Zhaokui. Chen Zhaoxu ist der Vater des heutigen Hauptvertreters Chen Xiaowang, Chen Zhaokui ist einer seiner beiden Hauptlehrer (neben Chen Zhaopei) und Vater von Chen Yu, einem heutigen Vertreter der Xinjia-Tradition. Über Chen Yuxia ist nicht viel bekannt, allerdings wird über sie berichtet: „Sie wird leider von vielen selten erwähnt, es sollte aber unbedingt allgemein zur Kenntnis genommen werden, dass Chen Fake eben auch eine Tochter hatte. Sie hatte große Fähigkeiten im Taijiquan und verfügte über wirkliches Gongfu" (Chen Yu, Cultura Martialis 01/2004, S. 12).

Chen Fakes Kindheit

Chen Fake erzählte Hong Junsheng einmal beim Training, dass er als spät geborener Nachzügler in seiner Familie außergewöhnlich verwöhnt wurde und viel zu viel aß, so dass er recht dick wurde. Er wälzte sich oft unter Schmerzen in seinem Bett hin- und her, weil er so viel gegessen hatte. Obwohl er wusste, dass ihm das Taijiquan helfen würde, vernachlässigte er das Training und bezeichnete sich selbst als schwächlich und faul. Als er 14 Jahre alt wurde, hatte er sich daher noch keinerlei Gongfu erarbeitet.

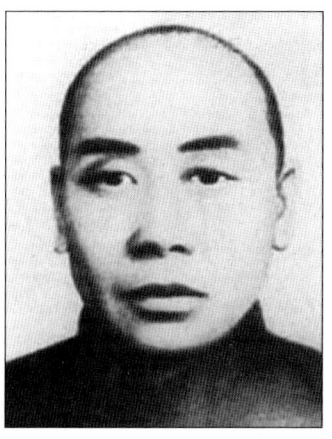

Chen Fakes Vater Chen Yanxi war unterdessen bei dem späteren Präsidenten der neuen Republik China, Yuan Shikai, um dort dessen Söhnen Unterricht zu geben. Dieses Engagement sollte insgesamt sechs Jahre andauern. Eines Abends saßen einige Dorfbewohner in dem Haus beisammen, in dem Chen Fake mit seiner Familie wohnte, und sprachen über die kämpferische Familientradition. Chen Fake hörte sie dabei auch über sich reden und lauschte, wie sie bedauerten, dass in seiner Generation wohl kein großer Kämpfer aus der Familie hervorgehen würde, die so berühmte Kampfkünstler wie Chen Changxing (14. Generation), Chen Gengyun (15. Generation) und Chen Yanxi (16. Generation) hervorgebracht hatte.

Dieses machte Chen Fake zunächst traurig und deprimierte ihn. Eines Tages ging er mit seinem Cousin Chen Boqu auf die Felder, um zu arbeiten, da fiel ihnen auf, dass sie Werkzeug vergessen hatten. Chen Boqu war kräftig gebaut und galt im Dorf als bester Taijiquan-Schüler. Chen Boqu sagte zu Chen Fake: „Lauf schnell und hol das Werkzeug, ich werde langsamer gehen." Plötzlich dachte Chen Fake, wenn er diesen Satz auf das Boxen bezieht, dann müsste er seinen Cousin ja einholen können, wenn er doch nur doppelt so viel trainieren würde. Von diesem Moment an beschloss er, mehr zu trainieren als alle anderen und wurde alsbald ein Beispiel herausragender Disziplin. Er trainierte ständig zu Zeiten, in denen sich andere ausruhten, z.B. nach dem Essen, aber auch nachts. Da er im gleichen Zimmer schlief wie sein Cousin, trainierte er noch zwei Stunden ganz sanft, um diesen nicht zu wecken. Später lief er bis zu 30 Routinen pro Tag und übte häufig sogar das „Seidenspulen" (chin. 缠丝劲 – Chánsījìn), während er saß. Geht man davon aus, dass Chen Fakes Taijiquan stark von seinem Vater Chen Yanxi geprägt war, so muss er wohl ab dieser Zeit sehr anstrengend und herausfordernd trainiert haben, denn Chen Yanxi „unterwies den alten Rahmen in einer extrem tiefen Grundstellung, von wo aus extrem weite Öffnungen, aber ebenso starke Verdichtungen erfordert waren" (Wang Jiaxiang, Cultura Martialis 08/2006, S.83; vgl. auch Cultura Martialis 09/2006, S.83). Diese Art des frühen Trainings prägte sicher auch Chen Fakes spätere Entwicklungen.

Nach drei Jahren solchen harten Trainings, das dem chinesischen Sprichwort „bitter essen" (吃苦 - Chī Kǔ) wohl bestens entspricht, fragte er seinen Cousin, ob dieser mit ihm Tui Shou (chin. 推手 – Tuī Shǒu) , die Schiebenden Hände, trainieren wollte. Chen Fake hatte, aus Angst, gegen seinen starken Cousin zu verlieren, stets nur mit anderen Familienmitgliedern trainiert. Chen Boqu versuchte sofort, Chen Fake kräftig wegzustoßen. Er probierte dieses drei Mal und alle drei Male stürzte er selbst zu Boden. Zunächst war er erzürnt und vermutete, dass Chen Fake Tricks oder Geheimnisse benutzt hat, die nur dem inneren Familienkreis zugänglich waren, aber Chen Fake erwiderte darauf, dass sein Vater schon mehrere Jahre fort war und ihn so gar nicht in etwaige Geheimnisse hätte unterweisen können. Wie auch später in seinem Leben betonte er, dass der persönliche Einsatz und Trainingseifer die ausschlaggebenden Elemente wahren Könnens sind: „Es gibt kein Mogeln beim Erlernen dieser Kunst. Es gibt keine Abkürzungen" (Hong Junsheng, Chen Style Taijiquan Practical Method, S.133).

Chen Fakes spätere Jahre in Chenjiagou

Noch während Chen Fakes Zeit in Cwhenjiagou, so erzählte er später seinem Schüler Hong Junsheng, wurde er von der Regierung des Landkreises Wenxian (Provinz Henan) gebeten, die Kreisstadt zu verteidigen. Sein Neffe Chen Zhaopei, der fünf Jahre jünger war als Chen Fake, leitete fortan mit ihm zusammen die Kampfkunstschule in Wenxian. In den zwanziger Jahren gab es viele Unruhen in China, da die Umbrüche nach der Kolonialzeit und den daraus resultierenden

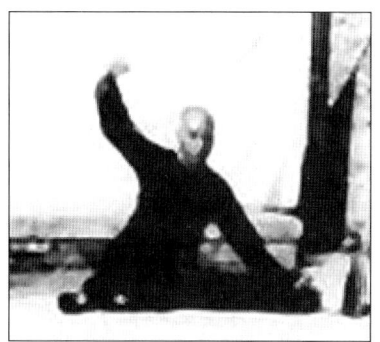

Chen Fake in dem Bild „Herabfallen und die Beine spreizen"
(chin. 跌叉 - Diē Chǎ)

Boxeraufständen, dem Zusammenbruch der Qing-Kaiserdynastie und den Machtkämpfen nach der Neugründung der Republik, ein politisches Vakuum hinterlassen hatten. Dadurch füllten lokale Kriegsherren dieses Vakuum aus und kämpften gegeneinander um die Vorherrschaft in einzelnen Regionen. Öffentliche Sicherheit war daher ein großes Problem inmitten dieser Wirren. Eine kultische Gruppierung der Zeit war die Rote Speer Vereinigung (chin. 红枪会 - Hóng Qiāng Huì) , die schon einige Kreisstädte bedroht und auch eingenommen hatte.

Als nun Chen Fake berufen wurde, Wenxian zu verteidigen, kam ein anderer Kampfkunstmeister, der bei der Regierung eingestellt war, um sich mit ihm zu messen und so seine eigene Ehre wiederherzustellen. Chen Fake saß gerade am traditionellen Baxian-Tisch und wollte Wasserpfeife rauchen, da kam der Kampfkunstlehrer von draußen herein, schlug mit seiner rechten Faust zu und rief: „Wie nimmst Du das?" Als die Faust auf Chen Fakes Brust einschlug, übernahm dieser mit seiner rechten Hand die Faust des anderen und wehrte die Hand mit einer leichten Rotation ab. Der Kampfkunstmeister wurde nach draußen auf den Hof katapultiert. Daraufhin packte er wortlos seine Sachen und ging von dannen.

Kurze Zeit später musste die Stadt vor der Roten Speer Vereinigung verteidigt werden. Die Vereinigung praktizierte diverse kultische und magische Rituale in dem Glauben, dass sie dadurch vor Verletzungen gefeit sei. Als sie nun die Kreisstadt des Bezirks Wenxian angriff, schloss diese sofort das Stadttor. Nur Chen Fake blieb vor dem Tor auf der Brücke stehen und erwartete die Herausforderung zum Kampf. Er war hierbei lediglich mit seinem eisenbeschlagenen Bailagan (chin. 白蜡杆 – Báilàgǎn) Speer bewaffnet. Einer der Anführer der Roten Speer Vereinigung kam hervor, in dem Glauben, unverletzbar zu sein, und griff Chen Fake mit seinem Speer an. Chen Fake wehrte den Angriff ab und schlug seinem Gegner dessen Speer aus der Hand. Chen Fake nutzte die Gelegenheit, sprang hervor und durchstieß den Leib seines Gegners.

Die Gefolgsleute der Roten Speer Vereinigung sahen daraufhin, dass sie nicht unverwundbar waren, und flohen umgehend. Auf diese Weise wurde die Kreisstadt gerettet. 1956, also etliche Jahre später, suchten laut Hong Junsheng zwei Beamte Chen Fake in Peking und führten in diesem Fall eine Untersuchung wegen Totschlags durch. Da die Rote Speer Vereinigung aber zu diesem Zeitpunkt als reaktionäre Kraft galt und die damals neue kommunistische Regierung sie verboten hatte, wurde Chen Fake nie weiter belangt (vgl. hierzu Hong Junsheng; auch Davidine Siaw-Voon Sim & David Gaffney, Chen Style Taijiquan: The Source of Taiji Boxing).

Chen Fakes Neffe Chen Zhaopei arbeitete derweil für eine bekannte Apotheke in Peking und reiste 1928 dorthin. Ob er Kräuter lieferte oder als Leibwächter engagiert war, ist umstritten. Aber da Taijiquan schon recht bekannt war und man in Peking wusste, dass Yang Luchan das Taijiquan in Chenjiagou erlernt hatte, wollten viele Menschen von ihm Taijiquan lernen. Er wurde recht schnell bekannt und hatte alsbald eine kleine Gefolgschaft von Schülern. Aber schon nach kurzer Zeit erhielt er eine Einladung aus Nanjing von dem dortigen Bürgermeister Wei Daoming, mit der Bitte, in Nanjing zu unterrichten. Ihm wurde dafür ein sehr hohes Gehalt versprochen.

Da seine Schüler in Peking aber noch nicht einmal die Form zu Ende gelernt hatten, wollte er sie nicht ohne Anleitung zurücklassen. Daher sann er auf eine Lösung und schlug vor, dass er Chen Fake einladen könnte, seinen Onkel, der nach Chen Zhaopeis eigenen Worten „sehr viel größere Fertigkeiten" als er selbst besaß. Meisterin Chen Liqing (19. Generation, geb. 1919), die den Kleinen Rahmen (chin. 小架 - Xiǎojià) des Chen-Stil praktiziert, erzählte Hong Junsheng einmal, dass sie 1928, als sie selbst erst neun Jahre alt war, mit ihrem Vater zusammen auf Chen Fake traf, der gerade die Einladung aus Peking erhalten hatte. An dem Abend wollten sich alle versammeln, um seine Abreise feierlich zu begehen. Da sie selbst Angst hatte, nicht dorthin zu dürfen, versteckte sie sich in der Halle und beobachtete, wie Chen Fake die Form so kraftvoll vorführte, dass Teile der Decke herunterbröckelten. Später führte Chen Fake mit einem Schüler Tui Shou vor und warf den Schüler so hart, dass ein Teil der Mauer abbröckelte. Chen Liqing sagte, dass die Vorstellung bei ihr einen sehr tiefen Eindruck hinterlassen hat und dass Chen Fake damals der beste Taijiquan-Praktizierende in Chenjiagou gewesen sei.

Chen Fake kommt nach Peking

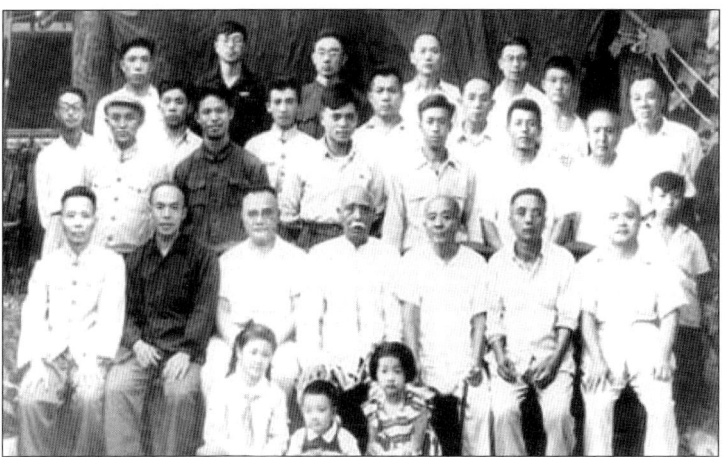

Gruppenbild mit Chen Fake mittig in der vorderen Reihe (4.v.l.), Gu Liuxin (5.v.l.), Lei Muni (1.v.l.), Feng Zhiqiang (zweite Reihe hinter Chen Fake) und Hong Junsheng (zweite Reihe ganz rechts)

Chen Fake reiste noch 1928 nach Peking. Am Anfang wohnte er bei seinen Schülern Liu Zhicheng und Liu Ziyuan. Er erzählte später: „Ich brachte ihnen Chen Stil Taijiquan Yilu [Erste Form], Erlu [Zweite Form], Breitschwert und Doppel-Breitschwert bei. [...] Da waren auch zwei

Mädchen, Yue Qiu und Yue Hua. Sie lernten auch von mir und waren recht gut" (Hong Junsheng, Chen Style Taijiquan Practical Method, S.128). Andere Schüler Chen Fakes aus dieser Zeit waren die ihrerseits ebenfalls hoch angesehenen Kampfkunstexperten Xu Rusheng, Li Jianhua (Professor der Nordost Universität und Bagua-Praktizierender) und Shen Jiazhen (der später das bekannte Buch „Chen Stil Taijiquan" mit Gu Liuxin veröffentlichte). Meister Hong Junsheng, von dem die meisten Überlieferungen zu Chen Fake stammen, lernte von 1930 bis 1944 kontinuierlich bei ihm und noch einmal für kürzere Zeit in den fünfziger Jahren. Feng Zhiqiang lernte von 1950 bis 1957 bei Chen Fake, Gu Liuxin begann etwa Anfang der dreißiger Jahre, bei ihm Unterricht zu nehmen, Lei Muni begann 1932.

Nachdem Chen Fake nach Peking gekommen war, wurde er von Liu Musan (einem Wu Stil Taijiquan Meister) eingeladen, dort vorzuführen. Liu Musan lehrte nach Hong Jungshengs Worten, der damals noch dessen Schüler war, dass, je langsamer die Form ausgeführt wurde, umso besser das Gongfu sei. Als Chen Fake also in seinem Innenhof vorführen sollte, hatte sich jeder auf eine sehr lange Demonstration eingestellt. Chen Fake führte aber beide Formen in nur etwas mehr als zehn Minuten vor. Schlimmer noch, er bewegte sich nicht nur schnell, sondern sprang auch noch zügig und kraftvoll hin- und her und stampfte mit den Füßen. Nachdem er gegangen war, gab es viel Geraune unter den Zuschauern. Die schnellen Bewegungen müssten doch das „Seidenspulen" zerreißen und das Fußstampfen würde nicht dem Prinzip folgen, demnach man sich „wie eine Katze bewegen" sollte. Meister Liu aber sagte: „Auch wenn seine Bewegungen schnell waren, waren sie doch rund. Und obwohl er kraftvoll agierte, war die Kraft doch entspannt. Weil wir ihn eingeladen haben, sollten wir auch von ihm lernen. Nach dem Formlernen werden wir ihn fragen, die Schiebenden Hände mit uns zu machen. Wenn er besser als ich ist, dann werden wir auch noch die zweite Form Paochui (chin. 炮捶 – Pàochuí) lernen."

Hong Junsheng stellte Chen Fake später die Frage, ob die Bewegungen der Form langsam oder schnell sein sollten. Chen Fake antwortete ihm: „Am Anfang solltest Du langsam sein, damit die Positionen korrekt sind. Aber Übung macht den Meister. Später wirst Du Dich schnell und stabil bewegen können. Bei den Schiebenden Händen richtet sich die Schnelligkeit nach den Wechseln Deines Gegners. Langsamkeit ist eine Lernmethode, aber nicht das Ziel. Aber langsame Bewegungen kräftigen

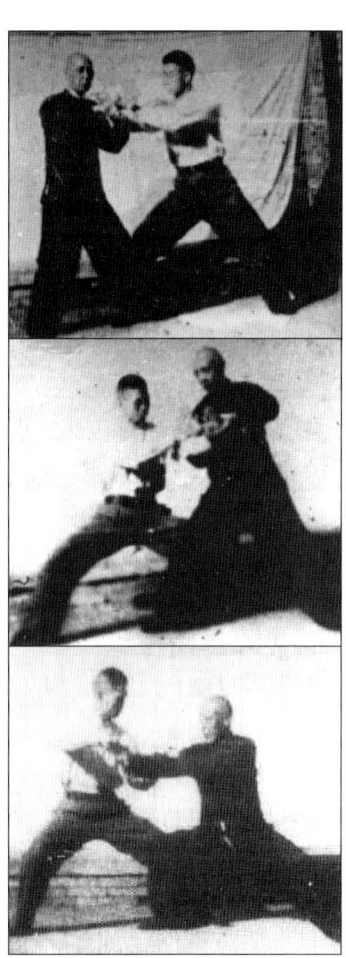

auch die Beine. Das ist ebenfalls nützlich." Die ca. 30 Schüler von Liu Musan begannen also, von Chen Fake zu lernen. Jeden Monat sammelten sie 60 Yuan (chinesische Währung) und Chen Fake unterrichtete sie drei Mal die Woche. Als einmal Meister Liu, der auch sehr bewandert in den Schiebenden Händen war, gegen Chen Fake antrat, war der Unterschied zwischen den beiden erstaunlich.

Meister Liu konnte sich kaum allein auf den Beinen halten und wirkte wie ein Kind neben Chen Fake. Als Chen Fake etwas Kraft anwendete, verletzte sich Meister Liu so sehr, dass er einen Monat lang mit dem Training pausieren musste. Chen Fake bedauerte dieses und merkte an, dass er selbst nicht richtig aufgepasst hätte.

Es ranken sich noch einige Geschichten um Chen Fake in Peking, die hauptsächlich von Hong Junsheng, aber auch von Gu Liuxin, Lei Muni und anderen tradiert wurden. So wurde Chen Fake häufig herausgefordert und zeigte sein Können meist, ohne den jeweiligen Gegner zu verletzen. Zudem achtete er sehr darauf, dass er niemanden bloßstellte, so dass er schon bald auch bei anderen Kampfkünstlern großen Respekt genoss.

So erzählte Gu Liuxin, wie er einmal mit Chen Fake die Schiebenden Hände übte, als Chen Fake einfach seine beide Arme schloss. Gu Liuxin versuchte, mit mehr Kraft gegen Chen Fake vorzugehen, da nahm er etwas wie einen elektrischen Strom auf Chen Fakes Arm wahr und wurde plötzlich weit davon

Chen Fake praktiziert Tuishou mit seinen Schülern Tian Xiuchen und Lei Muni

217

geschleudert. Feng Zhiqiang erzählte 1987 bei einem Treffen mit Hong Junsheng in Shenzhen, wie Chen Fake Schüler bis zur Decke eines Raumes hochwerfen konnte. Er selbst berichtete, dass er manchmal, wenn er von Chen Fake bei den Schiebenden Händen durchgeschüttelt wurde, starke Übelkeit verspürte.

Obwohl Chen Fake sehr sanft im Umgang mit anderen Menschen gewesen sein soll, verfügte er über eine große Kraft. Das beweisen zum einen die vielen zerbrochenen Steine, die er mit seinen Fußstampfern an verschiedenen Orten hinterlassen hat. Zum anderen zeigen das aber auch viele Geschichten, wie die um Li Jianhua, der fast zwei Meter groß war und über 100 Kilogramm wog. Dieser meinte einmal, niemand könne ihm etwas anhaben, da packte ihn Chen Fake an einem Fuß und am Nacken und stemmte ihn hoch. Ein anderes Mal wurde er von einem tollwütigen Hund angegriffen.

Da hob er die Hand, um die Aufmerksamkeit des Hundes kurz abzulenken, so dass dieser kurz den Kopf aufrichtete und seinen Hals entblößte. Dann trat er den heranstürmenden Hund mit einem Fußtritt so hart, dass dieser auf die andere Straßenseite flog und tot war. Chen Fake bemerkte zu seinen Anwendungen, dass „Kraft und Technik ganzheitlich kombiniert werden müssen. Kraft ist das Fundament und Technik ist die Methode. Wenn ich plötzlich angegriffen werde, muss ich Kraft nutzen, um mich zu verteidigen und so nicht die Balance zu verlieren. Aber wenn das Gongfu tief ist, dann muss die Kraft gar nicht austreten. Die heranstürmende Kraft wird eine automatische Reaktion auslösen und den Angreifer vor- oder zurückfallen lassen in die Leere."

Wenn ihn Schüler fragten, welche Methode des Faustkampfes wohl die beste sei, antworte Chen Fake lediglich: „Alle Methoden sind gut. Wenn sie nicht gut wären, wären sie schon längst auf natürliche Weise untergegangen. Alle sind davon abhängig, wie sie gelehrt werden und wie sie gelernt werden." Er selbst pflegte viel Austausch mit anderen Kampfkünstlern in Peking und freundete sich mit vielen an. Auch einige seiner Schüler wie Gu Liuxin und Feng Zhiqiang studierten mehrere Kampfkünste. Hong Junsheng integrierte einige Techniken anderer Kampfkünste in die Erste Form und ließ Chen Fake davon wissen. Dieser sagte, Hong Junshengs System sei essentiell das gleiche wie seines und Hong solle sich stärker auf die Prinzipien denn auf äußere Erscheinungen konzentrieren. Seine eigene Form hatte sich nach Augenzeugenberichten während seiner Jahre in Peking zum Teil recht

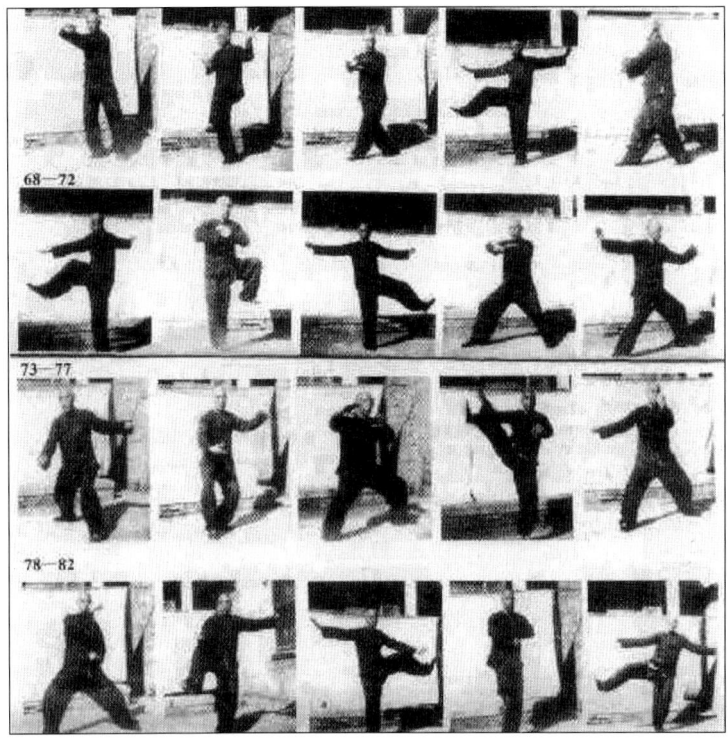

Chen Fake präsentiert die Form – hier von dem Bild „Reibender Fuß
– rechts" (chin. 右擦脚 – Yòu Cā Jiǎo) *bis „Rechter Fersentritt"*
(chin. 右蹬一跟 – Yòu Dèng Yī Gēn)

deutlich verändert und hatte zusätzliche Formbilder und mehr Spiralbewegungen erhalten, so dass spätere Schüler (wie Feng Zhiqiang)
teilweise andere Bewegungen lernten als frühere Schüler (wie Hong
Junsheng). Später wurde diese auf natürliche Weise und durch viel Praxis
entstandene Variante der traditionellen Form Xinjia genannt. Chen Fake
kehrte während seiner Zeit in Peking zwar noch öfter nach Chenjiagou
zurück, um seine Familie dort zu besuchen. Er gab aber keinen Unterricht
dort (Chen Xiaowang, persönliches Gespräch, 22.11.2007) und machte
keine Vorführungen mehr, so dass seine langsame Entwicklung zur
Xinjia hin wohl recht lange unerkannt blieb.

Chen Fake urteilte nie hart über andere. Bei Fragen, wie denn das Gongfu von diesem oder jenem sei, wendete er stets dieselben drei Kategorien an: Die erste war „gut", die zweite war „dort ist gut praktiziertes Gongfu" und die dritte war „ich sehe etwas, was ich nicht verstehe".

Wenn er beim Essen saß, trank er stets nur ein Glas Baijiu (chin. 白酒 - Báijiǔ, eine Art Schnapps). Er erzählte, dass er, als er jünger war, bis zu fünf Pfund davon trinken konnte, ohne betrunken zu sein. Nachdem er einmal mit dem jüngeren Bruder seiner Mutter sehr viel getrunken hatte, brauchte er drei Tage, um davon wieder aufzuwachen, aber sein Onkel starb an der Vergiftung. Danach musste er seiner Mutter versprechen, stets nicht mehr als ein Glas zu trinken. An dieses Versprechen hielt er sich laut Hong Junsheng mehr als zehn Jahre.

Für Chen Fake war Loyalität das Fundament von Lebensführung. Er sagte, dass „die Säule der Sozialisierung Loyalität ist und wie man mit anderen Menschen umgeht, sollte auf Bescheidenheit und Kooperation basieren. Loyalität fördert Treue; Bescheidenheit ermöglicht Fortschritt und Kooperation freundet Menschen an. Bescheidenheit und Kooperation sollten aber auf Loyalität fußen und nicht auf Heuchelei."

Diese Bescheidenheit legte er selbst häufig zutage. Während viele von denen, die Taijiquan übten, behaupteten, dass sie Taijiquan praktizierten, weil dieses eine innere Kampfkunst und damit den äußeren überlegen sei, bezeichnete er sich selbst nie als Meister innerer Kampfkunst, sondern sagte: "Alle Dinge haben ein Innen und ein Außen. Wahre Gelehrsamkeit muss in der äußeren Figur beginnen, viele Jahre daran arbeiten und dann werden die Fähigkeiten schrittweise tiefer. Das Innere dann zu erreichen, das ist das Wichtigste. Taijiquan zu lernen ist so, andere Kampfkünste zu lernen ist auch so, alles hat ein Innen und ein Außen. Alles folgt der äußeren Fertigkeit und betritt das Innere dadurch" (Hong Junsheng, Chen Style Taijiquan Practical Method, S.142).

Von Chen Xiaowang ist zu hören, wie sein eigener Vater Chen Zhaoxu, der älteste Sohn Chen Fakes, schon in jungen Jahren sehr gut im Taijiquan war, es dann aber vernachlässigte, weil er anderen Hobbys nachging wie der Musik und der Kalligraphie. Chen Fake war darüber betrübt und kritisierte seinen Sohn. Aber Chen Zhaoxu erwiderte, dass er doch schon gut sei. Daraufhin versetzte Chen Fake seinem Sohn einen solchen Stoß, dass dieser einige Fuß in die Höhe geschleudert wurde. Als Chen Zhaoxu sah, wie weit er noch von dem Können seines Vaters entfernt war, begann er wieder, sich vollends der Praxis des Taijiquan zu widmen (vgl. Jan Silberstoff, Chen, S. 42; vgl. auch cytjw.cn).

Trotz Alter und Gewichtsverlust im Alter, war Chen Fake in den Schiebenden Händen wohl weiterhin unbezwingbar und die leichteste Berührung mit ihm brachte den Gegner schon aus dem Gleichgewicht (Gene Chen, In Remembrance of Gu Liuxin (1908-1990), The best of the Chen-Style Taijiquan Journal). Chen Fake verstarb 1957 im Alter von 70 Jahren.

**

Laut Wang Mingqun sagte Zhang Qilin, ein Schüler Chen Zhaokuis, hierzu: „Meister [Chen] Zhaokui stimmt dieser These eines ‚neuen Rahmens' nicht zu. Außerdem meinte er äußerst zornig dazu: ‚Die zwei Formen, die ich euch weitergegeben habe, sind die speziell in unserer Familie tradierten Formen." (武魂 *– Wuhun, Nr. 210, S. 13, Übersetzung Stefan Gätzner). Auch Chen Yu, Sohn von Chen Zhaokui und Enkel von Chen Fake, vertritt diese These: „Es gibt keinen ‚Alten Rahmen' und keinen ‚Neuen Rahmen', es gibt nur einen ‚Gongfu Rahmen'" (persönliches Gespräch Februar 2007). Andere Quellen scheinen dieses zu bestätigen (Ma Hong,* 马虹, *www.taijicn.net/viewarticle.php?id=430)*

Gongfu (chin. 功夫 *– Gōngfu) bezeichnet im Allgemeinen große Fertigkeiten, die man sich durch viel Arbeit angeeignet hat, häufig wird der Begriff kampfbezogen gebraucht*

Yuan Shikai (chin. 袁世凱 - Yuán Shìkǎi) *war in der Qing-Dynastie Kommandant der ersten „neuen Armee". In den Jahren 1899 bis 1902, und wahrscheinlich zu Zeiten Chen Yanxis Engagements, war er Gouverneur von der Provinz Shandong (Nachbarprovinz der Provinz Henan). Ab 1902 wurde er Minister von Beiyang (einem Gebiet, das mehrere Provinzen umfasst) und gründete dort mit seinen Beiyang-Armeen die leistungsfähigste Armee Chinas. 1912 brachte er Puyi, den letzten Kaiser Chinas, zur Abdankung und wurde erster offizieller Präsident der neuen Republik China.*

Chen Fakes Urgroßvater Chen Changxing (1771 - 1853) war der Lehrer von Yang Luchan (1799 - 1873). Chen Changxings Vater war Chen Bingwang, der auch ein berühmter Taijiquan Kampfkünstler war. Chen Changxing arbeitete als Leibwächter und eskortierte Frachtgut von Henan nach Shandong. Später leitete Chen Changxing die Kampfkunstschule in Chenjiagou und unterrichtete hauptberuflich.

Chen Fakes Großvater Chen Gengyun betrieb Landwirtschaft und lebte bis zum damals hohen Alter von 79 Jahren. Er lernte schon als Kind von Chen Changxing und arbeitete ebenfalls als Leibwächter und erhielt militärische Ehren. In Laizhou (Provinz Shandong) wurde ihm u.a. ein Ehrenmal errichtet, weil er dort einen Räuber fasste.

Gu Liuxin, ein Meisterschüler von Chen Fake, der in unterschiedlichen Kampfkünsten bewandert war, erzählte laut Hong Junsheng: „Meister Chen [Fake] übte weiterhin 30 Routinen pro Tag während all der Dutzend Jahre, die er in Peking verbrachte." Hong Junsheng selbst berichtet davon, dass jedes Mal, wenn Chen Fake umzog, man kurz nach dem Umzug beobachten konnte, wie auf dem Fußboden zerbrochene Ziegel [von seinem Fußstampfen] herumlagen.
Also definitiv vor 1928, wahrscheinlich im Jahr 1926 (vgl. cytjw.cn)
Dieser Unverwundbarkeitsgedanke und die magischen Rituale lassen darauf schließen, dass die Rote Speer Vereinigung mit den Boxern Ende des 19. Jahrhunderts aus den Boxeraufständen verwandt war, die als chinesische Bewegungen gegen europäischen, nordamerikanischen und japanischen Imperialismus entstanden waren.

Der Kampf

Kampfkunst und Frieden

Asiatische Kampfkünste (und hier ist nicht nur explizit Taijiquan gemeint)
haben sich inzwischen über die ganze Welt verbreitet. Überhaupt sind
Kampfkünste auf der gesamten Welt verbreitet. Und das ist auch schon
immer so gewesen. Doch es stellt sich die Frage, warum noch heute,
wo inzwischen seit Jahrhunderten die Kampfkunst als solche keinen
militärischen Nutzen im direkten Sinne mehr hat, sie sich immer weiter
ausdehnt und mehr und mehr Anhänger findet.

Denn auch im sozialen Umfeld gilt für die meisten zumindest in
unseren Gefilden ein Zustand, der das Erlernen von Kampfkunst
im Sinne der Selbstverteidigung zumindest nicht in einem Rahmen
erzwinglich scheinen lässt, diesem Thema so viel Zeit, ja vielleicht sogar
einen Lebensinhalt, einzuräumen.

Der heutige Durchschnittsbürger der Bundesrepublik Deutschland
lebt in einer Art und Weise, dass ihm zwar immer die Gewalt durch
die Medien und potentiell auch vor der Haustür begegnet. Doch
tatsächlich in einer Situation ohne Ausweg, in einer wirklich echten
kompromisslosen Selbstverteidigungssituation, haben sich dann doch
die wenigsten befunden. Und wenn, so haben sie diese auch ohne
Training auf die eine oder andere Weise lösen können. Natürlich gibt es
immer wieder Fälle von wirklichem Unglück, wo Menschen unschuldig
zu Tode oder aber zumindest größtem physischem oder psychischen
Schaden kommen.

Doch hätte das Training von Kampfkunst in einem normal zumutbaren
Rahmen hier wirklich hilfreich zur Seite gestanden? Ist von einer
Person, die Kampfkunst nur als Hobby trainiert, sonst aber instinktiv
Gewalt verabscheut und Angst vor ihr hat, zu erwarten, diese in einer
Ernstsituation mit einem zu allem bereiten Gegner effizient einsetzen
zu können? Wohl kaum. Der überwiegende Teil der bundesdeutschen
Kampfkunstenthusiasten jedoch gehört genau dieser Gruppe an. Warum
also trainieren sie Kampfkunst?

Natürlich: Da gibt es den sportlichen Aspekt, die Ausdrucksschönheit,
da gibt es die Gesundheit und da gibt es die Gemeinschaft von Aktiven.
Aber dies gibt es auch in den verschiedenen Sportarten oder in ähnlich
gesundheitlich orientierten Wegen wie z.B. Qigong oder Yoga.

Also, warum Kampfkunst? Nach meiner Erfahrung sind es vornehmlich
die Jungs, die ihren ursprünglichen Hang zum Cowboy und Indianer

Spielen nicht verloren haben und, obwohl nach außen und vor sich selbst friedlich und pazifistisch, doch auch die Gewaltverherrlichung in sich tragen, wenn auch in der stillen Hoffnung, dass sie nie zu Tage tritt. Mein erster Lehrer, Sui Qingbo, hat einmal zu mir gesagt, in China verehren alle den Drachen. Überall findest du ihn. Doch wenn dann wirklich mal einer auftaucht, dann laufen alle weg.

Ähnlich scheint es auch hier zu sein. Es ist wohl derselbe Grund, warum niemand Krieg will und alle sich dennoch ihr Leben lang immer wieder das gleiche Gewaltszenario mit lediglich anderen Überschriften im Kino angucken. Kein großer Film läuft heutzutage ohne massenweise Tote, Kämpfe und Gewalt.

Es findet also eine verdeckte Gewaltverherrlichung statt. Es scheint in uns zu stecken. Niemand (also fast niemand) will es und doch ist es in unser aller Interesse: Die Gewalt. Wie sonst könnten Tageszeitungen immer wieder nur von Gewalt berichten, auch wenn sie in der Realität im Vergleich zu den friedlichen Aktivitäten klar in der Minderheit stehen. Nicht nur Sex sells. Auch Gewalt. Und so ist es dann auch kein Wunder, wenn in den herkömmlichen Kampfkunst/sportschulen ein Aufblitzen durch die Geister geht, wenn eine Technik nur möglichst Aufsehen erregend tödliche Wirkung erzielen würde. Guckt man sich eine Kampfkunstgala mit verschiedenen Systemen und Artisten an, so wird einem spätestens bei der fünften Gala klar, dass man es hier zwar mit artistischen Höchstleistungen welcher Art auch immer zu tun hat. Schließlich und endlich aber kriegt man ein Massaker oder Tötungsritual nach dem nächsten gezeigt. Aber da die Darsteller zu den Guten gehören, ist es ok.

Ähnlich ist es mit den Präsentationen vieler Kampfkunst/sportgruppen in ihren Werbungen. Natürlich werden Polizeispezialtruppen nach diesem System ausgebildet, natürlich gibt es eine Bodyguard Ausbildung und natürlich eine Antiterrorausbildung. Völlig beabsichtigt wird ein solcher Anschein erweckt, auch wenn es in der Realität dann doch wiederum mehr Schein als Sein ist.

Der Durchschnittstrainierende möchte aber weder im Personenschutz arbeiten, noch zum GSG 9 gehen. Unabhängig von der Tatsache, dass ihr Training mit diesen Berufen sowieso kaum etwas gemein haben, wäre diese Werbung demnach also sehr unnütz. Real gesehen aber spricht sie viele (von den wie gesagt männlichen Teilnehmern) an.

Und da Kurse heutzutage kommerziell sind, wird auf dieser Welle geritten und schwups, was passiert? Der Unterricht beginnt in der Regel unterschwellig gewaltverherrlichend zu werden. Situationen werden heraufbeschworen, die kaum jemand je erlebt hat oder erleben wird, fortan aber überall mithin trägt, wo er nur hingeht: Jeder Passant wird misstrauisch begutachtet…was wäre, wenn…was würde ich tun, würde der da zum Beispiel gerade jetzt..und so weiter. Der Gang durch die Straßen wird zur eingebildeten Straßenschlacht. Sicher ist dies nicht für jeden zutreffend, doch ich weiß, dass wir hier auf einen sehr großen Anteil der männlichen Trainierenden treffen. Und diese bilden wiederum den größten Anteil in der Kampfkunst und im Kampfsport.

Doch kann es der Sinn in unserer heutigen Welt sein, Kampfkunst zu trainieren, um einer versteckten, destruktiven Leidenschaft in uns Raum zu geben? Um sie sozial zu (ver-)kleiden?

Und ist es notwendig und sinnvoll, durch das Training immer mehr in ein Gefühl von gewalttätiger Welt und Kämpfertum zu geraten?

Ich denke, nein.

Die eigentliche Idee von Kampfkunst als klassischer Weg ist längst auch ein philosophischer geworden. Kampfkunst als Weg zu innerem Frieden. Und spätestens seit Morihei Ueshiba (*14.12.1883, gest. 26.4.1969), dem Begründer des Aikido, sogar ein spiritueller Pfad zur Entwicklung wahrhaftiger Liebe.

Mit der Umsetzung dieses Ideals ließe sich sicherlich nicht nur die Welt verbessern, sondern auch der Frauenanteil unter den Trainierenden ernsthaft erhöhen.

Doch wo wird dieses Ziel tatsächlich erreicht? Besser: Wo wird es tatsächlich überhaupt angestrebt?

Natürlich: Nicht so sehr in einer Szenerie des Thaiboxens im Westen, des Cage-Fightings oder Shootwrestlings. Selbstverständlich vermehrt in der Welt des Aikido oder des Taijiquan.
Nur kann man ernsthaft in dieser, letzteren Szenerie wiederum noch von Kampfkunst sprechen? Sind hier die angestrebten Fähigkeiten und die Art des Trainings wirklich noch in der Lage, einem Anspruch auf wirksame Selbstverteidigung außerhalb des Trainingsraumes gerecht zu werden? Oder haben wir es hier nicht mehr mit Menschen zu tun, die die Kampfkunst wiederum zu theoretisch angehen, ja ihren kämpferischen

Anteil sogar ablehnen bis verleugnen? Wir haben also folgendes Dilemma: In den einen Kampfkünsten wird Gewaltbereitschaft durch das zuerst beschriebene Training mindestens unbewusst gefördert. Diese Systeme sind dabei zumindest in Ansätzen aber auch zu einer gewaltsamen Konfliktlösung tauglich. Jedoch führt das Training hier nicht zu wirklichem inneren Frieden.

In den anderen beschriebenen Kampfkünsten wird ein nicht gewaltbereiter Mensch, der es auch bleiben möchte, auf eine als zweites angesprochene Weise trainiert, die, zwar definitiv zu einer philosophischen und vielleicht auch spirituellen Tiefe führt, andererseits aber wiederum oft nicht ausreicht, ernsthaften Gewaltszenarien auch tatsächlich standzuhalten. Zwar entwickelt sich hier so etwas wie innerer Frieden. Aber selbst hier muss man vorsichtig sein, ob dieser nicht auch bloß in friedlichen Zeiten wirksam sein kann, da er nicht mehr in Überprüfung mit Gewaltszenarien steht.

Hieraus ergibt sich eine hoffnungsvolle Frage, die beide Aspekte vereinen soll:

Wie kann ein System aussehen, dass mich zu einem wirklichen Kampfkünstler effektiv entwickeln lässt, gleichzeitig aber zu immer mehr Liebe und Frieden mit mir und allen Wesen führt?

Das wäre das angestrebte Ideal.

Ich selber habe im Taijiquan nach Chen Xiaowang dieses Ideal gefunden und hoffe, in diesem Buch ein paar wichtige Hinweise in diese Richtung geben zu können.

Von der praktischen Bedeutung innerer Kampfkunst

Geht es um den kämpferischen Aspekt im Taijiquan, so wird dieser Thematik zum Teil mit Scheu, zum Teil mit Ablehnung und zum Teil auch mit Verklärung der Materie begegnet.

Den meisten Praktizierenden und auch Lehrenden, sind sie ehrlich zu sich selbst, fehlt zu diesem Aspekt des Taijiquan der wirklichen Bezug. Oft reicht auch das Level nicht aus, die entsprechenden Inhalte und deren Begrifflichkeiten wirklich zu verstehen. Bei den klassischen Texten gehen wir zwar von einem hohen Level des Autors aus, aber hier ist es nun gerade das hohe Level und dessen Ausdrucksart, das den Text für die meisten erneut unverständlich sein lässt.

Schon der Begriff „innere Kampfkunst" (nei jia quan), soweit verbreitet er schon ist, benötigt vielleicht zunächst einmal eine klare Begriffsanalyse:

1. Kampfkunst (wu shu, hier: quan)

Unter dem Begriff Kampfkunst (wu= Kampf, Krieg; shu= Technik, Kunst bzw. quan=Faust, hier als Synonym für Kampfkunst) verstehen wir ein System kämpferischer Fertigkeiten, die weder im sportlichen Sinne (Kampfsport), noch im reduziert kriegerischen Sinne (Kriegshandwerk) zu verstehen sind. Es geht hier um ein effektives System genannter Fertigkeiten, die insofern den Begriff Kunst verdienen, weil sie zum einen über ein normales Vermögen dieser Anwendung hinausragt, zum anderen (gerade aber auch bereits dadurch) alle Ebenen des Seins ansprechen muss. Ohne dem letzteren würde sie ihrem hohen Anspruch nicht genügen und der Begriff „Kunst" wäre nicht gerechtfertigt. Nicht jedoch finden wir im klassischen Sinne die Deutung von Kunst im Sinne von „künstlich". Eine Abwandlung eines vielleicht ursprünglichen Inhaltes zu einer Kunstform, wie u.a. das so genannte „staatliche" Wushu (guo jia wu shu), welche ihre eigentliche Bedeutung nur noch symbolisch zum Ausdruck bringt oder aber wie in anderen Fällen nur Zugeständnisse in diese Richtung macht, liegt daher nicht in der ursprünglichen Begriffsdeutung. Daher sollen diese modernen Entwicklungen in diesem Artikel auch keine Berücksichtigung finden.

Kurz: Traditionelle Kampfkunst stellt eine den ursprünglichen Konzepten von Wehrhaftigkeit im ganzheitlichsten und effektivsten Sinn dar, durch welche alle Bereiche des menschlichen Seins angesprochen und perfektioniert werden sollen. Vollkommenheit wäre das letztendliche Ziel.

2. Der „innere" (nei) Aspekt der Kampfkunst

Hier kann man schon gleich zu Beginn sagen, dass, möchte man den Anspruch der unter 1 definierten Kampfkunst gerecht werden, es keine rein innere Kampfkunst geben kann. Es wäre nur ein Teil. Kampfkunst in ihrer Vollständigkeit ist weder nur innen noch nur außen. Eine vollständige Kampfkunst, und nur eine solche ist, wirklich tauglich, als Lebensweg zu dienen, hat sowohl innere als auch äußere Aspekte.

Wir wollen jedoch bei dem Begriff der „inneren" Kampfkunst bleiben.

Zum einen, weil dieser innere Aspekt die Quelle allen Äußeren ist und, zumindest in der heutigen Zeit, wenig Berücksichtigung findet und vielfach fehlinterpretiert wird. Daher macht es Sinn, diesen Teil der Kampfkunst hervorzuheben. Das Innere ist nicht so augenscheinlich. Es ist subtil und nicht schnell fassbar oder erlernbar. Das „Innere" ist der Quell, der Geist, aus dem alles Weitere geformt und zu einer Energie wird, die dann durch den Körper äußerlich (wai) ausgedrückt wird.

Zum anderen, weil Taijiquan als Kampfkunst in der Regel als ausschließlich weich und sanft auf den nicht vollständig informierten Betrachter wirkt („mit Weichheit Härte überwinden", yi rou ke gang) und daher schon als „innere" Kunst gilt. In dieser inneren Entwicklung jedoch liegt bereits der Ansatz zu „äußerlicher" (hier: entgegengesetzter) Fähigkeit, wenn wir verstehen, dass aus größter Weichheit Härte entsteht. Oder klassisch: Wie „(eine) Eisen (Nadel) mit (in) Baumwolle umwickelt (verstecken)" (mian li cang zhen), als auch „Weichheit mit Härte (Festigkeit) mischen" (yi rou ji gang).

Fakt ist, dass sich Taijiquan vornehmlich um die Entwicklung so genannter innerer Energien kümmert, die dann in der Kampfkunst als Kraft nach außen wirken. Dadurch liegt eine starke Betonung auf der Formulierung, dass diese innere Kraft anstelle von Muskelkraft gesetzt würde und dass der Kraft des Gegners keine eigene Kraft entgegengesetzt, sondern nachgegeben wird („mit Weichheit Härte überwinden", yi rou ke gang). Was das Ersetzen von Muskelkraft angeht, ist dies so gesehen nicht ganz richtig. Denn wie sagt mein Großmeister Chen Xiaowang so schön: „Nur mit qi kommt niemand morgens aus dem Bett." Damit ist gemeint, dass jede körperliche Bewegung in Zusammenhang mit Muskelbewegung steht. Es geht daher vielmehr um eine bis ins Feinste harmonisierte Bewegung innerer und äußerer Kräfte, die so subtil werden können,

dass die eigentliche Bewegung nicht mehr auffällt. Und so scheint es, als würde Muskelkraft ersetzt werden. Besser hieße es: Durch feinstofflichstes Bewegen wird der nötige Muskelaufwand für die erwünschte Leistung minimiert. Unter anderem entsteht daraus die Fähigkeit, „eine Kraft von 1000 Pfund mit Geschicklichkeit (zu) überwinden" (yi qiao po qian jin).
Das Ziel ist also wie überall: Größtmögliche Leistung bei minimalstem Aufwand.

So spielt Innen und Außen zusammen und wird von Level zu Level immer feinstofflicher und scheinbar „unsichtbarer", sprich: Kleiner. Gehen wir noch einen Schritt weiter bis hin in die Mystik des Taijiquan, so werden die Bewegungen so klein und fein, dass sie quasi nicht mehr vorkommen. Dazu heißt es in den Klassikern: „Die großen (groben) Bewegungen sind nicht besser, als die kleinen. Die kleinen Bewegungen sind nicht besser als die Nicht-Bewegung. Aus der Nicht-Bewegung entsteht wahre Bewegung."

Neutral betrachtet gilt daher wohl folgender Satz als Wahrheit: „Aus dem Inneren geführt, im Äußeren gestaltet, gibt es kein Innen und kein Außen." Dies ist kein klassischer Satz, sondern ich habe ihn mir gerade ausgedacht. Jedoch finden wir hierin bereits die zwei essentiellen Säulen des Taijiquan: Die inneren drei Harmonien (nei san he, siehe auch weiter unten) und die äußeren drei Harmonien (wai san he, siehe auch weiter unten). In Perfektion wirken beide untrennbar zusammen und sind nicht mehr von einander zu unterscheiden.
Taijiquan ist die Kampfkunst, die das Prinzip von Yin und Yang als höchstes Ziel hat. Dies ist eine Harmonisierung der Gegensätze - von hart und weich, oben und unten, links und rechts, und: innen und außen!

In uns muss geistige Einheit wirken (xin yu yi he = Herz mit Aufmerksamkeit verbinden). Zwiespältigkeit ist der größte Gegner der Entschlossenheit. Nur reine, aus innerer Wahrheit entstandene Entschlossenheit kann eine hundertprozentige und in sich geschlossene einsgerichtete Energie erzeugen, die sich dann mit den Kräften des Körpers verbindet (qi yu li he = innere mit äußerer Kraft verbinden).Und nur dies kann den Körper in einem einzigen Zusammenhang als Ganzes bewegen (jin yu gu he

= Sehnen mit Knochen verbinden). Geistige Einheit entwickelt energetische Gesamtheit. Diese wiederum ermöglicht dem Körper in seiner optimalsten Form zu agieren. Dies bedeutet, die inneren drei Harmonien erreicht zu haben (nei san he). Dazu muss der Körper im Äußeren geschlossen sein. Das heißt, alle Bereiche des physischen Körpers müssen so zueinander und in Struktur gebracht sein, dass alles optimal übertragen werden kann (Schulter mit Hüften verbinden (jian yu kua he), Ellenbogen mit Knie verbinden (zhou yu xi he) und Hände mit Füße verbinden (shou he zu he). Dies bedeutet, die äußeren drei Harmonien erreicht zu haben (wai san he).

Klarheit in Körper und Geist bedeutet die Abwesenheit von Störgefühlen jeglicher Art. Hierzu gehören auch die Emotionen, wie z.B. Angst, Wut, Übermut etc.. Aber auch die Abwesenheit von körperlichen Unzulänglichkeiten, die eine Kraftübertragung im physischen Sinne erschweren würden. Diese im Volksmund als „innere und äußere Blockaden" bezeichneten Missstände würden die eigene Aktion in vielen Formen abschwächen und ineffektiv gestalten.

Wie in oben dargelegter Weise ersichtlich, liegt in dieser Beschreibung das Gesamtwesen von „innen" und „außen" bereits in einem Bereich, der gemeinhin als „innerlich" bezeichnet wird. Oder anders: Vieles, was ich als „äußerlich" beschreibe, liegt für den Laien bereits im Innern. Dies ist in der Überlieferung der klassischen Texte bereits so angelegt, in denen der Begriff einer „inneren" Kampfkunst, wie er in der heutigen Zeit verwendet wird, nicht erscheint. Insofern kann es nicht zufriedenstellend sein, eine Kampfkunst, erhebt sie denn den Anspruch auf Vollständigkeit, nur als das eine oder das andere zu klassifizieren.
Eine Einteilung in schlichtweg innere Energie versus äußerer Muskelkraft wäre an dieser Stelle daher zu simpel und ineffektiv.

Andererseits: Wenngleich auch eine Vielzahl der klassischen Texte des als „äußerlich" geltenden Shaolinquan mit denen des Taijiquan identisch sind und dieses System ebenfalls über einen hohen Qigong-Anteil verfügt, so ist jedoch der Übungsweg beider Systeme (zumindest heutzutage) augenscheinlich sehr unterschiedlich.

Wir wollen es daher bei diesen Definitionen von „innerer" und „äußerer" Schule belassen, wenn doch ich beiden Systemen zumuten möchte, dass sie in ihrer Perfektion zu einer einheitlichen Ganzkörperbewegung kommen, in denen von innen nach außen, wenn gleich ohne zeitlichen Verlauf, bewegt wird. Daher in sich ohne Unterschied und doch in dieser Reihenfolge gleichzeitig, untrennbar von einander und somit unmittelbar, so dass es in dem Sinne „kein Innen und Außen" mehr gibt.

Doch bevor ich selbst nun Gefahr laufe, zu verkomplizieren, möchte ich in diesem Artikel einmal versuchen, die grundlegenden Konzepte des Taijiquan in der kämpferischen Auseinandersetzung auf ein allgemein gültiges Maß herunterzubrechen und anschaulich verständlich zu beschreiben. Aufgrund der Natur des Artikels soll hier lediglich auf das Fundament der Materie eingegangen werden. Ich werde hierzu die klassischen Fachbegriffe (wie bereits geschehen) in Klammern beifügen, um so dem Leser einen Bezug zu den sehr viel tiefgreifenderen klassischen Bedeutungen zu erleichtern. Den Zugang zu solchen klassischen Texten setze ich hier jedoch voraus und werde diese Begriffe im Folgenden daher nicht weiter beschreiben. Für den Laien ist es meine Hoffnung, dass der Artikel in sich bereits genug Informationen liefert, dass er es verzeiht, diese Brücken nicht schlagen zu können.

Um den Rahmen dieses Artikels weiterhin nicht zu sprengen, möchte ich noch anmerken, dass es sich jetzt nur um Beschreibungen einer wirklichen körperlichen Auseinandersetzung handelt. Wir gehen davon aus, dass alle diplomatischen Verhandlungen bereits gescheitert sind oder es nie einen Raum für solche gegeben hat. Ebenfalls ist ein Fluchtweg nicht gegeben. So wollen wir uns jetzt ausschließlich dem Moment widmen, den niemand erleben möchte, aber den so viele in ihrem Kampfkunsttraining so verherrlichen: Den Ernstfall.

(für Informationen des gesamten Spektrums von psychisch und physischer Auseinandersetzung und deren Lösungsweg innerhalb des Taijiquan, sei auf die anderen Teile des Buches, sowie auf das Buch „Chen" und „Die fünf Level des Taijiquan" verwiesen.)

Davon ausgehend, dass eine real bedrohte Person unter extremen Stress steht, ist es erwiesen, dass sich der ihr zur Verfügung stehende Bewegungsspielraum erheblich im Vergleich zu normalen Umständen verringert. Knie werden weich, Lähmungserscheinungen treten auf, einfachste Koordinationen sind plötzlich nicht mehr möglich. Dies bedeutet, der größte Teil der in normalen Kampfsportkursen angebotenen Techniken fallen von vornherein weg, weil sie zu kompliziert sind. Ich erinnere mich an diverse Vorführungen, wie stadtbekannte Meister u.a. Technikvariationen auf einem Bein vorführen wollten und durch das „Lampenfieber" bereits ins Straucheln kamen. Diese Menschen haben mein vollstes Verständnis, doch frage ich mich, wenn es in einem sozial friedlichen Zusammenhang durch Aufregung schon nicht mehr richtig funktioniert, wie dann erst bei dem größten Stress, der möglich ist, der Lebensgefahr?

Die Bewegungen müssen daher einfach und unmittelbar sein. Da mein Verstand außer Kraft gesetzt sein wird, spielt die Natürlichkeit meiner Bewegung eine große Rolle. Und schließlich und endlich funktioniert nichts ohne Balance. Wir fassen also als grundlegend wichtig folgende Eigenschaften zusammen:

- Natürlichkeit   (zi ran)
- Einfachheit   (chun)   und
- Gleichgewicht   (zhong)

Einzig in dem Bereich dieser drei Aspekte definiert sich unsere Technik:

Unser Geist muss ruhig und ausgeglichen sein. Ein Witz, möchte man meinen. Wie soll ich in Todesangst ruhig bleiben können? Die Antwort zumindest ist ganz einfach: Indem ich gar nicht da bin. Damit ist gemeint, ich befinde mich in Abgeschiedenheit. Meine Persönlichkeit, mein Ego, mein Verstand, all dies ist nicht beteiligt. Ich muss durch Training in mir eine Leere schaffen können. Durch diese Leere ist es mir möglich, eine vertrauensvolle Verbindung zu meiner innewohnenden Natur aufzubauen bzw. wiederzuentdecken. Es kämpft, nicht ich kämpfe. „Der beste Kampf ist der Kampf, den ich nicht geführt habe" – dieser klassische Satz hat eine sehr pragmatische Bedeutung. Der Fluchtweg war ausgeschlossen, mir bleibt nichts anderes mehr übrig, ich muss mich der Situation stellen. Und doch, am besten werde ich „kämpfen", wenn ich nicht kämpfe. Also wenn ICH nicht kämpfe. Ich muss vollständig in der Lage sein aus mir herauszutreten. Ich, mein Verstand und mein Ego, sind zu langsam, zu viele Fehlentscheidungen, Reaktionen und Emotionen.

Ich muss das Wuji hinter dem Taiji erkennen. Meine Handlungen sind im Taiji, doch die Quelle ist im Wuji. So ist es in der tatsächlichen Situation, dass man den Kampf tatsächlich nicht bewusst miterlebt. Erst hinterher spielt er sich wie ein Film quasi rückwärts noch einmal ab. Wie anders, ohne eigene Abgeschiedenheit, könnte ich sonst die Natürlichkeit erreichen? Mit mir als konditioniertes Wesen wird dies kaum möglich sein. Das bedeutet „Gelassenheit": Von sich selbst zu lassen, als die höchste Form des „fang song" – der „Entspannung" und „des Loslassens".

Dadurch ist es mir möglich, einen klaren Geist zu haben. Dieser muss eins und zielgerichtet sein: Ein klares Konzept ist nötig, das mich nicht in Abwägungen zurückzwingt. „Der Gegner bewegt sich nicht, ich bewege mich nicht, der Gegner bewegt sich, ich bewege mich zuvor" (bi bu dong, wo bu dong. bi yi dong, wo xian dong), heißt ein klassisches Sprichwort. Ich bewege mich nicht als Erster. In dem Moment aber, da der andere zum Angriff ansetzt, bin ich schon da und beende die Angelegenheit in einer hundertprozentigen Konsequenz. Dazu müssen mir einige wesentliche Faktoren über das Kämpfen klar sein:

1. Nicht die Faust greift mich an, sondern der, der sie führt.
2. Nicht der Schmerz, den der andere erleidet oder ein eventuelles Einsehen des Gegners ist eine Garantie meiner Rettung, sondern das vorübergehende Ausschalten des Gegners.

Diese zwei Punkte haben eine simple Konsequenz: 1. Ich verteidige mich nicht, indem ich die Schläge des Gegners abwehre, sondern indem ich den Gegner abwehre. Das heißt, ich muss ihn selber schlagen. Und dies 2. so konsequent, dass ich mir sicher sein kann, nicht in einer nächsten Attacke doch noch zu unterliegen. Es ist die konsequente Handlung, die eine Opferrolle nicht zulässt. Dies mag für den Laien gewaltsam klingen, doch jeder, der solche Situationen kennt, weiß, wie schwierig es ist, einen Ernstfall überhaupt zu überstehen. Und nicht vergessen: In beschriebener Erklärung befinden wir uns bereits inmitten körperlicher Gewaltanwendung, nicht erst davor! Wieder scheitern die meisten der so genannten Kampfsportler, weil sie sich ihrer Technik, nicht aber der tatsächlichen Situation, bewusst sind. In den Berufen, in denen heutzutage die körperliche Auseinandersetzung mit zum Alltag gehört, ist es in der Regel genau umgekehrt: Die Technik ist manchmal mangelhaft, aber die Energie der Situation ist oft klarer.

Dies zwingt zu einer weiteren fundamentalen Bedeutung des Satzes „Der beste Kampf ist der nicht geführte Kampf": Meine Aktion muss so unmittelbar und direkt sein, dass erst gar kein Kampf entsteht. Jeder „Kampf" bezeichnet eine zeitliche Abfolge von Ereignissen schlagender Auseinandersetzung. Quasi eine Addition von Fehlern, sprich missglückten Aktionen und Gegenaktionen. Denn sonst wäre der Kampf bereits beendet.

Wird aber einem Angriff direkt im Ansatz mit einer einzigen, aber finalen Aktion entgegengetreten, so spricht man höchstens von einem Niederschlag, nicht aber von einem Kampf. Denn es gab keinen zeitlichen Verlauf in dem Sinne. Rufen wir uns all die legendären Kämpfe der großen Taiji-Meister wie z.B. Yang Luchan oder Chen Fake ins Gedächtnis.

Man spricht hier in der Regel nicht von großen Kämpfen, wie bei einem Ali gegen Frazier oder Foreman. Nein, man spricht von einem Angriff und das der Aggressor im selben Moment meterweit zurück oder gar auf hohe Mauern oder sonst wo hin geflogen sei. So gesehen gibt es also keinen zeitlichen Verlauf zwischen Angriff und Verteidigung, es passiert quasi im selben Moment, wobei wie erwähnt der Angriff voraus geht, die Verteidigung aber als Erstes eintrifft. Erreichen wir dies in Perfektion, wäre es durchaus praktikabel, bereits so früh anzusetzen, dass der Gegner sich besinnt, bevor er wirklich begonnen hat, und dies, obwohl er bereits begonnen hat und insofern tatsächlich keine körperliche Auseinandersetzung in irgendwelcher Form stattfindet.

Er wäre bereits in der geistigen Vorbereitung gekontert worden. Ein berühmtes Beispiel hierfür sind die beiden Samurai, die sich bewegungslos gegenüberstehen, bis einer von beiden aufgibt. Solches Können führt zu einer Ausstrahlung von Selbstsicherheit, die mich als „zufälliges" Opfer in der Regel nicht mehr in Frage kommen lässt. Doch Vorsicht: Dies bedarf eines hohen Könnens und nicht einfach nur oberflächlich pazifistischer Absichten, die noch nicht von innen heraus vollständig getragen werden können. Denn selbst nach dem buddhistischen Prinzip der vollkommenen Leere, die einem Angriff keine Basis liefert: Diese muss echt und nicht einfach nur gewollt oder erhofft sein.

Wir können keinen Frieden nur durch „Wollen" schaffen, solange tief in uns drinnen doch noch so viele Aggressionen verborgen liegen. Denn auch diese wirken unbewusst nach außen. Und genau dies ist bereits genug Ansatzpunkt für einen Angriffs. Kurz: Wir können nur dann dem Gegner keinen Ansatzpunkt für seinen Angriff bieten, wenn wir wirklich durch und durch keinen haben. Und das ist schwierig. Als Analogie mag der Spatz dienen, der der Legende nach nicht von Yang Luchans Schulter fliegen konnte, weil dieser ihm keine Plattform zum Starten gegeben hat. Er konnte jeder Bewegung des Vogels durch Nachgeben zuvorkommen. Dies muss daher genauso auch auf mentaler Ebene funktionieren, so dass der Aggressor hier ebenfalls nirgendwo eine Plattform zum Bewegen findet. Also weder körperlich, noch geistig. Daher ist innerer Friede auch für effektive Selbstverteidigung zu essentiell wichtig.

Zur Absicherung beider Parteien gibt es noch ein weiteres Sprichwort im Taijiquan: „Der Gegner bewegt sich langsam, ich bewege mich langsam, der Gegner bewegt sich schnell, ich bewege mich schnell." Dies bedeutet, innere Abgeschiedenheit und dadurch entstandene Natürlichkeit vorausgesetzt, agiert mein inneres Selbst genau in der Art, wie es konfrontiert wird: Ist der Angriff harmlos, ist es meine Initiative ebenfalls. Ist er sehr ernsthaft und konsequent, bin ich es genauso. Hierdurch vermeide ich das Problem über- oder unter zu (re-) agieren. Ich bin quasi der Schatten des Gegners.

Dies muss wie gesagt in Natürlichkeit stattfinden, für bewusste Entscheidungen fehlt hier Raum und Zeit.

Um diese Einfachheit und Unmittelbarkeit in der entsprechenden Anpassungsfähigkeit zu erreichen, muss ich ziel-, das heißt im Taijiquan zentrumsorientiert sein. Durch mein eigenes Gleichgewicht und der daraus entwickelten Körperstruktur, gelingt mir, mit immer besserem Taijiquan, eine Ganzkörperbewegung, die von außen nicht mehr zu brechen ist. Dies ermöglicht mir den vollen Einsatz aller meiner Energien durch den gesamten Körper auszudrücken. Die Orientierung auf das Zentrum des Gegenübers sichert mir den Treffer in ausschließlich fundamentalen Bereichen. Dort, wo der Treffer zu einer Kampfunfähigkeit des Gegners führt.

Hierzu passt interessanter Weise ein Satz aus dem berühmten Lexikon, dem Brockhaus, über den Begriff „Wushu": „Wushu setzt innere Ruhe, Konzentration der Bewegungen und Haltungen sowie die Verinnerlichung aller Aktionen auf einen Brennpunkt voraus."
(c) Bibliographisches Institut & F. A. Brockhaus AG, 2004

Weiterhin bietet sich mir durch diese Zentrumsorientierung ein durch steigendes Level immer weiter verbessertes Wahrnehmen der Aktion des Gegners. Bis hin zu dem Punkt, wo sie nicht nur noch nicht stattgefunden hat, sondern dem Gegner selbst nicht einmal bewusst geworden ist, dass er selbige gleich ausführen wird. Sprich, der Moment kurz nach dem Auslösen, aber kurz vor der Kenntnisnahme dessen durch den Ausübenden. Daher sagt Chen Wangting, Begründer des Chenstils: „Niemand kennt mich, wobei ich alle kenne". Denn ist es mir möglich, das Zentrum des Anderen zu kontrollieren, kann ich alle Bewegungen des Gegners begleiten und übernehmen, was bedeutet, dass sie mich nicht mehr erreichen können. Wie bereits in dem Satz von Chen Wangting erwähnt, ist es im Gegenzuge dem Gegner durch unsere Kontrolle nicht möglich, seinerseits unser Zentrum zu kontrollieren. Das heißt er ist nicht im Stande, um uns zu wissen, sprich, unsere Aktion ist für ihn immer eine Überraschung.

Und dies unabhängig davon, ob die Bewegung schnell, langsam, verdeckt oder offensichtlich ist. Ganz nach dem Satz von Chen Changxing, dem Lehrer von Yang Luchan: „Schlage so, dass deine Hand nicht gesehen wird. Wird sie dann gesehen, kann nichts mehr dagegen unternommen werden." Hier ist keine Geschicklichkeit, Schnelligkeit oder ein Täuschungsmanöver gemeint. Es geht nur um des Prinzip und die daraus resultierende Zentrumskontrolle.

Dies geschieht immer im Rahmen des „Fernhaltens" (peng), des „Nachgebens" (lü), des Drückens (ji), des „Stoßens" (an), des „nach unten Ziehens" (cai), des „Trennens" (lie), des „Ellenbogens" (zhou) und der „Schulter" (kao), des „von unten nach oben Schlagens (teng), des „von oben nach unten Ausweichens" (shan), des „Windens" (zhe), des „leer Werdens" (kong) und des „im Prinzip Bleibens" (huo), sowie innerhalb der 5 Bewegungsrichtungen (wu bu) und seiner Elemente (wu xing). Doch auch diese im Chenstil 13 Grundtechniken, sowie die fünf Schrittrichtungen, entstehen aus der Natur der Situation, nicht aus meinem Willen. Da mein Wille dabei so gänzlich abhanden ist, brauchen wir uns auch philosophisch oder ethisch keine Sorgen zu machen. Wo kein Wollen ist, da ist auch kein Leid. Die Technik des Taijiquan kann in dieser bisher beschriebenen Weise niemals negativ verwandt werden, denn da ist kein „Ich", das dies tun könnte. Daher ist da auch nichts, dass etwas will oder eine Eigeninitiative hätte (wu wei – Nicht Handeln). Daher das Bild des Wassers, das nach Laotse (Daodejing Vers 8) „sich allem anpasst und doch selbst nichts will". Die eigenen Bewegungen sind daher nie aus sich selbst heraus, sondern nur in Anpassung an den Gegner zu verstehen.

Auch ist die „Brücke" des Angriffs für das beschriebene Konzept ausschlaggebend und es kann daher nur zur Verteidigung gebraucht werden. In der beschriebenen „Selbstaufgabe" liegt auch die enorme spirituelle Entwicklungsmöglichkeit durch das Taijiquan. Anhand der Überwindung des „Ichs" und des daran gekoppelten Prinzips, gelange ich zur Überwindung der zeitlichen Begrenzung: Von der Unbeständigkeit zum Beständigen, von der Wandlung zur Einheit, sprich zur Ewigkeit. Kurz: Von der Verwirrung zum Taiji und vom Taiji zum Wuji. So einfach ist das.

Die Form innerhalb des Taijiquan muss daher so trainiert werden, dass ihre einfache und direkte Art in der Kampfanwendung ersichtlich wird. Diese Technik muss innerhalb der Form in eine innere und äußere Struktur gebracht werden, die von außen nicht mehr zu überwinden ist. Sie sollte meditativ sein, so dass die Aufmerksamkeit tief ins Innere vordringen kann.
Durch ihre dadurch entstehende Freiheit von mentalen und physischen Blockaden sollte durch weitere Praxis ein Zustand von Natürlichkeit geschaffen werden, der ein in jeder Situation richtiges intuitives Wissen und Handeln freilegt.

Es müssen demnach zwei Dinge entwickelt werden, die innerhalb des Trainingsweges von Taijiquan nicht voneinander zu trennen sind:

Es muss geistig ein Zustand ursprünglicher Natürlichkeit freigelegt werden, der unabhängig von unserer Persönlichkeit und Sozialisation agieren kann.
Und es muss ein Körper gebildet werden, der dieser inneren Natur gestattet, sich voll und ganz auszudrücken.

Es entsteht Weisheit durch ganzheitliches Verstehen. Diese Weisheit kennt keinen Unterschied in ihrer Art und kann daher geistig und körperlich ausgedrückt werden.

Dies muss sorgfältig trainiert und verinnerlicht werden.

Kleine Anekdoten zum besseren Verständnis der aufgezeigten Konzepte

Gewaltlosigkeit

Selbstverteidigungstraining dient der Selbstverteidigung. Logisch. Bei genauerer Betrachtung geht es also nicht darum, jemanden so gekonnt wie möglich auf die Matte zu werfen. Sondern es geht darum, physisch und mental sicher und heil aus Konfliktsituationen heraustreten zu können. Daher ist es immer der effektivste und schlauste Weg, Konflikte gewaltlos zu lösen – wenn dies möglich ist. Nicht nur, um nicht zu verletzen und nicht nur, um nicht verletzt zu werden, sondern auch um weitere Folgen dieser Handlungen wie Rache etc. zu vermeiden. Dazu kommt, dass es sich meiner Meinung nach bei einer gewaltlosen Lösung oftmals auch um die wirkungsvollste und effektivste handelt. In einer Konfliktsituation ist es wichtig, dass der Täter sich durch uns weder provoziert, noch sich uns überlegen fühlt.

Diese neutrale Bestimmtheit ist es, die es ihm nicht leicht macht, physisch gegen uns vorzugehen, da wir ihm nicht als Opfer erscheinen. Da wir ihn aber auch nicht provozieren, erhält er keine Möglichkeiten eines aus seiner Sicht gerechtfertigten Gewaltaktes. Das wir uns selbst in einer solchen Positionierung und Ausstrahlung befinden können, steht in direktem Zusammenhang mit den Früchten unseres Trainings. Zwar will ich nicht gewaltsam agieren, wüsste mich aber definitiv zu wehren. Dies gibt mir Selbstsicherheit.

Die Philosophie der Absichtslosigkeit und des Mitgefühls wiederum gibt mir eine Ausstrahlung des Respektes, sogar vor dem vermeintlichen Täter, so dass er sich ernst genommen fühlt. Genau durch diese Synthese ist es für den Angreifer schwierig, gegen uns vorzugehen. Bei genauerer Beschäftigung mit dieser These werden wir eine Vielzahl von Möglichkeiten gewaltloser Konfliktlösungen im Bereich tätlicher Angriffe finden, die uns zuvor nicht bewusst waren. In den zwei folgenden Anekdoten möchte ich dieses Konzept ein wenig veranschaulichen:

Eines Abends saß ich mit einem Schüler in meiner Wohnung in Hamburg-St. Pauli. Wir redeten gerade über Meditation, als dieser aufsprang und aus der Tür laufen wollte. Er hatte durch ein Fenster gesehen, wie auf der Straße zwei Männer eine Frau verprugelten. Ich bat ihn kurz zu warten und stattete uns mit den eventuell erforderlichen Hilfswerkzeugen aus: Eine schlagfähige Taschenlampe für mich, eine

Sprühflasche Pfefferspray für ihn, eine stichsichere Weste und ein Handy. Ich bat ihn weiterhin, ruhig mit mir nach draußen zu gehen und mir einfach nur zu folgen. Wir gingen auf die andere Straßenseite, etwa 12 Meter vom Tatort entfernt und verhielten uns so, als würden wir dort in Kürze von einem Freund mit dem Auto abgeholt. Die Täter beachteten wir dabei nicht. So hatten diese keine Möglichkeit, uns mit ein zu beziehen, konnten aber mit ihren Misshandlungen gegenüber der Frau nicht fortfahren, da sie nun nicht mehr allein waren und selber wussten, dass man als Mann, und dann noch zu zweit, keine Frau schlägt. Dieses Unrecht kann sehr viel einfacher ignoriert werden, wenn man es nur vor sich selbst rechtfertigen muss.

Unter Zeugen wird dies erheblich schwieriger, was meist zum Abbruch der Tat führt. Als Zeuge jedoch besteht nun die Kunst darin, zwar auf diese Weise zum Abbruch der Misshandlungen beizutragen, darauf aber zu achten, auf gar keinen Fall mit einbezogen zu werden. Dadurch ginge die Präsenz des Zeugenseins verloren. Denn die Täter wären so gesehen mit „ihren (zusätzlich neuen) Opfern" quasi wieder unter sich. Auch wenn eine Einmischung von außen sich nicht zu einer Opferrolle, sondern gegenteilig zu einer Täterrolle entwickelt, kann dies problematisch sein und zu einer Provokation der wahren Täter führen und die Gewalt könnte eskalieren. Der eigene physische Eingriff sollte daher die Notlösung sein, wenn nichts anderes geht. So veränderten die beiden Männer in unserem Falle ihr Verhalten und redeten nun nur noch auf die Frau ein.

Dies nutzte die Frau sehr gut, indem sie sich losriss und flüchtete. Die Männer wollten hinterher laufen, konnten es aber nicht, da wir es ja mitkriegen würden. Also gingen sie, aus Unsicherheit dabei lachend, in Richtung der davon laufenden Frau. Als sie weit genug von uns weg waren, fingen auch sie an zu laufen. Die Frau hatte jedoch einen Vorsprung, der groß genug war.

Nun kenne ich mein Viertel und so gingen wir in eine andere Straße, von der ich wusste, dass sie auf diejenige treffen würde, aus der auch die beiden Männer gelaufen kämen. Als wir erneut in indirekten Kontakt mit ihnen kamen, sprachen wir mit Ärger zu uns selbst, warum unser Freund uns wohl nicht abholen würde und dass wir nun zu Fuß gehen müssten. Wieder hörten die Männer auf zu laufen und gaben nun die Verfolgung ganz auf, da sie sich selber bereits komisch vorkamen. Die Situation war geklärt und eine strafrechtliche Verfolgung liegt nun in den Händen der Frau als Opfer.

Oft schon kam es durch offensives Helfenwollen gerade auf St. Pauli zu Messerstechereien, so dass die gerade beschriebene Lösung definitiv die gesündere ist. Dies ist jedoch nur ein auf genau diese Situation zugeschnittenes Beispiel. Jede Situation erfordert seine entsprechend spezifische Maßnahme.

An z.B. einem anderen Abend, ich wurde von einer Schülerin nach einem Abendlehrgang zu dem Hauptbahnhof einer Kleinstadt gefahren, sahen wir, wie in der Bahnhofshalle ein betrunkener Mann von fünf Jugendlichen am Boden liegend zusammen getreten wurde. Zeitgleich kam ein Passant herangestürmt und griff aggressiv in die Situation ein, um die Jugendlichen davon abzuhalten. Kräftemäßig den Fünfen unterlegen, diente er ihnen als willkommenes zusätzliches Opfer und wurde in den Trittsegen mit integriert.

Ich bat meine Begleitung zurückzubleiben und zu warten und ging langsam und absichtslos, aber geradewohl auf die Personen zu. Ich schritt gerade langsam genug, den Jugendlichen Zeit zu lassen, zu realisieren, dass die Situation jetzt irgendwie anders war. Ich nahm keinen Anteil an ihnen, Schritt aber doch auf sie zu. Ich zeigte keinen Ärger oder Widerspruch, war aber doch auch nicht ängstlich, sondern bestimmt. Sie spürten, dass sie nicht wussten, wie sie mich hätten integrieren können, konnten mich aber auch nicht ignorieren. Eine sonderbare Situation war entstanden: Eine Person nähert sich, scheint jedoch an dem Vorgang kein Interesse zu haben. Dennoch ist da aber eine Bestimmtheit, die dennoch wiederum nicht greifbar ist. Aufgrund dieser entstehenden, nicht wirklich fassbaren Unsicherheit, zu dessen Analyse jedoch keine Zeit ist, verlangsamten die Jugendlichen ihre Misshandlungen je näher ich kam und zerstreuten sich schließlich vor meinem Eintreffen.

Dieses Eintreffen jedoch fand nicht mehr statt, da die Situation beendet und die entstandenen Verletzungen nicht stark genug waren, als dass weitere externe Hilfe nötig gewesen wäre. Ein Weitergehen zu einem Fahrplan und dessen Studium, bis der Kontakt zwischen Tätern und Opfer vollends durchbrochen war, beschäftigte mich nun, solange es nötig war.

„Handeln ohne zu handeln" bietet, bei effektivem Verständnis, eine ausgezeichnete Möglichkeit, Konflikte in einer Weise aufzulösen, ohne neue Konflikte entstehen zu lassen. Sicherlich muss man darauf eingestellt sein, sich auch zur Wehr setzen zu können. Aber gerade diese Fähigkeit darin gibt einem ja die Möglichkeit, auch darauf verzichten zu können.

Es ist daher sinnvoll, zwar auf der einen Seite sein physisches Training korrekt zu absolvieren. Ist man aber effektiv an Selbstverteidigung und Befriedung (und nicht am „Kämpfen") interessiert, so sollte man sich unbedingt auch geistig auf die Suche nach friedvollen Techniken zur Auflösung von Gewalt machen.

Im Falle einer Eskalation jedoch soll nicht unerwähnt bleiben, dass effektive Selbstverteidigungswaffen, die den Gegner unschädlich machen, aber nicht dauerhaft verletzen, vorteilhaft sein können. Auch ein Handy für einen lieber zu schnellen als zu späten Notruf ist unverzichtbar.

Spontaneität

Eines der vorrangigen Ziele des Taijiquan ist die Optimierung der Spontaneität. Dieser Aspekt des „Nichthandels" (wu wei) bezeichnet ein ungestörtes, direktes Handeln. Hierzu sind drei Faktoren notwendig:

1. Eine reibungslose durchlässige physische Bewegung, die nicht durch Blockaden abgebremst oder aufgehalten wird.

2. Eine reine Geisteshaltung (Absichtslosigkeit), die nicht in die spontane Handlung eingreift, d.h. sie nicht durch Zögerlichkeit, Angst, Übermut, Abwägungen oder sonstiger willentlicher Regung ebenfalls abbremst oder aufhält, und

3. Eine physische und geistige Zentriertheit, die Ursache dafür ist, dass die spontane Bewegung auch richtig, d.h. der Situation entsprechend ist.

Diese natürliche Spontaneität ist gerade dann unerlässlich, wenn es gilt, in einem nicht vorhandenen Zeitraum handeln zu müssen. Damit ist der Zeitraum gemeint, für den unser Verstand und unsere Emotionen zu langsam sind, es ist der Bereich, den beide Bereiche erst hinterher realisieren und darauf reagieren können. Kurz gesagt: Wenn alles viel zu schnell geht.

Hierzu ein Beispiel:

Bei meinen ersten Lehrgängen in Brasilien vor einigen Jahren, gab ich einen Einführungslehrgang, der von einem Vortragsabend eingeleitet wurde. Dieser Abend war für alle Interessierten offen und beinhaltete auch Vorführungen. Bei diesen Vorführungen kommt es mitunter vor, dass ich Personen aus dem Publikum bitte, einige Fähigkeiten des Taijiquan zu testen. Mir viel ein junger athletischer Mann auf, der ganz hinten im Raum stand und einen hieran sehr interessierten Eindruck machte. Aufgrund der vielen Leute, die vor ihm standen, konnte er sich aber im wahrsten Sinne des Wortes nicht durchringen, nach vorne zu kommen.

Daher fügte ich am Ende des Abends meinen Abschiedsworten noch den Hinweis bei, dass, wer immer noch das ein oder andere Interesse habe, gerne noch eingeladen sei, nach vorne zu kommen. Nachdem die Hälfte der Besucher den Raum bereits verlassen hatten, kam er erwartungsgemäß nach vorne und fragte, ob er mich einmal auf unbestimmte Weise angreifen dürfe.
Nun hatte ich diese Situation zwar mit ins Leben gerufen, da ich es ja extra wegen ihm gesagt hatte. Glücklich bin ich aber dennoch nie, wenn dann die Person auch tatsächlich darauf anspringt. Ich hatte mich von meiner Anreise noch nicht wirklich erholt, hatte den ganzen Tag schon Privatstunden gegeben und war nach dem dreistündigen Vortrag nun wirklich müde. Andererseits sind solche „Angriffe" in der Regel recht einfach zu handhaben, da man a. bereits darum weiß, dass etwas kommt (wenn auch nicht genau was und wann) und b. ein gewisser sozialer Rahmen gegeben ist.
Schwierig ist an der Situation wiederum, spontan bleiben zu können, gerade weil man darum weiß, und nicht in Erwartungen zu verfallen. Natürlich ist auch die Erwartungshaltung der beteiligten Zuschauer immer recht hoch. Da ich meinen Lehrgang am nächsten Tag nicht alleine bestreiten wollte, musste ich also sozusagen „gut" sein. Während ich noch in solchen Gedanken schwebte, riss plötzlich alles ab. Ich bemerkte lediglich einen Windhauch an meiner linken Wange, sah seine Faust von mir wegschnellen bzw. seinem nach hinten wegfliegenden Körper folgen und meine Finger aus seinen Augen zurück kommen. Was war geschehen?
Verblüfft sah ich mich um, als der Brasilianer wieder aufstand, zu mir kam und sich tief verbeugte und mir seinen Respekt und Dank für diese Darbietung entgegenbrachte. Ich hatte zunächst keine Ahnung was

passiert war. Claudia Mohr, die mit anwesend war, sowie die Veranstalter hatten ebenso wenig sehen können, wie der andere geschlagen hatte. Der Schlag war für uns alle zu schnell gewesen. Genau wie ich hatten sie nur realisiert, dass unsere Unterhaltung plötzlich von einem Schlag des Brasilianers unterbrochen wurde. Was es war, konnten sie genauso wenig sagen. Dies war der schnellste Schlag, der jemals auf mich abgegeben wurde und ich hatte keine bewusste Möglichkeit, ihn zu realisieren. Und dennoch: Mein Körper startete zwar nach ihm, meine Finger jedoch trafen seine Augen noch bevor er mich erreichen konnte. Dadurch flog er nach hinten weg, seine Faust folgte ihm daher ohne mich zu treffen und mein Verstand schaltete sich erst ein, als meine Hand wieder zu meinem Körper zurückkehrte.

Nun stellt sich die Frage, wie dies möglich sein kann. Ich kann es mir nicht als Verdienst ankreiden, da ich ja quasi gar nicht daran beteiligt war. Für mich ging das alles viel zu schnell. Wie hätte es sein können, wenn ich den Angriff erst bewusst realisieren, dann entscheiden müsste, wie er zu kontern wäre und dann, wenn ich mich für einen Fingerstich zu den Augen entschieden hätte, diese auch noch zu treffen?

Wir kommen also zurück auf die erwähnten drei Punkte: Körper und Geist sind durchlässig und zentriert. Der Fokus ist entspannt, aber im Zentrum des Gegenübers.

Durch das langsame Üben von „Finger auf Augen legen" (statt schnelle hektische Stiche in die Luft) waren meine Finger es gewohnt, sich in anderer Leute Augen zu befinden. So fanden sie ihren Weg von ganz alleine dorthin.

Auf diese Weise war nichts nötig, getan zu werden und doch blieb nichts ungetan (Laozi).

Es erinnert mich an eine berühmte Geschichte meines Großmeisters Chen Xiaowang in Japan: Beim Verlassen eines Restaurants wurde er plötzlich überraschend angegriffen. Der Angreifer war einer der führenden Karatelehrer der Gegend. Was mich bei der Geschichte erstaunte, war, dass er bei seinen Schilderungen erwähnte, dass ihm auffiel, wie sich seine Energie in seinem Dantian zusammenzog und er daraufhin erst den Angreifer wahrnahm, welchen er dann umgehend weit hinweg schleuderte.

Das drückt aus, dass es eine Instanz in uns gibt, die Situationen schon deutlich früher wahrnimmt und verarbeitet, bevor unser sehr viel langsameres Gehirn diese Informationen verarbeitet. Dieser inneren Natur zu vertrauen und Zugang zu ihr zu finden, wäre bereits ein hohes

Ziel innerhalb des Taijiquan. Die dazu benötigte geistige Absichtslosigkeit ermöglicht einem nicht nur überhaupt erst diesen Zugang (denn sonst bliebe man ja in den äußeren Sphären verhaftet), sie sorgt auch für die reine Effektivität. Das heißt sie sorgt dafür, dass keine korrumpierenden Gedanken oder Emotionen daran gebunden werden. Denn sonst könnte es leicht zu Über-, bzw. Falschreaktionen kommen.

Dieses Konzept der Spontaneität und auch das nächste in Bezug auf „Überraschungen" trifft die Bedeutung von „der Gegner bewegt sich nicht, ich bewege mich nicht. Der Gegner bewegt sich, ich bin schon da."

Überraschungen

Überraschungsangriffe laufen nach demselben Konzept ab, wie das der Spontaneität. Es ist in einem gewissen Sinne sogar einfacher, da ich gar nicht erst die Möglichkeit habe, meine Spontaneität durch Eingriffe des „Eigenwillens" zu torpedieren. Es passiert etwas, von dem ich bis zu dem Moment keine Ahnung habe und habe bereits darauf reagiert, bevor mir die Sache bewusst wird. Wie schon an anderer Stelle beschrieben, bewahrt mich die in dem Satz „Der Gegner bewegt sich langsam, ich bewege mich langsam, der Gegner bewegt sich schnell, ich bewege mich schnell" ausgedrückte Fähigkeit des korrekten Anpassens an die Situation vor Über- oder Unterreaktionen.

Ich hatte früher die Angewohnheit, auf eine Frage, die mir öfters gestellt wurde, immer auf die gleiche Weise zu antworten. Hin und wieder kam es vor, dass ich gefragt wurde, wie ich denn reagierte, wenn mich jemand tatsächlich angreifen würde. Wahrheitsgemäß sagte ich allen immer dasselbe: „Ich habe keine Ahnung. Ich werde es sehen, wenn es passiert." Und dies war aus Erfahrung gesprochen, denn ich wusste bereits, dass eine wirkliche Situation oftmals viel zu schnell geht, als dass man sich da noch Gedanken darüber machen könnte. Zumal, wenn man als friedliebender Mensch wie ich eigentlich immer bis zum Schluss darauf hofft, dass nichts passiert. Ich war mir über die Richtigkeit meiner Antwort bewusst, dass man immer erst sagen kann, wie man auf etwas reagiert, wenn man es getan hat. Alles andere sind bloße Spekulationen und ein Angriff wiederholt sich niemals ein zweites Mal in gleicher Weise. Immer ist er anders, immer ist die ganze Situation anders. Ich war mir jedoch in meiner friedlichen Absicht nicht bewusst, was ich mit dieser Antwort scheinbar provozierte. Eines Tages war es dann soweit, ein schwerer Mann in Weste und großen tätowierten Unterarmen stand vor mir und fragte die berühmte Frage. Und ich gab die berühmte Antwort. Alles war entspannt und er fragte weiter nach dem einen oder anderen Detail, plötzlich hatte ich kurz einen Filmriss und sah, dass mein Gegenüber am Boden lag. Verblüfft wie ich war, wollte ich ihm erst aufhelfen, dann fing der Film wieder an, rückwärts zu laufen und mir wurde bewusst, dass er mich aus dem Gespräch heraus überraschend angegriffen hatte.

Im selben Moment wurde er dann allerdings auch schon von mir geworfen. Lustigerweise genau durch eine Technik, welche ich in jener Woche gerade für eine Showteamvorführung mit einem Schüler eingeübt hatte. Also beschloss ich, anstatt ihm aufzuhelfen, mich lieber zu ihm nieder zu setzen. So konnten wir das Gespräch fortführen, ohne dass es ihm im Sitzen leicht fiele Etwaiges am Ende noch einmal zu versuchen. Sein ganzer Körper zitterte und zuckte. Ich konnte mir dieses Phänomen damals nicht erklären, fand es jedoch später in einigen Erzählungen aus der Chenfamilienchronik wieder.

Auch wenn er ruhig vor mir stand, so war er sich seiner Absicht ja im Gegensatz zu mir bewusst. So hatte er bereits eine hohe Energie und innere Spannung entwickelt, die sich nun, da das Ergebnis in die andere Richtung als geplant verlief, ebenfalls nach hinten losging und sich nicht an mir, sondern in ihm selbst entlud.

Mein Verstand, der sich auf das Gespräch konzentriert hatte, bekam davon nichts mit. Tiefer im Innern aber war meine Intuition scheinbar bereits längst gerüstet.

Um dies näher zu verstehen, hilft vielleicht die Darstellung einer soziologischen Untersuchung, von der ich mal gelesen hatte. Hierin unterhielten sich jeweils ein Mann und eine Frau. Durch Videoaufnahmen konnte nachgewiesen werden, dass neben dem eigentlichen Gespräch um irgendein Sachthema, noch ein anderes, tieferes Gespräch stattfand. Nun aber ausgedrückt in Körpersprache. Beide Körper agierten und reagierten in klaren sexuellen Impulsen aufeinander. Und dies in einer Art und Weise, in der sich die Körper zueinander in scheinbar unbeachteten Gestiken wie z.B. des Haarezurückwerfens (Frau) oder des sich „Breitmachens" (Mann) etc. verhielten.

Genauso schien es mir in den Selbstverteidigungssituationen. Es gab ein Gespräch auf bewusster Ebene, während die unbewusste Ebene bereits schon mit der vom Gegenüber ausgehenden (vorbereiteten) Energie des Angriffs arbeitete. Diese Fähigkeit zählt sicherlich zu den natürlichen

Anlagen eines Menschen, wird aber definitiv verbessert, wenn man z.b. durch das Training von Taijiquan alle geistigen und physischen Verbindungsbahnen im Körper von Blockierungen frei macht, so dass tiefes Wahrnehmen und zeitgleiches (Re-)Agieren möglich ist.

Effektivität

Natürlich muss ein Kampfsystem effektiv sein, sonst entspricht es nicht seiner Natur. Wenn wir aber von Selbstverteidigung sprechen, müssen wir uns grundlegend Gedanken zu diesem Thema machen. Was bedeutet in diesem Falle Effektivität? Ich will mich vor Gewalt schützen. Das bedeutet also, nehme ich dies wörtlich, dass es mir nicht darum geht, stärker zu sein, als jemand anderes oder jemand anderes besiegen zu wollen oder gar besser als jemand anderes sein zu wollen. Diese karmisch eher ungünstigen Eigenschaften wollen wir einem gewissen Kämpfer- oder Kriegertum überlassen.

Uns geht es in der Selbstverteidigung darum, ein ungestörtes Leben führen zu können, um in Ruhe unsere eigentlichen Ziele verwirklichen zu können. Ich habe gerade in meinen Aufzeichnungen, die ich 1993 in China während meines Trainings bei Meister Shen Xijing und den Gedanken, die ich mir während dieser Zeit gemacht habe, Folgendes gefunden:

„Selbstverteidigung ist SELBST-Verteidigung. Sie ist individuell. Jeder muss sich seine eigene Verteidigung kreieren. Sie muss den Bedürfnissen, der Situation und den persönlichen Anlagen der Person selbst entsprechen. Soll sie effektiv sein, kann nicht eine Schablone für alle gelten. Daher gilt Folgendes: „Wer Unterschiede aufhebt, dem ufern sie ins Vielfache. Wer Unterschiede zulässt, gewinnt Einheit." Ich muss meine persönlichen Gefahren erkennen und mein Verhalten sowie Training darauf abstimmen. Ich muss meine persönliche Situation kennen und in ihr agieren können.

Und ich muss um meine Schwächen wissen und daraus meine Stärke ziehen. Selbstverteidigung besteht also vordergründig nicht in dem Erlernen neutraler, physischer Kampftechniken, sondern in der Auseinandersetzung und der Suche nach Auswegen aus meiner persönlichen Bedrohung (`wir wollen nicht kämpfen, sondern uns davor schützen´)." Selbstverständlich kann immer jedem alles passieren, daher ist eine generelle Grundausbildung in physischer Selbstverteidigung immer vorteilhaft. Dennoch müssen wir, soll es um Effektivität gehen, besonders unsere eigene Situation berücksichtigen.

Wovor müssen wir uns verteidigen, wo liegen die Gefahren, die uns bedrohen? Einige mögliche Antworten:

A.

Die größte Gefahr unserer Gesundheit sind nicht Schläge aus dem Dunkeln, sondern es ist Krankheit. Der größte Effekt in einer sinnvollen Selbstverteidigung liegt daher in einem guten Gesundheitssystem. Taijiquan ist ein sehr gutes Gesundheitssystem und es ist vorbeugend.

B.

Druck erzeugt Gegendruck. Daher ist eine weitere große Gefahr das eigene Ego. Komme ich mit meinen eigenen Aggressionen nicht zurecht und ist es mir nicht möglich, die Ursachen dafür in mir selber zu suchen, zu finden und zu beseitigen, trage ich sie nach außen. Das ist die Mutter allen Unheils. Nicht nur, dass ich dadurch selbst zum Täter werde, ich biete auch ein hervorragendes Ziel für andere, die mindestens genauso aggressiv geladen sind. Ich strahle meine Energie auch nach außen ab und gleich und gleich gesellt sich gern. Selbstverteidigung bedeutet, meine Fehler bei mir selbst zu suchen, 'meinen inneren Feind zu besiegen'. Bin ich mit mir selbst in Harmonie, trage ich keine Aggression nach außen. Wer hat Grund, mich mental anzugreifen? Passiert es dennoch, kann ich diesen Druck aufnehmen und verpuffen lassen, ohne dass er mir schadet und ohne ihn zurückzugeben. Wer sollte mich nun noch physisch angreifen wollen?

C.

Es bedrängt mich jemand, der für sich keinen inneren Frieden gefunden hat und dessen Druck nicht in mir zerpufft, dem ich daher helfen muss, seinen inneren Feind zu besiegen. Es ist der schreckliche Moment, in dem es sonst keinen Ausweg mehr gibt. Es ist der Moment der allerletzten Möglichkeit, der physischen Gegenwehr. Diese Zwangssituation jedoch tritt empirisch am aller seltesten in Erscheinung und bildet daher die kleinste Größe.

Besondere Betrachtung der kleinsten Einheit, dem Punkt C:

Hier finden wir Selbstverteidigung im herkömmlichen Sinne und bemühen uns um einen intelligenten Lösungsansatz:

1. Vermeidung von Gefahrensituationen
   -) Erspüren von bzw. Wissen um Situationen

2. Psychologische Abwehr oder Flucht
   -) Umleiten negativer mentaler Energie in positive mentale Energie oder, wenn machbar, ein individueller Ortswechsel

3. Physiologische Abwehr
   -) letzte Möglichkeit: Umleiten negativer physischer Energie auf den Aggressor selbst, sprich: physische Notwehr

Auch hier bildet in der Realität die tatsächliche physische Gegenwehr, also Punkt 3, wiederum die mit Abstand kleinste empirische Einheit.

Lediglich dieser geringe Teil des Gesamtproblems ist also durch tatsächliche körperliche Technik zu lösen.
Um dieses jedoch ernsthaft und effektiv zu erlernen, bedarf es jahrelangen täglichen Trainings. Wo also liegt der Sinn von Training körperlicher Selbstverteidigung? Warum kümmern wir uns nicht um wichtigere Dinge? Weil es der Schlüssel des Ganzen sein kann. Denn aus „C und 3"

1. ziehen wir die Sicherheit für unsere psychologische Abwehr, da wir uns ja wehren könnten. Dadurch minimiert sich unsere Angst, so dass wir entspannter auftreten können. Angst hilft uns, blockiert uns aber nicht mehr. Gewalt kann daher schwieriger eskalieren. Aus unser entwickelten Selbstsicherheit und dem daraus entstandenen Selbstbewusstsein verlieren wir unseren Stolz, als auch unsere Befangenheit und können einfach weglaufen, wenn diese Möglichkeit geographisch gegeben ist. Wir erfüllen somit Punkt 2.
   Aus ihr erlernen wir das Erspüren und das Wissen um Situationen und lernen diese richtig einzuschätzen. Wir erfüllen somit Punkt 1.

2. Aus dem Training von Technik entdecken wir die Wege der

Selbstüberwindung. Wir erfüllen somit Punkt B.
3.   Unser Training ist die Basis unserer Gesundheit. Wir erfüllen
      somit Punkt A.

Denn: Um unsere Technik effektiv werden zu lassen, brauchen wir die
Form. Aus der Form entsteht die Selbsterkenntnis und das Auflösen
der inneren Konflikte. Bei erfolgreichem Training erreiche ich eine
hohe Form von körperlicher Fitness und spiritueller Transformation.
Hierdurch erreiche ich Gesundheit und die Fähigkeit, in Notsituationen
friedliche Lösungen erkennen zu können.

Daher:

Das Kleinste bestimmt das Ganze, das Ganze erwächst aus dem Kleinsten.
Obwohl die tatsächlich angewandte physische Selbstverteidigung zwar
den allerkleinsten Nenner effektiver Selbstverteidigung ausmacht, so ist
sie doch das Fundament aller weiteren, gewaltlosen Fertigkeiten. Nur
auf diese Weise bildet Kampfkunst einen effektiven Beitrag zu einer
friedlicheren Welt und erhält so seine definitive Daseinsberechtigung.

Einem Freund helfen..

Da sind diese grauenhaften Situationen, denen sich ein Kampfkünstler immer wieder ausgesetzt sieht. Selbst dem Dao scheinbar nahe, bleibt er in völligem Frieden, auch in den brenzligsten Situationen. Die meiste Gewalt kann damit von ihm abgelenkt werden. Dumm wird es nur dann, wenn man mit sehr vertrauten Personen gemeinsam unterwegs ist, welche diese goldene Regel leider nicht so sehr verinnerlicht haben. Sie schlittern in unangenehme Situationen und du hängst mit drin.

Hatte ich diese Problematik in „Chen" bereits durch meinen alten Freund Stefan und seine Kampfeslust gegen zwölf Gegner in meiner Gegenwart illustriert, so möchte ich an dieser Stelle meine Bekannte Kirstin vorstellen:

Ich fuhr mit ihr in einem geliehen Wagen auf eine Tankstelle. Es war kurz vor der Autobahn und wir brauchten noch etwas Benzin. Wir stiegen aus und ich wollte erst einmal auf die Toilette bzw. zu dem gegenüberliegenden Busch, denn ich war ja ein Junge. Plötzlich kam ein Taxi mit vier johlenden Hooligans als Fahrgäste auf den Platz gerollt. Als gelehriger Kampfkünstler verhielt ich mich an meinem Busch selbstverständlich in ruhiger Gelassenheit. Dann sahen sie meine Bekannte, die etwas punkig aussieht. „Rote Zecke, rote Zecke!", beschimpften sie sie aus dem Auto. Lass sie man rufen, sie werden schon weiterfahren, dachte ich und pinkelte weiter. Wären sie bestimmt auch, wenn Kirstin nicht zu ihnen herüber gerast wäre, „ihr Arschlöcher" geschrien hätte und durch das offene Wagenfenster hindurch einem das Hemd zerriss.

Sofort sprang einer der Hooligans aus dem Wagen, riss Kirstin zu Boden und schickte sich an, auf sie einzuschlagen. Ich unterbrach abrupt meinen Toilettengang, pinkelte mir dabei auf die Hand und rannte zu ihnen herüber. Zum einen damit beschäftigt, eine gehbare Strategie zu entwickeln, zum anderen, mir den Hosenschlitz zu schließen, standen mir sofort zwei weitere Hooligans im Weg und grinsten mich an. „Wenn du zu deiner Tussy da willst, musst du erst an uns vorbei..!" Eine klassische Situation.

Ich hielt an und musterte beide. Im Hintergrund sah ich den Taxifahrer aus seinem Wagen steigen. Er ging zum Kofferraum und plötzlich hatte er einen Wagenheber in der Hand. Er hielt ihn hoch und drohte, damit auf die Hooligans einzuschlagen. Diesen Moment nutzten wir für die Flucht. Wir rannten zu unserem Wagen, ebenso der Taxifahrer.

Der Moment der Überraschung währte nicht lange. Schon fingen die gerade verstummten Schläger wieder an zu johlen: „Was will der denn mit seinem Wagenheber!? Wir sind zu fünft. Kommt, die schnappen wir uns!" In diesem Moment aber fuhren wir und das Taxi bereits ab. Selbst die hinterher geworfenen Bierdosen erreichten uns nicht mehr.

Selbstverständlich ist man als Kampfkünstler ein Kämpfer für Recht und Gerechtigkeit, ein Helfer der Schwachen und Wehrlosen. Dennoch wäre es auch ganz gut, wenn sich die Begleiter, ob Mann oder Frau, ein bisschen sensibler in die Situation des von der Philosophie des inneren Friedens beseelten Meisters an ihrer Seite hineinversetzen würden und sich in Rücksicht auf ihn nicht allzu fahrlässig verhalten würden.

Es gibt natürlich auch die andere Seite:

Es war auf Helgoland und diesmal war es mein oben erwähnter Freund Stefan, der mir „half":

Wir waren in einer Disko und plötzlich stand, wie einem Bilderbuch entliehen, ein Ostfriese in einer gelben Öljacke und Gummischuhen vor mir und sagte, er würde mich jetzt auf der Stelle und sofort verprügeln. Ich war ratlos. Ich kannte diesen Mann nicht und wir waren uns auch nicht vorher irgendwo begegnet. Verwirrt und belustigt (denn die Person machte auf mich nicht den Eindruck einer Überlegenheit) zog ich Stefan zu mir heran. „Du, das ist interessant, hör dir das an" sagte ich zu ihm und schon viel mir der Naturbursche ins Wort und wiederholte sein Anliegen. Stefan sah mich kurz an, dann ihn und sagte: „Sag mal, weißt du denn nicht, wen du da angesprochen hast? Das ist ein großer Kungfu Meister!" Oh nein, nicht schon wieder dachte ich (1) und bereute sofort, ihn überhaupt hierauf aufmerksam gemacht zu haben. Er fuhr fort: „Ich kann das bezeugen, ich habe ihn damals selbst besucht, im Shaolin Kloster, was glaubst du!" und streckte ihn im selben Moment mit einer Kopfnuss zu Boden. Der Mann sackte auf der Stelle ohne einen Laut in sich zusammen und blieb liegen. Stefan nickte zufrieden und ging mit dem Gefühl, das Problem gelöst zu haben von dannen. Ich stand wieder alleine da und schaute zu Boden auf den Mann mit der Öljacke. Es dauerte eine Zeit, bis er sich wieder erhob und sich mit den Worten entschuldigte, er hätte ja nicht wissen können, dass ich ein Kungfu Meister sei und dass es ihm Leid täte. Dann verschwand er ebenfalls und ich stand allein da. Eine komische Welt...

Bewaffnete Realität

Im Folgenden möchte ich gerne ein paar Fallbeispiele ernsthafter Bedrohung geben und erneut darauf hinweisen, in wie weit eine gewaltlose Vorgehensweise sinnvoll und vor allen Dingen erfolgreich sein kann. Auf meinen vielen Weltreisen bin ich bisher fünf Mal bewaffnet überfallen worden. Jedes Mal verlief die Geschichte harmlos und unkompliziert. Warum, möchte ich anhand von drei Beispielen erläutern:

Eines morgens im Jahre 1992, ich kam gerade aus dem Shaolin-Kloster zurück nach Xian, der Stadt in der ich lebte und bei Meister Shen Xijing trainierte, stand ich um 5 Uhr in der Früh vor dem Hauptbahnhof und steckte meinen Kopf tief in meinen nur zu einem Drittel gefüllten Rucksack. Ich wollte einen Walkman mit Mikrophonfunktion herausholen, um das morgendliche Vogelgezwitscher aufzunehmen. Noch während ich dies tat, kam mir plötzlich der Gedanke, wie dumm es sei, so früh am Morgen an einem Hauptbahnhof einer chinesischen Großstadt seinen Kopf in einen Rucksack zu stecken. Denn schließlich könne man in einer solchen Situation leicht ausgeraubt werden. Ich hatte diesen Gedanken noch nicht zu Ende gebracht, da spürte ich zwei Druckpunkte an meinem Bauch und eine Stimme sagte: „Hey alter Freund, wie geht es dir?"
Neugierig zu sehen, was für alte Freunde ich so früh morgens hier in Xian an diesem Ort hatte, schaute ich hervor, sah allerdings in zwei völlig fremde Gesichter und bemerkte zwei Messer an meinem Bauch. „Gib uns dein Geld, schnell" sagte dann einer meiner scheinbar alten Freunde. Ich zog aus meiner linken Hosentasche ohne etwas einzuwenden ein paar Scheine im Wert von umgerechnet 15.- € hervor. In der anderen Tasche hatte ich Geld im Wert von etwa 350.- €. Bevor man mir weitere Fragen stellen konnte, bot ich ihnen den Walkman, den ich gerade herausgeholt hatte, zusätzlich an.
„Den brauchen wir nicht, verhalt dich still!" raunten sie mir nur zu und liefen davon. Dass sie den Walkman nicht nahmen war erfreulich, denn er gehörte Shen Xijing, aber auch vorhersehbar. Denn würden sie aufgegriffen, könnte dieser Fund sie identifizieren. Durch die Offerte aber abgelenkt und durchaus nicht in allzu großer Geduld, stand doch auf das Berauben von Ausländern damals eine immens hohe Strafe, beließen sie es dabei und fragten mich nicht mehr nach meinen anderen Taschen. Mein freundliches und durchaus respektvolles Äußeres schuf

zudem eine Situation, in denen sich die Räuber nicht provoziert fühlten. Angesichts des Risikos, das sie eingingen, waren sie jedoch froh, auch gut wieder wegzukommen. Trotz eines damals fast noch jugendlichen Stolzes, ein Kungfu Kämpfer sein zu wollen und mein gerade zurückliegender Aufenthalt im Shaolinkloster, brachte natürlich die Empfindung mit sich, hier die Sache auf physische Weise lösen zu wollen. Wäre ich erfolgreich gewesen, hätte ich 15.- € gespart und die beiden Jungs wären für mindestens 10 Jahre ins Gefängnis gewandert, wenn nicht sehr viel Schlimmeres.

Und ich hätte viel Zeit mit der Polizei verbringen müssen. Wäre ich nicht erfolgreich gewesen, hätte ich vermutlich viel Zeit im Krankenhaus verbracht, wenn nicht wiederum sehr viel Schlimmeres. Da uns in erster Linie aber die tatsächliche Selbstverteidigung interessiert, sollte es erst ein späterer Gedankengang sein, ob es gut wäre, solche Leute generell aus dem Verkehr zu ziehen. Und dies ist dann Aufgabe der Polizei, welche man daher nicht aus falschem Ehrgeiz übergehen sollte. Denn dies hätte dann nichts mehr mit Selbstverteidigung im eigentlichen Sinne zu tun.

Selbstverständlich war Meister Shen Xijing kurzfristig entrüstet, dass ich gerade seinen Walkman angeboten hatte. Es war nun aber gerade das, was ich in der Hand hatte. Und – nur ein paar Sekunden später und ich hätte schon den Aufnahmeknopf gedrückt und diesen netten Morgengruß von „alten Freunden" auf Tonband gehabt!

Ein Jahr zuvor, 1991, war ich mit meinem Freund Mark in den USA. Genauer gesagt in Berkeley, Kalifornien. Wir wollten zusammen mit einer Freundin dort am Abend italienisch kochen (ich glaube, sie wollte italienisch kochen..) und gingen in einen Supermarkt, entsprechend Nudeln und was man wohl dafür alles so braucht, einzukaufen. Als wir vor der Kasse standen und bezahlen wollten, kamen plötzlich zwei Farbige mit Strumpfmasken über dem Gesicht hereingestürmt und hielten jeweils einen Revolver auf uns und den Kassierer gerichtet. Es war in diesem Moment tatsächlich ein wenig unheimlich, konnte man doch sehen, dass die Revolver alt und benutzt aussahen. Im ersten Moment war ich ratlos, doch dann sah ich, wie Mark neben mir die Hände hob. „Das ist eine gute Idee", dachte ich mir und tat es ihm gleich. Langsamen Schrittes gingen wir respektvoll rückwärts, bis wir uns hinter einem Turm mit Baked Beans Dosen befanden. Die Maskierten waren mehr mit dem Kassierer beschäftigt, als mit uns. Plötzlich hörten wir Gelächter, lugten hervor und sahen, dass die Gangster bereits verschwunden waren, der

Kassierer sich aber zusammen mit den anderen Kollegen die Bäuche hielten vor Lachen. „Habt ihr die Europäer gesehen, sie haben die Hände gehoben, wie in einem Western..hahaha.." Sie zeigten auf uns und erklärten uns, dass solche Jungs alle 14 Tage vorbei kämen – wir sollten uns keine Sorgen machen. Da der Kassierer nun allerdings kein Wechselgeld mehr hatte, mussten wir unsere Pasta in einem Restaurant essen..

An einem anderen Ort, diesmal in Rio de Janeiro im Jahre 2001, saß ich tagsüber an der Copa Cabana am Strand unter vielen Sonnenfreunden und fand mich gerade in einer Stimmung zu meditieren. Ich schaute aufs Meer und schloss langsam meine Augen. Nach einer Zeit entschwand mir diese Stimmung auch wieder und ich öffnete die Augen. Direkt vor mir gingen drei Brasilianerinnen im Bikini vorbei, wie man es sonst oft nur im Kino zu sehen kriegt.
Und was passierte? Sie winkten mir zu! Freudig winkte ich zurück und schaute ihnen nach. Erst als sie fast schon zu weit weg waren, fiel mir ein, dass ich dies ja mit meiner Filmkamera, die nebst meiner Brieftasche direkt neben meinem Bein gelagert war, aufnehmen könnte. Doch der Griff ging ins Leere. Nix mehr da, und keiner hatte angeblich irgendetwas gesehen. Schlau wie ich an jenem Tag war, hatte ich nicht nur Geld, Filmkamera und Fotoapparat dabei, sondern gleichzeitig noch Reisepass und Personalausweis. Alles weg.
Wegen der fehlenden Ausweise musste ich zur Polizei, den Diebstahl melden, da ich irgendwann auch wieder nach Deutschland zurückkehren wollte. Ich ging zur Touristenpolizei, denn woanders sprachen sie leider kein Englisch. Hier jedoch auch nicht, wie ich sofort feststellen durfte. Man überließ mir den Schreibtisch, da ich mein Protokoll selbst schreiben sollte. So saß ich nun dort, tippte auf der Schreibmaschine, während ein europäisches Urlaubspärchen, denen das selbe passiert war, hereinkam. Hocherfreut, einen englischsprechenden Europäer an den Tasten vorzufinden. Man hatte schon Angst, dass hier niemand einen verstehen würde....
Als mein polizeilicher Arbeitstag beendet war, es war bereits dunkel geworden, dachte ich mir, ich wäre ja nicht eines Zen-Mönches gleich, wenn ich nicht schnurstracks zur selben Stelle zurückgehen würde, diesmal Menschen leer, um meine Meditation fortzusetzen. Gesagt, getan. Als ich nun etwa so eine halbe Stunde da saß, kam plötzlich ein Polizist mit einer anderen Person vorbei und tat kund, mich auf Drogen durchsuchen zu wollen. Ich lies dies geschehen und nachdem

er meine Habseligkeiten eingesammelt und überprüft hatte, gab er mir alles zurück, nur nicht meinen einzigen 100.- DM Schein, den ich noch dabei hatte. Mein fragender Blick wurde insofern beantwortet, als dieser „Polizist" ein riesiges Messer zückte, es mir vorhielt und sich langsam rückwärts von mir entfernte.

Auf meinem Rückweg ins Hotel kam eine der vielen käuflichen Damen der Copacabana auf mich zu und bot mir ihre Dienste an. Ich lachte und sagte, es sei keine Ausrede, ich habe wirklich kein Geld dabei, denn ich sei heute zweimal an gleicher Stelle beraubt worden. Sie muss Mitleid mit meiner Dummheit gehabt haben und bot mir ihre Dienste umsonst an. Nun überlasse ich es der Phantasie des Lesers, ob ich dieses liebsame Angebot angenommen oder abgelehnt habe. Fakt bleibt, dass alle drei bewaffneten Überfälle (den unbemerkten Diebstahl also nicht mit gerechnet) mich zusammen 65.- € gekostet haben. Eine Summe, die all diese Erlebnisse und Eindrücke, da unbeschadet überstanden, durchaus Wert waren.

Sicherlich gibt es andere Ausgänge von Überfällen. Aber ich möchte mit diesen kleinen Anekdoten aufzeigen, dass man oftmals gerade durch fehlende Gegenwehr am Besten aus einer solchen Situation herauskommt. Wichtig ist, in solchen Situationen selbstbewusst, aber respektvoll, nicht ängstlich, aber auch nicht provozierend aufzutreten. Ich denke, eine solche Situation ist es nicht wert, seine Gesundheit aufs Spiel zu setzen. Zumal man selbst bei Erfolg wiederum die des anderen geschädigt hätte, ob dies nun „gerechtfertigt" wäre oder nicht. Diese Selbstsicherheit jedoch, dieses Anpassen an den Moment, sowie die richtige Ausstrahlung zu haben – dies ist definitiv ein Resultat guten Trainings und soll ein Ansporn sein, Kampfkunsttraining nicht immer nur technisch zu verstehen, sondern es als Weg zu begreifen, mit Frieden und Liebe den Menschen (auch den Bösewichten) zu begegnen, nicht nur, um die Welt zu verbessern, sondern vielleicht auch, um in solchen Momenten gut oder zumindest glimpflich davon zu kommen. Denn nichts ist schlimmer, als in eine Täter-Opfer Rolle zu geraten, aus der man dann einfach so nicht mehr hinaus kommt. Nebenbei bemerkt, ist zur selben Zeit in Brasilien, in der ich oben beschriebene Geschichte erlebte, ein Deutscher auf einem Hausboot überfallen worden. Er wehrte sich und wurde getötet.
Selbstverständlich muss man genau differenzieren können. Innerhalb der Frauenselbstverteidigung zum Beispiel und bei drohender Vergewalti-

gung kann es schon wieder genau anders herum aussehen. Hier ist eine körperliche Gegenwehr, obwohl physisch oft zum Scheitern verurteilt, in den meisten Fällen dennoch erfolgreich. Hier aber will der Täter nicht materielles Gut, sondern direkt den eigenen Körper. Das ist etwas anderes.

Es gibt kein Patentrezept, jede Situation ist anders. Aber die antrainierte Fähigkeit, Gegenwehr zu leisten, aber auch auf sie verzichten zu können, gibt uns die Möglichkeit, mit größerer Neutralität in die Situation hineinzuspüren und zu fühlen, welches Verhalten jetzt am sinnvollsten ist. Und genau das sollte Kampfkunst sein: Zu lernen, sich spontan in jeder Situation am Erfolgreichsten und Besten verhalten zu können.

Unbewaffnete Realität

Ich erinnere mich, als ich als Jugendlicher mit 14 Jahren in unserem Einkaufszentrum herum lungerte und mir, wie so oft und gern, mit nix die Zeit vertrieb. Plötzlich kamen drei von „den Großen", eine Jugendbande allerdings so um die 17, um die Ecke. „Hey Knirps" riefen sie und griffen mich fest.

„Du gehst jetzt da in den Supermarkt und klaust uns eine Flasche Korn (ein im Norden beliebt bekömmlicher Schnaps). Geh schon beeil dich, weißt ja, was sonst passiert!" Es war nicht schwer, das zu erraten, also ging ich in den besagten Supermarkt. Als ich drinnen stand und mir die Jungs so durch die Scheibe anguckte, dachte ich, Prügel hin oder her, jeder hat seinen Stolz. Und so klaute ich ihnen keinen Schnaps, sondern kaufte ihnen eine Dose Mirinda (eine Billigvariante der Orangenlimonade Fanta).

Kühn schritt ich nach draußen und drückte sie meinen Peinigern in die Hand. Zuerst verdutzt, besannen sich diese jedoch sehr schnell und fingen an, mich erwartungsgemäß hin und her zu schubsen, sowie auf mich einzuschlagen. Dann kam der Moment, in dem ich aus Versehen meinen Arm zu einem Block nach oben bewegte. „Habt ihr das gesehen?" rief der Anführer. „Das Jüngelchen glaubt, Karate zu können! Los, zeig uns dein Karate!" Worauf die Gruppe begann, sehr viel beherzter auf mich einzuschlagen als zuvor. Das Problem war, ich konnte es nicht und so gab es Dresche. Ich war mir hinterher sicher, hätte ich nichts gemacht, ich wäre ein bisschen geschubst und leicht gehauen worden und dann hätten sie die Lust verloren. So aber begann es ihnen richtig Spaß zu machen. Was bei mir vergleichsweise harmlos ausging, passierte wenige Jahre später zwei jungen Türken bei uns auf der Ecke in unvorstellbarer Härte (vergleiche Seite 76). Skinheads griffen sie an und schlugen auf sie ein. Einer von beiden zog ein Tränengas und benutzte es. Es konnte sie allerdings nicht aus der Situation befreien. Hierdurch noch bedeutend mehr angestachelt, warfen die Skinheads die beiden vor heranfahrende Autos, was einer von beiden nicht überlebte.

Diese Geschichten sollen das wesentlichste Prinzip im Taijiquan verdeutlichen: Hart und weich.
Viele kennen die mythologische Entstehungsgeschichte des Taijiquan, in der Zhang Sanfeng einem Kranich und einer Schlange beim Kampf zusah. Der Kranich stieß sehr explosiv und direkt zu, während die Schlange seinen Attacken immer weich und elegant nachgab bzw. auswich. Beide Kräfte sind das Yin und Yang in der Boxkunst des Taijiquan. Weiches Nachgeben und unnachgiebiges Vordrängen. So auch in diesen Geschichten.
Man muss in der Lage sein, die Situation richtig einschätzen zu können. Entschließt man sich zur Gegenwehr, muss diese 100% sein und definitiv ihr Ziel erreichen. Sonst kann es ins Gegenteil umschlagen und es wäre besser gewesen, sich gar nicht erst gewehrt zu haben. Aber auch das Nachgeben muss gekonnt sein. Man darf dabei nicht seine Mitte verliere, sonst wird man ebenfalls schnell zum Spielball des Täters. Richtiges Nachgeben oder richtiges Vordrängen, beides muss korrekt angewandt werden. Vermutlich wären die beiden türkischen Jugendlichen am Leben geblieben, hätten sie ihr Tränengas erfolgreich oder gar nicht eingesetzt. Im letzteren Falle wären sie sicherlich im Krankenhaus gelandet, denn ich selber hatte früher oft Auseinandersetzungen mit Skinheads und weiß um deren sinnlose Brutalität.
Aber sie wären vielleicht nicht gestorben. Hätten sie ihr Tränengas effektiv und erfolgreich eingesetzt, wären sie wiederum vielleicht unversehrt aus der Situation entschwunden.
Genauso in meiner frühen Jugend im Einkaufszentrum. Hätte ich keine Anzeichen von Karate gemacht, deren Schläge wären halb soviel gewesen. Hätte ich jedoch eine Kampfkunst so gut gelernt und angewandt, dass ich alle drei in die Flucht geschlagen hätte, es wäre mir nichts passiert.
Das A und O einer guten Selbstverteidigung ist also die Kombination aus richtiger Einschätzung der Situation und dessen Kräfteverhältnisse, einer äußerst guten mentalen und physischen Technik, sowie der Weisheit, letztere nur als allerletztes Mittel zu verwenden. Ich weise

allerdings noch einmal darauf hin, dass in der Frauenselbstverteidigung andere Gesetze gelten, als in der der Männer.

Persönlich unterstütze ich, auch und gerade als Kampfkünstler, die Philosophie, wie wir sie in dem Evangelium nach Matthäus 5, 39-40 wieder finden: „Wenn dich jemand auf deine rechte Backe schlägt, dem biete die andere auch dar.", oder „Und wenn jemand mit dir rechten will und dir deinen Rock nehmen, dem lass auch den Mantel."

Wir wollen, wie schon einige Kapitel vorher, noch einmal Mahatma Gandhi mit einem der wichtigsten Sätze der Weltgeschichte zitieren: „Es gibt keinen Weg zum Frieden, Frieden ist der Weg." Er gewann damit einen großen Krieg. So höhlt auch Wasser den härtesten Stein durch seine Weichheit und der Baum bricht unter dem Sturm, der sich biegende Grashalm sieht sich danach jedoch unversehrt. So verbindet sich daoistische Philosophie des Friedens mit effektiver Kampfkunst und wir kommen zu einem Ergebnis, was keine Helden hervorbringt („der stärkste Baum wird schnell gefällt"), sondern dem Satz „die Letzten werden die Ersten sein" entspricht: Ein Mensch voller Liebe, Weisheit und Selbstbewusstsein.

Wahrhafte Stärke zeigt sich nicht im Widerstand, sondern in Sanftmut, Mitgefühl und Gelassenheit. Innerer Friede ist anders nicht zu finden und ich glaube, die Zeit der Samurei, die, um ihr Selbstbewusstsein zu finden tötend durch die Lande ziehen, ist vorbei.

Porträts großer Taiji-Meister: CHEN XIAOWANG

Der Erbe des Taijiquan

Eine Chen Xiaowang Biographie, von Nabil Ranné

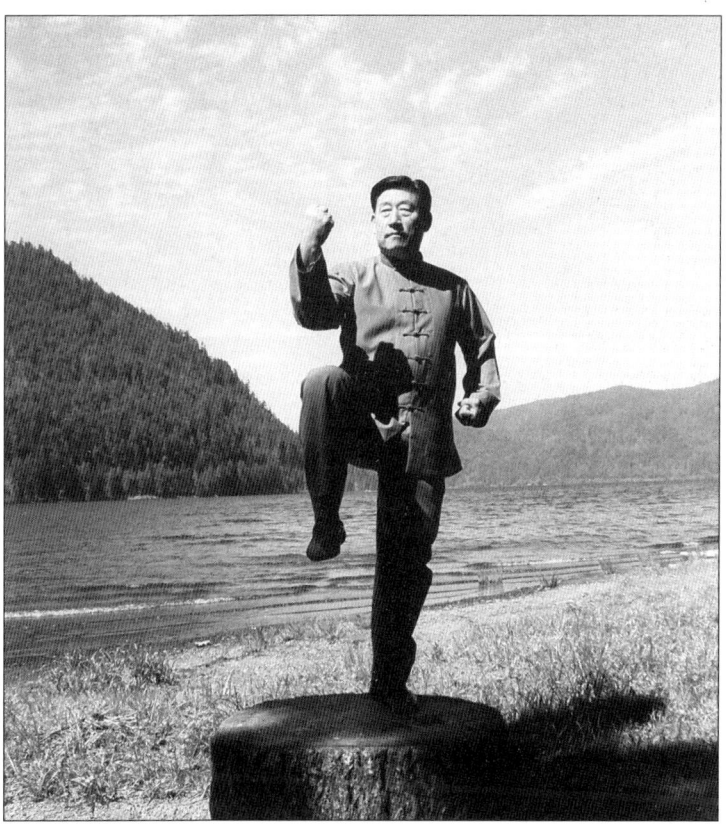

Abb. 1 Chen Xiaowang

Einleitung

Chen Xiaowang (chin. 陈小旺 – Chén Xiǎowàng) wurde am 20. Oktober 1946 in Chenjiagou geboren. Er ist direkter Nachkomme der Chen Familie in der 19. Generation, ihr offizieller Hauptvertreter und gilt offiziell als „Staatsschatz der Volksrepublik China". Chen Xiaowang unterrichtet weltweit das traditionelle Taijiquan der Chen Familie und gilt als herausragender Meister seiner Generation.

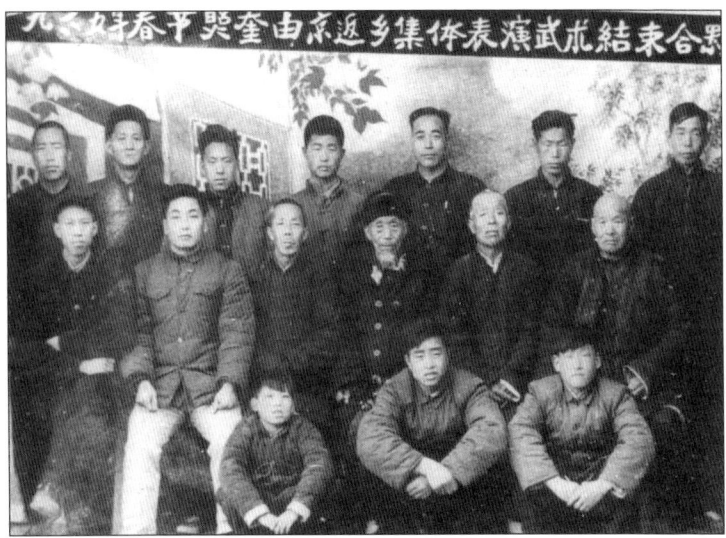

Abb. 2 Chenjiagou 1965: Chen Zhaopei zweite Reihe ganz rechts, Chen Zhaokui zweite Reihe zweiter von links, Chen Xiaowang vordere, sitzende Reihe ganz rechts, Zhu Tiancai zweiter von rechts, Chen Xiaoxing links

Chen Xiaowangs Kindheit

Chen Xiaowang ist der Sohn von Chen Zhaoxu, dem ältesten überlebenden Kind von Chen Fake. Chen Zhaoxu hatte drei Kinder: Chen Yinghe,[1] Chen Xiaowang und Chen Xiaoxing.
"Ich erinnere mich, als ich 13 oder 14 Jahre alt war, saß ich in einem Bus

in einer dieser seltenen Angelegenheiten, die mich veranlassten, einmal zehn Kilometer weit zu fahren. Ich war noch klein und Kinder wurden eigentlich nicht weit weg geschickt. Die Menschen im Bus fragten mich, woher ich käme, und ich antwortete Chenjiagou. Sie fragten mich, ob ich Chen Fake kennen würde. Und ich sagte, Chen Fake wäre mein Großvater. Dann standen alle im Bus auf, um mich genauer anzuschauen. Dieses Ereignis prägte mich während meiner Entwicklung, denn mir wurden plötzlich mein Erbe und meine Verantwortung diesbezüglich klar; dieses Erbe sollte nicht in meiner Generation enden. Das hat mich motiviert, um hart und gut zu trainieren." [2]

Chen Xiaowang begann im Alter von acht Jahren mit dem Taijiquan Training der ersten Form des großen Rahmens,[3] zunächst noch bei seinem Vater. Obwohl er damals noch Chen Fake persönlich erlebte, hat er nicht viele konkrete Erinnerungen an diese Zeit. Allerdings weiß er noch, dass er immer, wenn seine Mutter ihn losschickte, um seinen Vater zum Essen zu holen, wartete, bis sein Vater seine Formen zu Ende gelaufen hatte. Dabei beobachtete er seinen Vater, dessen genauestens strukturierten Bewegungen ihn nachhaltig prägten.[4] 1954, so berichtet er, wollte sein Verwandter Chen Lizi seinem Vater einen Streich spielen und ergriff dessen rechten Arm und rechte Hand, um diese in einem Hebel zu halten. Plötzlich und doch kaum von außen ersichtlich, schleuderte Chen Zhaoxu ihn drei Meter in die Luft, nur um ihn dann wieder aufzufangen, bevor er mit dem Kopf auf dem Boden aufschlug.[5] Da Chen Zhaoxu keine Schüler annahm, hatten nur wenige das hohe Niveau seiner Kampfkunst wirklich gesehen. Bei Chen Xiaowang hinterließ der Vorfall, über den noch lange im Dorf gesprochen wurde, einen bleibenden Eindruck und zeigte ihm schon früh, welche hohe Stufe mit Taijiquan zu erreichen ist.

Taijiquan in der jungen Volksrepublik China

Um die Entwicklung und spätere Leistung Chen Xiaowangs zu verstehen, muss man sich die geschichtlichen Umstände Chinas zur Zeit seines Aufwachsens klar machen, die das Leben in China allgemein und auch in Chenjiagou speziell prägten und sich auf die gesamte Familie auswirkten. Am 1. Oktober 1949 wurde die kommunistische Volksrepublik China von Mao Zedong ausgerufen. Die Kommunisten hatten gerade die nationalistische Kuomintang unter Führung von Chiang Kai-shek[6] besiegt und einen fast bankrotten Staat übernommen. Nachdem China viele Jahre unter ausländischer Besatzung und einem Bürgerkrieg gelitten hatte, wurde nun die Landwirtschaft langsam wieder aufgebaut, um eine Eigenversorgung des Landes zu ermöglichen. Zu dieser Zeit gab es viele Bemühungen des jungen kommunistischen Staates, sich zu konsolidieren, indem alle ehemaligen nationalistischen Kontrahenten, die ja auf Taiwan eine neue Basis gefunden hatten, im eigenen Land ausfindig und unschädlich gemacht werden sollten. Mao rief zwar 1957 das Programm "Einhundert Blumen blühen" (chin. 百花齐放 - Bǎi Huā Qí Fàng) auf, um Kritikern konstruktive Kritik an der Staatsführung zu ermöglichen, allerdings wurden schon kurz darauf alle kritischen Stimmen, die ja nun aufgrund ihrer Kritik öffentlich bekannt waren, interniert bzw. auf das Land umgesiedelt.

Ab 1958 folgte der Versuch, die Landwirtschaft Chinas in eine Industriewirtschaft umzubauen. Dieses Programm trug den Namen „Der große Sprung nach vorn" (chin. 大跃进 - Dà Yuè Jìn) und endete in einem wirtschaftlichen Desaster, dem heutigen Schätzungen zufolge ungefähr 30 Millionen Menschen durch Hungersnöte zum Opfer fielen. Durch diesen Fehlschlag vermehrten sich Gegenstimmen zu Mao Zedongs Politik in der eigenen Partei. Um dieser Herr zu werden, verkündete Mao schließlich ab 1966 die Kulturrevolution (chin. 文化大革命 - Wénhuà Dà Gémìng), die alle Gegner seines Kurses mundtot machen sollte. Nun begann eine der größten Verfolgungswellen der Menschheit. Die von Mao formierte Rote Garde, die hauptsächlich aus Jugendlichen bestand, sah in der alten chinesischen Kultur, den Gelehrten und Gebildeten die Hauptgegner des Kommunismus und verfolgte diese ohne Unterlass. Die Kulturrevolution dauerte bis zu Maos Tod 1976, als sein Nachfolger Deng Xiaoping die Parteispitze übernahm und einen Kurs langsamer Reformen einleitete.

Chenjiagou in der Zeit des politischen Umbruchs

Die politischen Unruhen betrafen selbstverständlich auch Chenjiagou - und zwar in zweierlei Maß: Zum einen litt die Landbevölkerung in den fünfziger Jahren nach dem Bürgerkrieg und nach dem „großen Sprung nach vorn" massiv unter Hungersnot. Zum anderen trafen später die ideologischen Bemühungen, die traditionelle chinesische Kultur zu zerstören, um so einen „modernen" Kommunismus zu ermöglichen, neben der Literatur, der Musik und Kunst eben auch das alte Kulturgut des Taijiquan. Gu Liuxin[7] hatte noch 1956 den mit China befreundeten vietnamesischen Präsidenten Ho Chi Minh auf Vermittlung von Zhou Enlai[8] unterrichtet - später auch Mao Zedongs Ehefrau Jiang Qing für knapp vier Monate von August bis Oktober 1958 und noch einmal von Januar bis Juni 1959 – dieses Mal sogar zusammen mit ihrem Ehemann Mao Zedong. Auch 1961 rief Mao Zedong noch öffentlich dazu auf, dass alte Menschen Taijiquan trainieren sollten.

Er erhoffte sich so, eine günstige medizinische Grundversorgung zu gewährleisten, da sich die Volksrepublik keine Versorgung im Sinne westlicher Standards leisten konnte. Doch mit der Kulturrevolution sollte sich das ändern und Taijiquan wurde mitsamt den restlichen chinesischen Kulturgütern verboten. In Chenjiagou gab es natürlich noch viele Taijiquan Meister, aber das Training litt beträchtlich und viele begabte Bewohner verließen Chenjiagou, um an anderen Orten zu arbeiten und so überhaupt überleben zu können. Chen Xiaowang musste während dieser Zeit als Tischler arbeiten und durfte nur heimlich sein Taijiquan trainieren. Hier kommt einem Mann im Besonderen die Ehre zu, das Taijiquan in Chenjiagou für die nächste Generation bewahrt zu haben: Chen Zhaopei. Er war der wohl wichtigste Lehrer in Chen Xiaowangs Jugend.

Chen Zhaopei leitet die Taijiquan Renaissance ein

Chen Zhaopei[9] kam 1930 der Einladung des Bürgermeisters von Nanjing nach, um dort Unterricht zu geben. 1942 ging er nach Xian, Shaanxi, und nach dem Krieg gegen Japan ging er 1946 nach Kaifeng, Henan. 1948 wurde Kaifeng von den Kommunisten besetzt. Von da an konnte Chen Zhaopei neben seiner regulären Arbeit auch regelmäßig unterrichten. 1958 ging er mit 65 Jahren in Rente und kehrte nach Chenjiagou zurück. Er sah zu dieser Zeit, dass immer weniger Menschen

Taijiquan praktizierten und war besorgt, dass das Taijiquan der Chen Familie nicht mehr vollständig die nächste Generation erreichen würde. Daher nahm er das arme Leben des damaligen Chenjiagou auf sich und unterrichtete unablässig die nächste Generation. Er errichtete eine Taijiquan Schule in seinem eigenen Haus und trug hierfür alle Kosten.[10] Gleichzeitig unterrichtete er in der nahe gelegenen Bezirksstadt Wen Regierungsmitglieder, Arbeiter, Studenten und Lehrer. Als dann die Kulturrevolution begann, wurde Chen Zhaopei verfolgt und in den damaligen öffentlichen Kampf- und Kritiksitzungen verhört und diffamiert. Auch physische Gewalt war während dieser Sitzungen an der Tagesordnung. Doch in der Nacht kamen Chen Xiaowang, Chen Zhenglei, Zhu Tiancai, Wang Xian und andere Schüler zu Chen Zhaopei und trainierten heimlich bei ihm im Keller.[11] Dieses war ein durchaus lebensgefährliches Unterfangen, wie das Schicksal anderer Familienmitglieder beweist. Chen Zhaopei verfasste zu dieser Zeit einen Vers: "Mit meinen achtzig Jahren lehre ich Taiji ohne darauf zu achten, ob die Straße vor mir schlecht oder gut beschaffen ist, obwohl der Wind heult und der Regen stark niederprasselt und es so viele Schwierigkeiten gibt, freue ich mich doch, dass die nächste Generation folgt und mein Heimatdorf füllt."

Ab 1972 wurde Taijiquan nach einer Rede Mao Zedongs, in der er sich plötzlich wieder löblich über das Taijiquan äußerte, abermals erlaubt und Chen Zhaopei begann trotz seines hohen Alters, erneut öffentlich zu unterrichten. Doch Ende des Jahres starb er an den Folgen einer Hepatitis.

Chen Xiaowang wird erwachsen

In dieser unruhigen und schwierigen Zeit also begann für Chen Xiaowang das ernste Training. Mit 13 Jahren wurde Chen Zhaopei auf sein großes Talent aufmerksam und unterrichtete ihn fortan. So erinnert sich Chen Xiaowang noch genau an Chen Zhaopeis Rückkehr: „Als ich mit 13 Jahren mit anderen Erwachsenen vorführte, wurde der Meister unserer Dorfschule, Chen Zhaopei, auf mich aufmerksam und fragte: ‚Wessen Kind ist das?' Ich trainierte also schon in jungen Jahren sehr ernsthaft mein Taiji."[12] Als Kind soll er jeden Morgen und jeden Abend fünf Formen gelaufen sein, später lief er mindestens zwanzig Formen pro Tag und machte so große Fortschritte.

Durch den Unterricht seines Vaters, aber vor allem seines Onkels Chen Zhaopei, hatte Chen Xiaowang bereits eine feste Basis in den Formen, die wir heute den alten Rahmen nennen. Doch Chen Zhaopei riet ihm, dass er Chen Zhaokuis Hilfe in Anspruch nehmen sollte, um sein „Quan" (Boxen, chin. 拳 - Quán), also seine Kampfkunst, zu verbessern.[13] Ab 1964 kehrte Chen Zhaokui auf Drängen Zhaopeis regelmäßig zum Unterrichten nach Chenjiagou zurück und blieb dort dauerhaft ab 1972 nach dem Ableben Chen Zhaopeis, um den Dorfunterricht zu leiten. Chen Zhaokui war der dritte Sohn Chen Fakes und hatte bei ihm direkt in Peking gelernt. Chen Zhaopei hingegen lernte bei Chen Fake, bevor dieser nach Peking ging. Chen Zhaokui steigerte das Niveau der Praktizierenden daher noch einmal beträchtlich.

So kam es, dass Chen Xiaowang als Zhaokuis Protegé intensiv unter ihm trainierte und anfing, Qinna (Greif- und Hebeltechniken, chin. 擒拿 - Qínná) und die Formen, die wir heute neuen Rahmen (chin. 新架 - Xīnjià) nennen, zu lernen.[14] Chen Xiaowangs Bruder Chen Xiaoxing sagt dazu, dass Chen Zhaokui durch seinen Unterricht ab 1964 viele Veränderungen nach Chenjiagou brachte, die Dorfbewohner weitergehend korrigierte und ihre Fähigkeiten damit noch einmal erheblich steigern konnte. Half Chen Zhaopei wohl allen Schülern, eine wichtige und dringend nötige Basis zu erhalten, nachdem ihr Training aufgrund der unruhigen Zeit vernachlässigt worden war, so brachte Chen Zhaokui wahrscheinlich Präzision und Detailliertheit in ihre Übungspraxis.[15] Von 1974 bis 1984 fokussierte Chen Xiaowang dann hauptsächlich die Xinjia Formen von Chen Zhaokui und das kräftigende Training mit dem Dagan (chin. 大杆 - Dàgǎn), dem drei Meter langen Langstock.[16]

So konnte er mit knapp 30 Jahren bereits ein hohes Niveau im Taijiquan vorweisen. Er galt daher Mitte der siebziger Jahre als herausragender Vertreter seiner Generation. Doch noch hatte er keine Vergleichsmöglichkeiten, um seine eigenen Fähigkeiten mit denen anderer Kampfkünstler zu messen. 1977 begann er, sich mit anderen Kampfkünstlern zu informellen Kämpfen zu treffen. Obwohl er mit seinen Fähigkeiten hätte zufrieden sein können, wollte er doch mehr erreichen und setzte sich zum Ziel, durch mehr Training auch das hohe Level seiner berühmten Vorväter zu erreichen.

1980 wurde Chen Xiaowang von dem Sportkomitee der Provinz Henan zum professionellen Lehrer befördert. Das Sportkomitee richtete für ihn ein Wushu Studio ein und förderte ihn beträchtlich.[17] Von da an verbrachte Chen Xiaowang zwei Jahre in ausschließlichem Training und machte noch einmal einen großen Sprung in seinem Können.

In den nationalen Wushu Turnieren 1980, 1981 und 1982 gewann Chen Xiaowang drei Goldmedaillen. 1985 gewann er in Xian wieder Gold bei dem ersten internationalen Wushu Turnier.

1981 wurde Chenjiagou zum ersten Mal der Weltöffentlichkeit zugänglich. Einige japanische Kampfkünstler begannen, sich für Taijiquan zu interessieren und besuchten den Ursprungsort des Taijiquan. Ihnen wurden die „vier Buddhas Wächter" als herausragende Vertreter vorgestellt. „Zwischen 1980 und 1985 durfte ich nirgendwohin gehen. Ich wurde als Kategorie Eins Individuum eingestuft, was bedeutete, dass ich im Land bleiben sollte, um Ausländer anzuziehen." Daher durfte er keinen Unterricht im Ausland geben. Schließlich aber erreichte er, dass er 1985 für ein paar Wochen nach Japan gehen durfte, um zu unterrichten.

1987 folgte er einer Einladung der Nationalen Wushu Föderation in Singapur, um dort zu unterrichten. Da er zu diesem Zeitpunkt schon berühmt war, wurde er in Singapur mehrmals herausgefordert. Auf einem Empfang zu Ehren der chinesischen Besucher griff ihn zum Beispiel ein Ringkämpfer völlig unerwartet an und wollte ihn mit einer Wurftechnik zu Boden bringen. Doch Chen Xiaowang reagierte blitzschnell, gab der Kraft seines Gegners kurz nach, nur um ihn anschließend mit einem Schulterstoß weit weg zu schleudern. 1988 besuchte er zum ersten Mal die USA und überzeugte dort mit einem kraftvollen Auftritt das Publikum, das bislang lediglich die langsame und ruhige Seite des Taijiquan kannte.

1989 erhielt er den höchsten Titel „hochrangiger nationaler Trainer" (chin. 国家高级教练 - Guójiā Gāojí Jiàoliàn), der im ersten Jahr nur zwei Mal pro Provinz vergeben wurde. In Henan erhielten ihn nur

Chen Xiaowang und ein Shaolin Meister aus Luoyang.

1990 siedelte Chen Xiaowang dauerhaft nach Australien, um von dort aus aufgrund der einfacheren Reisebestimmungen besser das Taijiquan seiner Familie verbreiten zu können. Sein Bruder Chen Xiaoxing leitet seit den späten neunziger Jahren die Schule in Chenjiagou.

Chen Xiaowangs Lehre

Während seiner Lehrzeit entwickelte Chen Xiaowang ein sehr genaues und präzises Trainingskonzept mit speziellen Stand- und Seidenübungen, um das System des Chen-Stil Taijiquan besser unterrichten zu können und verständlicher zu gestalten. Dieses Trainingskonzept erarbeitete Chen Xiaowang in den achtziger Jahren. Speziell die Seidenübungen konzipierte er als Basisübungen zunächst auf Initiative der chinesischen Regierung, die die traditionellen Kampfkünste mehr Menschen zugänglich machen wollte und beklagte, dass es im Taijiquan keine Grundübungen gäbe.[18] Zudem entwickelte Chen Xiaowang die 19er Kurzform und die 38er Form, die Neulingen einen einfacheren Einstieg

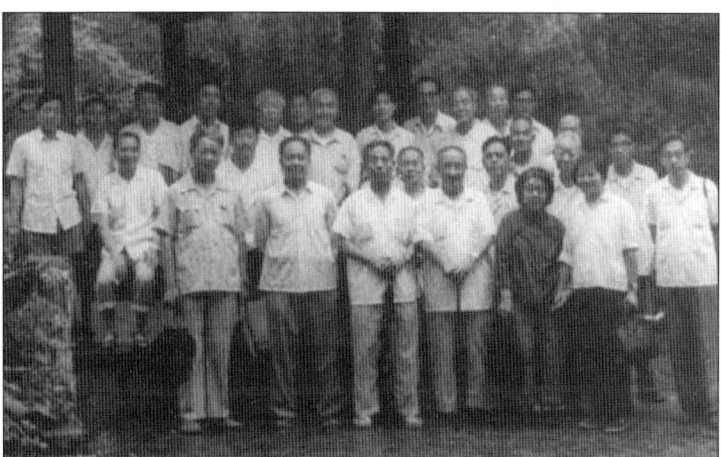

Abb. 3 Gruppenfoto Shanghai, 1982: Chen Xiaowang (zweite Reihe zweiter von links), Ma Yueliang (erste Reihe vierter von links), Gu Liuxin (links hinter Ma Yueliang), Feng Zhiqiang (rechts hinter Ma Yueliang), Wang Peisheng (erste Reihe dritter von links), Yang Zhenduo (erste Reihe zweiter von links), Sun Jianyun (fünfte von links), Fu Zhongwen (hintere Reihe fünfter von Links), Hong Junsheng (hintere Reihe sechster von rechts)

in das Taijiquan der Chen Familie ermöglichen sollen. "Die 19. Form habe ich auf Bitten meiner weltweiten Schülerschaft konzipiert. Sie ist in vier Teile geteilt und geht vier Mal von rechts nach links. Die Prinzipien basieren auf den Chen-Stil Formen Laojia, Xinjia und Xiaojia. [...] Sie ist für Anfänger leicht zu lernen und ist gemacht für den modernen Menschen, der wenig Zeit hat, eine längere Form zu üben."[19] "In der 38er Form habe ich versucht, die ganzen Wiederholungen herauszunehmen und die zu schwierigen Bewegungen zu vereinfachen, ohne aber die Charakteristik des Chen-Stil Taijiquans zu zerstören, vor allem den Angriff-Verteidigungs-Inhalt und die Seidenspultechniken. [...] Man kann sie langsam und ruhig oder schnell und heftig ausführen, mit Sprüngen und Fajin. Das hängt alles vom Alter und dem Interesse des Übenden ab. Sie ist schnell und einfach zu lernen [...]".[20]

Er konstatiert allerdings, dass jegliche Neuerungen eindeutig dem traditionellen Prinzip des Seidenspulens von Chen Wangting folgen.[21]

Die klare Lehre und die feine Aufschlüsselung des Chen-Stil Taijiquan sind Markenzeichen von Chen Xiaowangs Unterricht. Zusätzlich beeindruckt er durch exakte Korrekturen der Körperhaltung seiner Schüler, um Durchlässigkeit und Bewegungsfluss herzustellen. Chen Xiaowang bemerkt dazu: „Details sind das Wichtigste für mich, wenn man ein hohes Level erreichen möchte."[22] Hierzu erzählt er immer wieder die Geschichte, dass er in den siebziger Jahren auch als Tischler arbeiten musste. Und als Tischler sei ihm aufgefallen, wie wichtig die Struktur aller Gegenstände war, die er anfertigte. Auch im Taijiquan hob er daher das Strukturprinzip hervor, um so die Geschlossenheit bzw. Einheit des Körpers herzustellen.

Ein Erfahrungsbericht von Dietmar Stubenbaum über Chen Xiaowangs Unterrichtsart in seinen ersten Jahren in Australien zeigt sich sehr aufschlussreich: Stubenbaum berichtet davon, wie er 1993 Chen Xiaowang in Australien aufsuchte. Er lernte dort, obwohl er schon viele Jahre Chen-Stil trainiert hatte, zunächst die recht einfachen (Stand- und Seiden-)Übungen sehr detailliert. Ihm wurde so die Basis von Chen Xiaowangs Systems erklärt. „Nachdem ich seine Qigong Übungen für ein paar Tage gemacht habe [...], empfand ich zum ersten Mal ein starkes Gefühl von Qi in meinem Körper."[23] Später zeigt Chen Xiaowang ihm einhändige und zweihändige Seidenübungen, Basisschritte sowie einzelne Bewegungen aus der Form. Stubenbaum berichtet, wie exakt Chen Xiaowang Positionen bestimmen kann und wie er durch bloßes Schauen erkennt, wo der Qi-Fluss unterbrochen ist. Er erklärte den Qi-Fluss dabei häufig nach Akupunktur Punkten. Zu seinen Anwendungen sagt Stubenbaum: „Mit ihm [Chen Xiaowang] war es, als ob man versuchen würde, eine Leere zu bewegen. [...] Herr Chen ist sehr, sehr stark und kennt die kämpferischen Anwendungen bis zur Perfektion."[24] Stubenbaum führt weiter aus, dass Chen Xiaowang unmissverständlich die Prinzipien jeder Bewegung ausgearbeitet hat: „Ich habe noch nie jemanden gesehen, der das Taijiquan so beherrscht wie er, außerdem ist seine Lehrmethode klar und einfach zu verstehen." [25]

Obwohl Chen Xiaowang Oberhaupt der Chen-Familientradition ist, kennt er aufgrund seiner vielen Jahre, in denen er als Schiedsrichter tätig war, alle bekannten Taijiquan-Formen und betont immer wieder ihren gemeinsamen Charakter und ihre Arbeit am gleichen Prinzip. Auf die Frage, ob man in jedem Stil ein Meister werden kann, antwortet er: „Natürlich. Sie alle haben den gleichen Ursprung. Die Prinzipien sind gleich. Welchen Stil man ausübt, ist nicht von Belang. Mit einem guten Lehrer, harter Arbeit und Durchhaltevermögen ist alles möglich."[26] Chen Xiaowang führt stets den Satz an: "Zehntausend Methoden, ein Prinzip" (chin. 万法规一 - Wàn Fǎ Guī Yī). Dieses bezieht er sowohl auf die Stilrichtungen, als auch auf die unterschiedlichen Bewegungen innerhalb der Formen einer Familie. Der Ursprung jeder Bewegung sollte beim Ausüben der Form das Dantian sein. Er betont die folgenden Leitsätze:

Benutze Dantian als Zentrum
(chin. 以丹田为核心 - Yǐ Dāntián Wèi Héxīn)

Wenn sich ein Teil bewegt, muss sich der ganze Körper bewegen
(chin. 一动全身必动 - Yī Dòng Quánshēn Bì Dòng)

Alle einzelnen Teile verbinden sich
(chin. 节节贯穿 – Jiéjié Guàn Chuān)

Eine Energie verbindet den gesamten Körper
(chin. 一气贯通 – Yī Qì Guàntōng)

„Dantian ist das Energiezentrum des Körpers und benötigt Koordinierung des gesamten Körpers. Die generierte Kraft hat ihren Ursprung in Dantian und koordiniert sich mit dem Rest des Körpers, währenddessen sie an Kraft gewinnt".[27]

Er betont fortdauernd die Wichtigkeit von „Haltung, Position – die Stehende Säule Übung ist bereits die erste Form. Sie bereitet den Körper für die Taijiquan Übung vor. [...] Man hat eine Haltung, zwei Bewegungsaspekte: Beim ersten Aspekt bewegt sich Dantian seitlich [...]. Der zweite Aspekt ist, dass Dantian sich vor- und zurück bewegt." Der dritte Bewegungsaspekt kombiniert die beiden ersten und schließt eine vorder- und rückwärtige

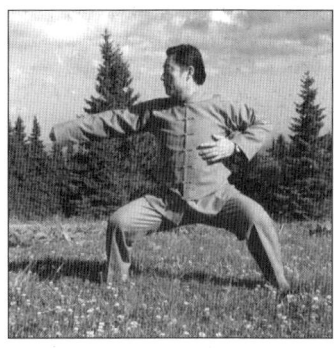

Abb. 4 Chen Xiaowang in „zwei Arme rechts, zwei Arme links" der Paochui

Bewegung ebenso ein, wie eine nach links und rechts gerichtete. „Wenn man die Haltung und die Bewegungsaspekte versteht, versteht man alle Formen, Anwendungen und Waffen. Wenn man sie nicht versteht, ist man wie ein Baum ohne Wurzeln, der nicht wachsen kann."[28] Die Lehre ist Chen Xiaowang stets besonders wichtig, um für guten Unterricht und die Verbreitung des authentischen Chen-Stil Taijiquan zu sorgen. Er betont immer wieder, dass es für die Lehre drei Arten von Sprache bedarf:

Die Sprache des Sprechens und Schreibens, um zu erklären und zu theoretisieren. Die Sprache des Körpers, um demonstrieren und sehen zu können. Und die Sprache der Korrektur, um zu fühlen.[29]

Chen Xiaowang lehrt weltweit

Heute lehrt Chen Xiaowang als Präsident der World Chen Xiaowang Taijiquan Association, die geschätzt 60.000 Mitglieder hat,[30] weltweit.

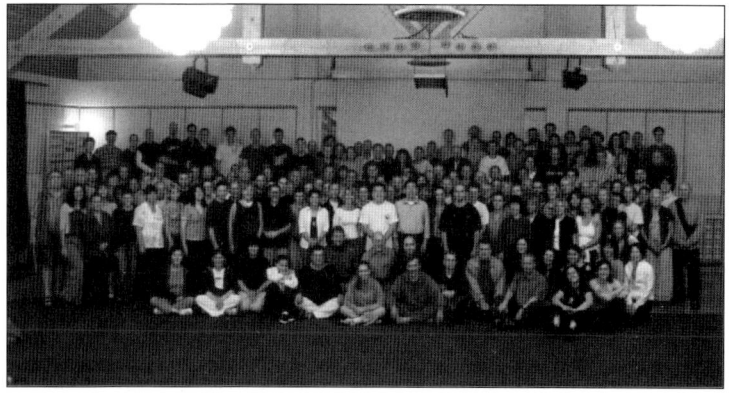

Abb. 5 Slowenien Dao-Camp 2005

"Obwohl ich inzwischen mehr Orte in der Welt besucht habe, als ich mir als kleiner Dorfjunge je vorgestellt hätte, habe ich nie meine Wurzeln vergessen. Mein Herz bleibt in Chenjiagou".[31] Daher hat er das Chen Village Restauration Projekt ins Leben gerufen, um die große Tradition des Ortes zu bewahren, zeitgleich aber den Ort zu modernisieren und die Lebensqualität zu erhöhen.

Chen Xiaowang ist auch Vater von drei Kindern: Chen Jun, Chen Yingjun, Chen Pengfei. Er bekleidet etliche Positionen und Ämter im Dienst des Taijiquan und der chinesischen Kultur. So hält er neben seinen Auszeichnungen im Taijiquan auch Auszeichnungen in der Kalligraphie. „Beides, Taiji und Kalligraphie, beinhalten die gleiche Bewegung von Qi im Körper. Wenn ich kämpfe, versuche ich mein Qi bis zum Aufschlag ohne Reibung zu bringen, um maximale Leistung zu erzielen. Wenn ich schreibe, tue ich das gleiche, nur dass es dieses Mal die Pinselspitze ist. Ich übe meine Kalligraphie genau wie mein Taiji – mit korrekten Positionen, Entspannung und effizienter Bewegung des Qi. Beide Aktivitäten ergänzen einander."[32] Auf seinen Reisen wurde er häufig getestet. Chen Xiaowang erinnert sich gut an einen Vorfall, der sich 1997 ereignete, als er ein Seminar in der Schweiz gab.

Während seiner Vorführung wollte ein Schüler ihn plötzlich prüfen, indem er ihn kräftig von hinten angriff. „Ich antwortete intuitiv mit Fajin, und benutzte den rückwärts gerichteten Ellbogenschlag aus der "die Hand verdeckt Arm und Faust" Schlagtechnik, die ihn an seinem Schwertfortsatz traf. Ich war beunruhigt, als ich sah, dass er einen Herzstillstand erlitt. Zu meiner Erleichterung konnten ihn Rettungssanitäter stabilisieren."[33] Dieser Vorfall verdeutlichte auch ihm noch einmal die Tiefe der Taijiquan-Techniken.

Doch auch nach all den Jahren, die Chen Xiaowang schon unterrichtet und sein Können an folgende Generationen weitergibt, scheint sein Enthusiasmus ungebremst. So scheint es wie ein Versprechen, wenn er sagt: „Ich habe noch viel mehr Geschichten. Ich liebe es, Geschichten zu erzählen, denn ich bin noch immer sehr verliebt in das Taijiquan."[34]

***

[1]   *Der Taijiquan Meister Chen Bing ist Chen Yinghes Sohn, wuchs aber bei seinem Onkel Chen Xiaoxing auf, da sein Vater Chenjiagou verließ, als Chen Bing noch ein Kleinkind war. (What it takes to be a Taiji Master in Chen Village, Chen Ziqiang answers when asked, Mark Wasson, Erhältlich: www.taiji-bg.com/articles/taijiquan/ t94.htm; vgl. auch Chen Bing, Lineage, www.chenbing.org)*

[2]   *David Gaffney, Chen Xiaowang - China's Living Treasure, Chinatown - The Magazine, No. 19, 2006.*

[3]   *Heute Laojia Yilu genannt*

[4]   *Nach einem persönlichen Gespräch von Chen Xiaowang mit Jan Silberstorff*

[5]   *C. P. Ong, Ph. D., Kung Fu Magazin, Wisdom for Body & Mind, Chen Xiaowang - carrying the burden of taiji legacy, April 2008, Erhältlich: http://ezine.kungfumagazine. com/ezine/article.php?article=380*

[6]   *Dessen chinesischer Name lautet eigentlich* 蔣介石 *- Jiǎng Jièshí.*

[7]   *Ein berühmter Schüler Chen Fakes, vgl. Nabil Ranné, Chen Taijiquan Magazin 2008, WCTAG, S.73*

[8]   *Premierminister der Volksrepublik China von 1949 bis zu seinem Tod 1976*

[9]   *08.04.1893 – 30.12.1972; er lernte Taijiquan bei Chen Yanxi, Chen Xin und Chen Fake*

[10]   *Die 1982 eröffnete offizielle Kampfkunstschule, die Vollzeit-Training mitsamt Schlafmöglichkeiten erlaubt, geht auf Chen Zhaopeis Ideen zurück (vgl. Stephan Berwick, Journal of Asian Martial Arts Vol 10, No. 2, 2001, S.90).*

[11]   *Vgl. Jan Silberstorff, Chen - Lebendiges Taijiquan im klassischen Stil.*

[12]   Stephan Berwick, Journal of Asian Martial Arts Vol. 10, No. 2, 2001, S.101

[13]   C. P. Ong, Ph. D., Kung Fu Magazin, Wisdom for Body & Mind, Chen Xiaowang - carrying the burden of taiji legacy, April 2008, Erhältlich: http://ezine.kungfumagazine. com/ezine/article.php?article=380

[14]   Öffentliches Gespräch in Slowenien 2006

[15]   In einem seiner Aufsätze schrieb Chen Zhaokui: „Jede Position sollte präzise sein und jede Absicht sollte klar sein. Du solltest die Position Deines Gegners kennen. Dann wird [Deine Aktion] Deine Hand, Deinen Körper, Deine Schritte, Sicht und Dein Hören umfassen." (zitiert aus dem Englischen nach Davidine Siaw-Voon Sim & David Gaffney, Chen Style Taijiquan: The Source of Taiji Boxing, 2001, S. 118).

[16]   vgl. Stephan Berwick, Journal of Asian Martial Arts Vol. 10, No. 2, 2001, S.99; später wurde Chen Xiaowang Vorsitzender dieses Komitees

[17]   Feng Zhiqiang und Chen Xiaowang, Chen Style Taijiquan, 1996, S. 226

[18]   Persönliches Gespräch November 2007, vgl. auch Victoria Windholtz, Spiral Energy in Chen Style T'ai Chi. Interview with Chen Xiaowang, Tai Chi, Vol. 27, No. 4, August 2003, S. 31

[19]   Chen Xiaowang, Chen Xiaowang Explains the Dantian Connection, Tai Chi Magazine, Vol. 23, No.5, 10/1999

[20]   Howard Chen, Chen Xiaowang – Keeper of the Taiji Secrets, Inside Kung Fu Magazine, 10/1991

[21]   persönliches Gespräch November 2007

[22]   Stephan Berwick, Chen Xiaowang on learning, practising and teaching Chen Taiji, Journal of Asian Martial Arts Vol. 10, No. 2, 2001, S.101

[23]   Dietmar Stubenbaum, Journal of Asian Martial Arts, Vol 3, No. 1, 1994, S. 93

[24]   Dietmar Stubenbaum, Journal of Asian Martial Arts, Vol 3, No. 1, 1994, S. 93 - 94

[25]   Dietmar Stubenbaum, Journal of Asian Martial Arts, Vol 3, No. 1, 1994, S. 94

[26]   Howard Chen, Chen Xiaowang – Keeper of the Taiji Secrets, Inside Kung Fu Magazine, 10/1991

[27]   Chen Xiaowang, Chen Xiaowang Explains the Dantian Connection, Tai Chi Magazine, Vol. 23, No.5, 10/1999

[28]   Chen Xiaowang, Chen Xiaowang Explains the Dantian Connection, Tai Chi Magazine, Vol. 23, No.5, 10/1999

[29]   Stephan Berwick und Dannie Butler, Comments on Selections from Chen Xin's Illustrated Explanations of Chen Taijiquan with commentary from Chen Xiaowang, Journal of Asian Martial Arts Vol. 12, No. 4, 2003, S.35

[30]   Chinatown - The Magazine David Gaffney, Chen Xiaowang - China's Living Treasure, Chinatown - The Magazine, No. 19, 2006.

[31]   *Chinatown - The Magazine David Gaffney, Chen Xiaowang - China's Living Treasure, Chinatown - The Magazine, No. 19, 2006.*

[32]   *Howard Chen, Chen Xiaowang – Keeper of the Taiji Secrets, Inside Kung Fu Magazine, 10/1991*

[33]   *Stephan Berwick, Chen Xiaowang on learning, practising and teaching Chen Taiji, Journal of Asian Martial Arts Vol. 10, No. 2, 2001, S.101*

[34]   *Stephan Berwick, Chen Xiaowang on learning, practising and teaching Chen Taiji, Journal of Asian Martial Arts Vol. 10, No. 2, 2001, S.101*

Die acht Trigramme und die 64 Hexagramme in den Schiebenden Händen
aus „Taiji-Qigong Journal" 3/2005

Wuji als das einzige Eine, das nicht Differenzierbare, da ungeteilt, von nichts zu trennen und nur potentiell mit allem ein einziges Eines ist – dieses Wuji teilt sich durch sich selbst in Folge von Ziran, der Natürlichkeit, in Teil und Gegenteil, in Yin und Yang. Diese werden liang yi, die zwei Erscheinungen, genannt. Diese treten in Interaktion mit einander, was die Drei genannt wird. Aus dieser mannigfaltig, endlosen Interaktion entstehen die 10000 Dinge, sprich alles, was wir kennen und alles, was wir nicht kennen. So kann Laotse sprechen: „Aus der Eins entsteht die Zwei, aus der Zwei die Drei und aus der Drei die zehntausend Dinge."

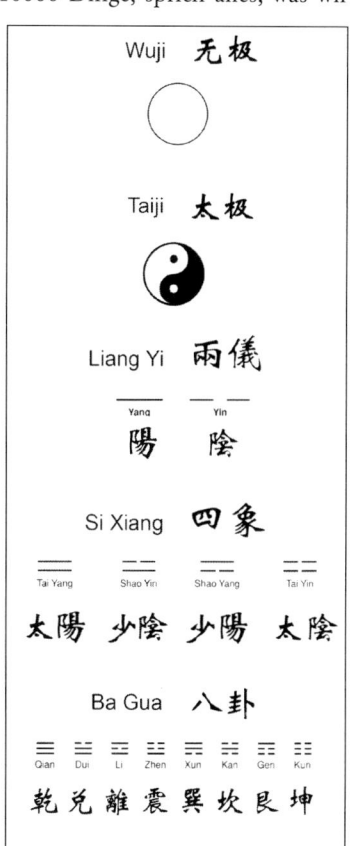

Aus den ersten Interaktionen der Drei bilden sich folgerichtig vier Elemente: Yin, Yang und die Kombinationen shao yin und shao yang (wenig yin und wenig yang). Diese vier Elemente werden si xiang, die vier Bilder, genannt. Durch eine weitere Interaktion entstehen die acht Trigramme (ba gua): qian (Himmel), kun (Erde), zhen (Donner), sun (Holz), kan (Wasser), li (Feuer), gen (Berg) und dui (See). Diese acht Trigramme untereinander in Interaktion ergeben die liu shi si gua, die 64 Hexagramme.

Sieht man die menschliche Entstehungsweise aus der religiös-mystischen Sicht unserer Kultur, so ist da ein Schöpfer, welcher, noch nicht schöpfend, das Absolute ohne jegliche Trennung war. Da nichts Geschöpftes da war, war

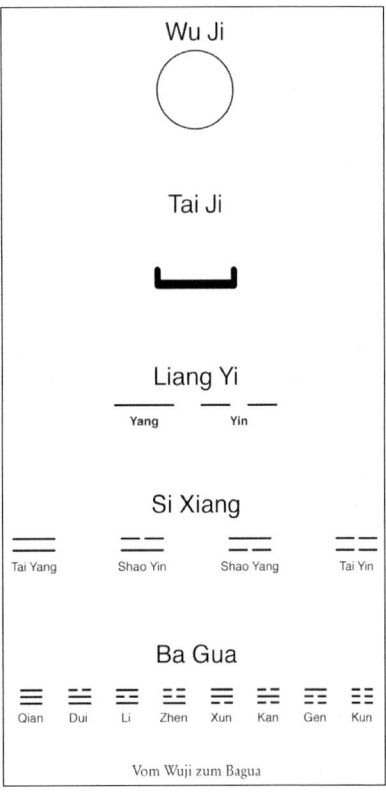

da nur das Eine, das Absolute. Dieses Absolute erkennt sich selbst als Absolutes und schon sind da zwei: Subjekt und Objekt, Erkenner und Erkanntes. Beide sind im Wesen eins, denn der Erkenner erkennt sich lediglich selbst. Dies gilt in der christlichen Mystik als die Entstehung von Vater und Sohn. Die Beziehung zwischen den Beiden, zwischen Erkenner und Erkanntem, ist die Liebe. Ihre Wirkung geschieht durch den heiligen Geist, der Drei. Aus dieser Dreieinigkeit, d.h. der Interaktion von Vater und Sohn im heiligen Geiste, entsteht nun alles, was wir kennen und was wir nicht kennen.

Und nun auch noch einmal für den Wissenschaftler, um die ganze Sache abzurunden: Ein Vakuum ist überall gleich und leer. Nichts tritt in Erscheinung, ist es ein einziges Eines. Und doch ist potentiell Energie vorhanden. Durch Zufall (natürlich als wissenschaftlicher Fachausdruck) entsteht innerhalb dieses Vakuums aus diesem energetischen Potential Teilchen und Antiteilchen (die Zwei). Aus der Verbindung der Teilchen (Interaktion) entstehen die Atome (die Drei) und aus den Atomen alles Substanzielle. Nun ist es jedoch so, dass wenn Teilchen und Antiteilchen wieder aufeinander treffen, es einen Blitz gibt und beide wieder verschwunden sind, in der potentiellen Energie des Einen.

Der Mensch, der von sich selbst lässt und vollständig zu seinem Seelengrund, seinem Ursprung, zurückzukehren vermag, einigt sich dort mit Gott, welcher wiederum dem Seelengrund gleich ist und niemals aus diesem Ursprung gegangen ist, und wird wieder undifferenzierbar zu dem einzig Einen. „Zum Dao

Wu Ji

Tai Ji

Liang Yi

Yang   Yin

Si Xiang

Tai Yang   Shao Yin   Shao Yang   Tai Yin

Ba Gua

Qian   Dui   Li   Zhen   Xun   Kan   Gen   Kun

Vom Wuji zum Bagua

gelangt man durch die Harmonisierung von Yin und Yang.", sagte einmal der daoistische Abt Ren Farong zu mir. Höchste Harmonie zwischen Yin und Yang bedeutet, vereinfacht ausgedrückt, dass sie sich wieder soweit einander annähern, dass sie dabei ihre Eigenheit verlieren und ineinander zerfallen und dadurch zurückkehren zu dem einzig Einen, dem Wuji.

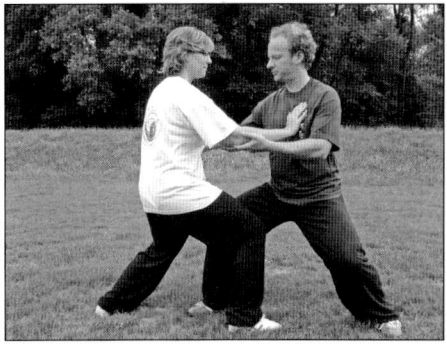

Es handelt sich bei dem Konzept von Yin und Yang demnach nicht bloß um eine Idee oder ein von Menschen ausgedachtes Konstrukt innerhalb einer bestimmten Zeit oder Kultur. Es handelt sich hier um eine reine Beobachtung der Dinge, wie sie sind, schon immer waren und immer sein werden. Jedenfalls ist bisher kein Fehler gefunden worden. So bilden Wissenschaft, Religion und Philosophie eigentlich nur die verschiedenen Flanken ein und desselben Fahrzeugs. Natürlich ist auch Yin und Yang nur ein Beschreibungsmodell und nicht die Wirklichkeit selbst. Aber es verhilft uns Menschen, die wir in Verstand und Vernunft begrenzt sind, die Grundzüge des Seins verstehen zu lernen. Wirkliches Erkennen jedoch kann nicht über den Verstand, kann sich nicht logisch erarbeitet werden. Es kann nur durch die Transzendenz und durch die tatsächliche Erfahrung erlangt werden. Dazu wiederum ist die Praxis notwendig. Taijiquan ist so eine Praxis.

Daher können meine Erläuterungen dieses Konzeptes bezogen auf die Schiebenden Hände ebenfalls zwar hier logisch nachempfunden werden, erfahren jedoch wird dies erst durch korrekte und unentwegte Praxis. Aber ich hoffe, hierdurch eine Anleitung zu liefern, durch welche man nicht an der Erfahrung vorbeiläuft, sondern in seiner Praxis effektiv auch darauf zusteuert. Man muss Taijiquan sehr viel praktizieren. Aber auch der fleißigste Student läuft in die Irre, wenn seine „Landkarte", nach der er sich bewegt, falsch ist.

Haben wir eine Grundstruktur unseres Körpers und Geistes entwickelt, in der die Dinge als ein Eines wirken können (Stehende Säule), so haben wir etwas, was ich in der Regel als provisorisches Wuji bezeichne. Ein

Zustand von Einheit innerhalb meines endlichen Zustandes innerhalb der Dualität. Nun kann ich innerhalb der Dualität nichts Unwandelbares entwickeln, sonst wäre ich ja nicht mehr in der Dualität. Daher nenne ich es provisorisch. In dieser Einheit nun beginne ich mich zu bewegen, ohne diese Einheit wieder zu verlieren. Gelingt mir dies, kann ich durch die dadurch im Inneren entstehende Freiheit alles lösen und entspannen. Die Energie in uns wird wieder frei und kann auf den dafür gegebenen Bahnen (Meridianen) zirkulieren. Dies unterstützen wir mit unserer Aufmerksamkeit (Seidenübungen und Soloformen). Nun gibt es grundsätzlich zwei verschiedene Äußerungen dieser doch einen Energie:

Die, welche vom Zentrum nach außen (Finger-, bzw. Fußspitzen) fließt, und solche, welche von dort wieder zurück zum Zentrum fließt. Eine expansive und eine sich zurückziehende. Wie wir wissen, ist es dem männlichen Attribut zuzuordnen, nach außen zu gehen, große Hochhäuser zu bauen, für Ruhm und Ehre große Schlachten zu schlagen usw. Also ist die Energie, die nach außen fließt, als Yang zu bezeichnen. Das Be-hütende, Ruhige, sich in Bescheidenheit und Demut äußernde, sprich das Zurückhaltende, wird als weibliches Attribut bezeichnet. Daher ist die zurückfließende Energie als Yin zu bezeichnen. Es ist wie Ebbe und Flut. Mit der Zeit erfahre ich also die Zusammenhänge von Yin und Yang in mir selbst. Ganz authentisch und direkt.

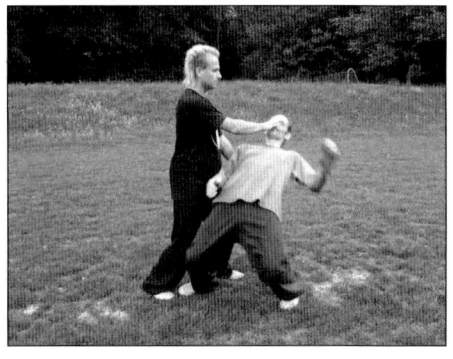

Das heißt, ich habe eine vage Wahrnehmung von Wuji und dem daraus entstanden Taiji, sowie seiner zwei Erscheinungen Yin und Yang. So ist die bloße Theorie schon zu einem gewissen Grade Erfahrung geworden. Wenn ich nun mit einem Partner die Schiebenden Hände übe, so soll es mir gelingen, über mich selbst hinauszugehen, d.h. meinen Energiefluss über meine Fingerspitzen hinaus durch den Körper des anderen bis in sein Zentrum zu führen, gleichzeitig aber seine eigene Kraft wahrzunehmen und zu zerstreuen, so dass sie nicht mehr auf mich wirken kann. Letzteres bedeutet jedoch, dass ich sie zuerst wahrnehmen und dann verstehen können muss (ting jin und dong jin).

Im Groben heißt dies also zunächst, ihren grundsätzlichen Charakter als Yin (nachgebend) oder Yang (vorkommend) zu erkennen. An diesem Punkt wäre ich dann in der Lage, die zwei Erscheinungen nicht nur bei mir, sondern auch bei meinem Gegenüber wahrzunehmen. Dann erst könnte ich sie umleiten (hua jin) und meine eigene Kraft entsprechend sinnvoll abgeben (fa jin). Es sei angemerkt, dass es sich hier um ein energetisches Wahrnehmen handelt und nicht so sehr um das Sehen äußerer Bewegungen.

Dringe ich ein wenig tiefer in meine innere Erlebniswelt ein, d.h. vertieft sich mein Können im Taijiquan, so werde ich die Ebene hinter meinem vordergründigen Energiefluss wahrnehmen. Habe ich zuvor nur die beiden Fischchen im Taiji-Symbol wahrnehmen können, also ein „entweder oder", so erkenne ich jetzt in mir die beiden Punkte. Sprich, das eine in dem anderen.

Denn ich erfahre jetzt quasi „hinter" meinem Yangfluss einen entsprechenden Yinfluss und umgekehrt. Meine Bewegung ist auf diese Weise subtiler geworden und ich lerne, mit einer Bewegung zwei energetische Zustände herstellen zu können. Gelingt mir dies auch bei einem Gegenüber wahrzunehmen, weiß ich in der Regel schon mehr als er selbst. Denn die meisten Schüler des Taijiquan nehmen, wenn überhaupt, gerade mal den ersten, offensichtlichen Energiefluss wahr, nicht mehr aber den dahinter. So gesehen, verstehe ich was mit dem Satz von Chen Wangting, 9. Generation der Chenfamilie, gemeint war: „Niemand erkennt mich, wobei ich alle erkenne." Ich kenne meinen Gegner also besser als er sich selbst. Er jedoch kann mir auf meiner Bewegungsebene schon nicht mehr folgen. Ich bin jetzt auf der Ebene der vier Bilder (si xiang) angelangt. Auf der Ebene der zwei Erscheinungen bedeutet dies praktisch, wenn zwei Personen gegeneinander schieben, so können sie entweder beide gegeneinander schieben, oder der eine schiebt und der andere gibt nach. Wenn beide gleichzeitig nachgeben, gibt es keinen „Kampf". Auf der Ebene der vier Bilder ist es mir nun möglich, gleichzeitig zu schieben und trotzdem nachzugeben. Ist es auf

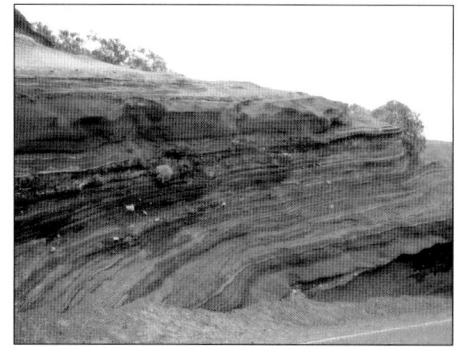

der Ebene der zwei Erscheinungen noch möglich, dies quasi stereo mit beiden Armen auszudrücken, indem ich auf der einen Seite vordränge und auf der anderen Seite nachgebe, so ist es mir hier bei den vier Bildern möglich, beides in ein und derselben Bewegung zu machen. Denn ich habe ja zwei yin yang Strichlein pro Bewegung zur Verfügung und nicht wie zuvor nur eins.

Gleichzeitigkeit von Angriff und Verteidigung durch zwei verschiedene Armbewegungen ist als immer noch auf der ersten Stufe der zwei Erscheinungen. Im Level der vier Bilder befinde ich mich erst, wenn beides in ein und derselben Bewegung zustande kommt.

Wie sieht dies nun aber aus, wenn ich yin und yang in einer Bewegung gleichzeitig ausdrücke? Hier kommen wir nun zu dem Phänomen, durch das Taijiquan unter anderem so berühmt geworden ist. Schiebe ich gegen jemanden und er ist stärker als ich, ist da für mich so kein Durchkommen. Wir beide setzen dieselbe Form von Energie (Kraft) ein und er hat halt mehr davon. Nun kann ich aber (aufgrund meines Levels der vier Bilder) nicht nur schieben, ich kann auch zurückweichen in ein und derselben Bewegung.

Dies bedeutete, dass mein Arm zwar weiter gegen seine Kraft nach vorne drängt. Jeder starken Stelle meines Berührungspunktes mit ihm jedoch gebe ich nach und in jede offene Stelle dringe ich ein. In dem Berührungspunkt, z.B. einer Hand, mit dem Gegenüber gibt es unendlich viele Einzelbereiche. Ein Mensch kann nicht in allen Bereichen seines Körpers gleich sein. Auch und gerade nicht in den Kleinsten. Im Gegenteil. Buddha hat schon vor 2500 Jahren erkannt, dass unser gesamter Körper ein einziges Zerfallen und im selben Moment neu Entstehendes ist.

Dass es also etwas Beständiges in unserem Körper nicht gibt. Dies soll er während seiner Meditation leibhaftig erfahren haben. So erfahren wir dies konzeptionell in ähnlicher Weise im Taijiquan. Und können uns dies in den Schiebenden Händen zu Nutze machen. Für den unsensiblen Menschen ist der Körper in einem Moment überall gleich. Er sieht nur die Veränderung in großen Zeitabständen. Der sensible Mensch jedoch spürt diese Veränderungen in jedem einzelnen und kleinsten Moment. Also auch beim Anderen genau dort, wo ich meine Hand auflege. Weshalb könnte man sonst so gut mit Taijiquan heilen?

Durch diesen gerade beschriebenen Prozess gelingt es mir, quasi durch den Körper des anderen zu fließen. Gerade so, wie das Wasser einen Berg hinunter kommt. Wo der Weg frei ist, geht es geradeaus und wo er nicht frei ist, fließt es drum herum. Es ist vielleicht ein bisschen wie

Segeln gegen den Wind. Und das Beste: Der Gegenüber kann nichts dagegen unternehmen, weil er die Kraft in ihrer Feinheit nicht versteht und ihr deshalb auch nichts entgegensetzen kann.

Ist er auf dem Level der zwei Erscheinungen und ich aber auf dem der vier Bilder, sehe eine Gegenüberstellung zum Beispiel so aus:

——————   ——————

——————   —— ——

Insgesamt hat mein Gegenüber zwei Möglichkeiten, sich zu wandeln und ich habe vier. Nun decken Sie, als Leser, bitte den unteren Strich der Doppelstrichkombination zu. Was Sie jetzt nur noch sehen, ist das, was der Gegenüber lediglich wahr nimmt. Denn er kann nur das beim anderen wahrnehmen, was er bei sich selbst wahrnehmen kann. Dadurch versteht er mich in dem Sinne in meiner Bewegung nicht mehr und kann quasi nur noch zusehen, wie er besiegt wird. Daher finden bei einem deutlichen Levelunterschied auch keine Kämpfe in dem Sinne mehr statt.

Das Ergebnis steht schon vorher fest. Erkennt der Herausforderer dies rechtzeitig, findet kein Kampf statt und er gibt kampflos auf. Wir kennen dies aus vielen Taiji-Legenden, wo bei der ersten Berührung schon abgebrochen wird und der Herausforderer sich entschuldigend entfernt. Erkennt er es nicht, findet ebenfalls kein Kampf statt, denn er wird einfach nur kurzfristig besiegt. Kämpfe sind immer etwas in einer zeitlichen Folge Befindliches, d.h. eine Addition von Fehlern, aufgrund derer die Zeit vergeht. Wenn gleich die erste Bewegung zum Sieg führt, also keine Zeit in dem Sinne vergangen ist, spricht keiner davon, einen Kampf gesehen zu haben. Höchstens einen Niederschlag oder Ähnliches.

Haben aber beide das Level der z.B. vier Bilder, so kennt der eine den anderen und umgekehrt. Nun werden die verschiedenen Möglichkeiten gegeneinander ausgespielt und es kommt zu einem zeitlichen Verlauf, also zu einem Kampf. In den Schiebenden Händen ist es meist das, was als Gerangel beschrieben wird. Gelange ich aber zu dem Level der acht Trigramme und mein Gegenüber ist noch bei den vier Bildern stehen geblieben, so ist es mir wieder ein Leichtes ihn zu besiegen, genau wie vorher. Wie viel leichter daher noch, wäre der andere erst bei dem Level der zwei Erscheinungen.

Sehen wir einen Großmeister gegen einen Anfänger, ist es, als hätten wir hier ein Hexagramm mit sechs Strichen gegen vielleicht mal einen einzigen Strich. Daher sehen wir jetzt diese beeindruckenden Phänomene, aus denen sich die Legenden nähren.

Große Kunst oder wildes Gerangel hat also nichts mit „Taiji" oder „nicht Taiji" zu tun. Es ist bloß eine Frage vom Level und vor allen Dingen: Vom Levelunterschied zwischen den beiden Kontrahenten. Da auf Turnieren meistens die Levelunterschiede der Teilnehmer nicht allzu groß sind, erscheint es einem meistens als ein wildes Gerangel. Dies hat für sich erst einmal nichts mit gut oder schlecht zu tun. Eine generelle Ablehnung ist hier zu einfach und undifferenziert.

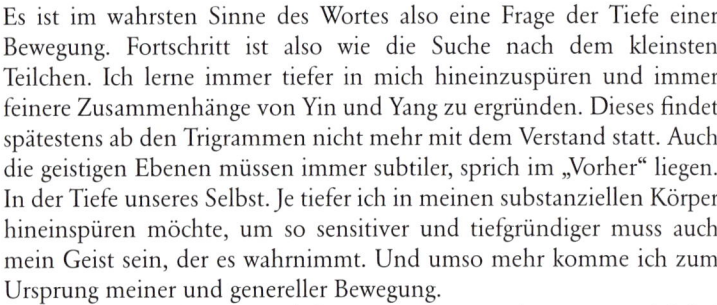

Es ist im wahrsten Sinne des Wortes also eine Frage der Tiefe einer Bewegung. Fortschritt ist also wie die Suche nach dem kleinsten Teilchen. Ich lerne immer tiefer in mich hineinzuspüren und immer feinere Zusammenhänge von Yin und Yang zu ergründen. Dieses findet spätestens ab den Trigrammen nicht mehr mit dem Verstand statt. Auch die geistigen Ebenen müssen immer subtiler, sprich im „Vorher" liegen. In der Tiefe unseres Selbst. Je tiefer ich in meinen substanziellen Körper hineinspüren möchte, um so sensitiver und tiefgründiger muss auch mein Geist sein, der es wahrnimmt. Und umso mehr komme ich zum Ursprung meiner und genereller Bewegung.

So ist nicht nur das Ego und das personifizierte Ich etwas, was ich bei kontinuierlichem Fortschritt hinter mir lassen muss.

Auf diese Weise kehrt sich der Prozess am äußersten Ende um und ich kehre von den 10000 Dingen langsam wieder zurück zur Drei, zur Zwei und zur Eins. Allerdings diesmal nicht im provisorischen, sondern im echten Zustand des Wuji. Ich habe Yin und Yang in immer kleineren Zusammenhängen erfahren. So weit, dass sie kaum noch von einander unterschieden werden können. Und dann soweit, dass sie tatsächlich nicht mehr von einander unterschieden werden können. „Das Dao erreicht, wer Yin und Yang miteinander harmonisiert". Da ist sie, die Harmonie. So weit, dass Yin und Yang schon wieder ineinander zerfallen und sich auflösen. Wie die Teilchen und entsprechenden Antiteilchen sich ineinander auflösen und verschwinden, so fallen auch wir zurück in ein einziges Eines. Ins Absolute. In diesem Moment erfahre ich mich selbst im Wuji, äußerlich lebend jedoch weiterhin im Taiji. Innerlich im ewiglich Unveränderlichen und äußerlich Zeit meines Lebens im Dualismus, in der Wandlung. So ist Leben und Tod nicht mehr von einander zu trennen und es entsteht das, was der Chinese als „xian ren", einen Unsterblichen, bezeichnet. Der Mensch kehrt zurück in die Schöpfung, aus der er geplumpst ist und bildet mit ihr das Absolute.

Wei Huacun - Eine Frau als Mitbegründerin des Taijiquan

Chen Wangting (1597-1664) ist, wie allgemein bekannt und von allen offiziellen Stellen anerkannt, der Ahnherr und Urbegründer des Chen-Taijiquan. Aus dem Chenstil haben sich später alle weiteren bekannten Familienstile des Taijiquan entwickelt.

Chen Wangting, als General sehr schlachtfelderfahren, studierte nach dem Dynastiewechsel der Ming- zur Qingdynastie, in Zurückgezogenheit in seinem Heimatdorf Chenjiagou daoistische Lehren und ihre innere Alchemie. Aus beidem, der Kampfkunst und der inneren Alchemie, erschuf er ein neues System gesundheitsorientierter Kampfkunst. Dieses wurde später unter dem Begriff Taijiquan weltberühmt.

Chen Wangting beruft sich bei seiner Erforschung und Zusammensetzung des neuen Faustkampfes grundlegend auf zwei klassische Werke. Zum einen auf das „Ji Xiao Xin Shu – neu verfasste Annalen über militärische Prinzipien und dessen Wirkungen" (1575), das ebenfalls von einem General der Mingdynastie, Qi Jiguang (1528-1587), verfasst wurde und zum anderen auf das „Huang Ting Jing (Huang ting nei wai yu jing jing – „der Klassiker des gelben Innenhofes über die innere und äußere Jadelandschaft")".

Durch seine große Erfahrung und gestützt durch diese beiden Werke verband er äußere Kampftechnik mit innerer Energieführung.

Das Werk von Qi Jiguang beschreibt die Hauptmerkmale der chinesischen Kampfkünste seiner Zeit und hebt die wichtigsten Techniken hervor. Chen Wangting begründete seine Techniken hauptsächlich aus dem 14. Kapitel „Quan jing - Hauptmerkmale des Trainings des Boxklassikers" des oben genannten Werkes. Das Huang Ting Jing besteht im Wesentlichen aus 36+3 in Versform gehaltener Kapitel über rechte Lebensführung, Ernährung, Sexualität und vornehmlich innerer Energiearbeit zur Erlangung der Unsterblichkeit.

Während es eine Menge gesicherter Informationen über den Autor des „Ji Xiao Xin Shu" gibt, so ist bisher fast nichts verbreitet worden über die Autorenschaft des „Huang Ting Jing".

Der vollständige Titel „Huang ting nei wai yu jing jing" setzt sich zusammen aus der Farbe gelb („huang"), welche in China schon von jeher eine besondere Bedeutung hatte. Sie war die Farbe der Kaiser und wurde innerhalb der fünf Elemente der Erde zugeordnet, welche wiederum das Zentrum symbolisiert. „Ting" steht für Hof, bzw. Innenhof. Ursprünglich war nach chinesischer Bauart in der Mitte eines Gebäudes ein leerer Innenhof. Dieser symbolisierte das Zentrum und den höchsten Zustand, die Leere. „Nei" (innen), „wai" (außen), „yu" (Jade) und „jing" (Landschaft) bezeichnen die „innere und äußere Jadelandschaft". Hiermit ist der eigene, innere Körper gemeint. Der letzte Begriff „jing" bezeichnet ein Buch im Sinne von „Klassiker". „Huang ting" (gelber Innenhof) steht in der daoistischen Tradition für das Körperzentrum (hier: dantian) und die Leere als das höchste spirituelle Ziel, welches durch die energetische Transformation innerhalb der drei Dantian erreicht werden soll („huang ting san gong"). „Der Klassiker des gelben Innenhofes über die innere und äußere Jadelandschaft" bezeichnet somit ein Schriftstück über die innere Energiearbeit innerhalb des gesamten eigenen Körpers in Bezug auf dessen Zentrum (Zentren). Nach eigenen Nachforschungen mit

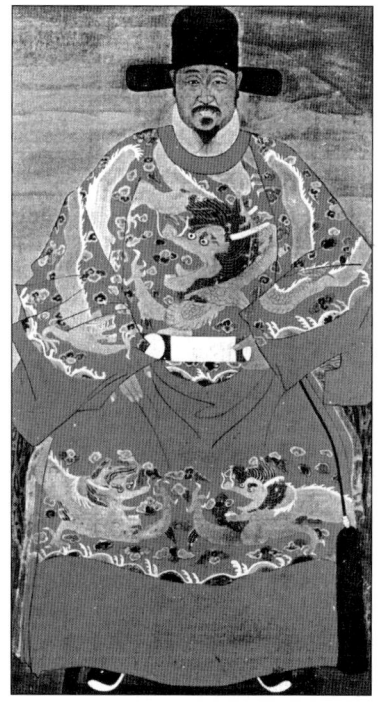

Qi Jiguang

Hilfe von Wang Ning, Ken Rose, Jarek Szymanski und Großmeister Chen Xiaowang kam ich zu der Erkenntnis, dass als Autor des Huang Ting Jing nur Frau Wei Huacun (251/252-334 n. Chr.), alias Xian An, in Frage kommt.

Das Huang Ting Jing entstand ursprünglich zuerst aus dem so genannten „Huang ting nei jing jing" (Der Klassiker des gelben Hofes über die innere Landschaft) mit 36 Kapiteln, vermutlich zu Beginn der Jin Dynastie (265-420 n. Chr.). Nach Quellen des Chengdou Zhongjiao Xueyuan, eine daoistisch orientierte Forschungsgesellschaft in Chengdou (VR China), veranlasste Kaiser Jing Wudi im Jahre 288 das Huang Ting Jing um einen zweiten Teil, das „Huang ting wai jing jing - der Klassiker des gelben Hofes über die äußere Landschaft" mit drei Kapiteln, zu erweitern. Sehr viel später, in der Sui, Tang oder gar Song Dynastie soll noch ein dritter Teil, das „Huang ting zhong jing jing - der Klassiker des gelben Hofes über die mittlere Landschaft" hinzugekommen sein. Dieser dritte Teil wird in der Regel jedoch nicht so hoch geschätzt, da er im Wesentlichen eine vereinfachte Zusammenfassung der ersten beiden Teile darstellt. Er wird daher in der Regel nicht mit in das Huang Ting Jing aufgenommen.

Zu der Autorenschaft des Hauptwerkes des Huang Ting Jing wird ausschließlich die Person Wei Huacun genannt, welche das Huang Ting Jing im dritten Jahrhundert nach Christus geschrieben und/oder kompiliert, sowie herausgebracht haben soll. Bei Wei Huacun endet die Möglichkeit der Rückverfolgung. Man kann sich nicht sicher sein, zu einem wie großen Teil der Text von ihr selbst kommt oder zu einem wie großen Teil sie vorher bestehende Texte zusammengetragen hat. Vor ihr jedoch ist keine weitere Zuordnung möglich. So kann im Gesamtzusammenhang nur Wei Huacun als Autorin für das Huang Ting Jing genannt werden.

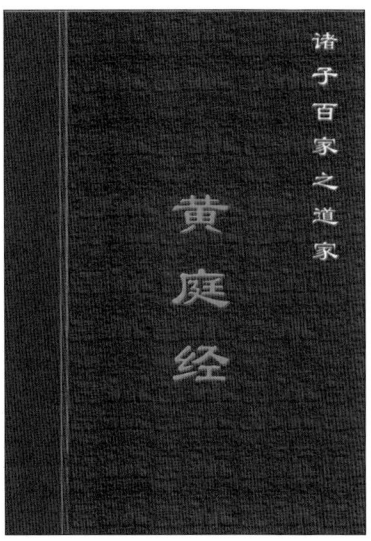

Huang Ting Jing

In gleicher Weise gilt auch Zhuangzi als Verfasser des Zhuangzi und Laozi als Verfasser des Daodejing. Historisch ist nicht viel über ihr Leben bekannt. Sie ist 251 oder 252 n. Chr. in Rencheng, der Provinz Shandong geboren, und war vermutlich die Tochter eines Ministers für Schulwesen namens Wei Shu am Hofe des Kaisers Wu der westlichen Jin (265-316 n. Chr.). Wei Shu selbst war wohl ein Schüler des „Weges der Himmelsmeister (tianshi)". Mit 24 Jahren wurde Wei Huacun von ihrem Vater vermutlich gegen ihren Willen mit einer führenden Persönlichkeit der „Himmelsmeister", Liu Wen aus Nanyang, verheiratet. Er soll Historiker mit guten höfischen Kontakten gewesen sein. Sie hatten zusammen zwei Söhne.

Wei Huacun genoss hierdurch eine daoistische Ausbildung und wurde u.a. zu einer Ritualmeisterin (jijiu) ausgebildet. Auch in die sexuellen Praktiken des Daoismus war sie eingeweiht. Als die östlichen Jin (317-

420 n. Chr.) an die Macht kamen und ihre Familie in das heutige Nanjing (damals Jianye) auswanderte, verbrachte Wei Huacun den größten Teil ihres Lebens in Zurückgezogenheit. Sie soll das Huang Ting Jing an einen ihrer Söhne weitergegeben haben, der es wiederum ihrem Schüler Yang Xi weitergegeben haben soll, über den es dann weitere Verbreitung fand.

Ihre Wirkzeit wird in den Beginn der daoistischen Schule der „höchsten Klarheit („shangqing")" gesetzt, als dessen erster Patriarch (und somit Begründer) sie gilt. Ihr Sterbejahr wird ins Jahr 334 n. Chr. datiert.

Die Legende über Frau Wei Huacun erzählt man sich folgendermaßen:

Wei Huacun widmete sich schon seit jungen Jahren sehr ernsthaft der daoistischen Meditation, dem Studium des Laozi, des Zhuangzi und der inneren Alchemie. Im Alter von 24 Jahren arrangierten ihre Eltern für sie die Ehe, so dass sie ihre Praxis aufgeben musste. Doch sie betete zu den Heiligen, dass sie trotz ihrer familiär auferlegten Pflichten einen Weg finden würde, dass Dao weiterhin zu kultivieren. Nachdem sie ihre beiden Kinder groß gezogen hatte, verkündete sie, sich fortan wieder auf den Weg ihrer eigenen und eigentlichen Bestimmung zu begeben. Danach zog sie sich in die Einsamkeit zurück und praktizierte ausschließlich das Dao. Es heißt, sie habe das Dao auf dem Gipfel des Südens („Nanyue", vermutlich Hengshan in der Hunan Provinz) verwirklicht. In dieser Region soll zu dieser Zeit eine rege Aktivität und Austausch zwischen Daoisten und Buddhisten stattgefunden haben.

Eines Tages während ihrer Meditation wurde sie plötzlich von Musik und dem Geräusch herannahender Streitwagen umhüllt. In einem hellen Licht erschienen vier Heilige aus dem Himmel, welche, hervorgerufen durch tiefen Respekt ihrer Disziplin und unermüdlichen Praxis gegenüber, ihr heilige Bücher überreichten und sie mit dem Namen „die Dame des Südberges (nanyue furen)" ehrten. Einer von ihnen war der „Vollendete" Jing Lin. Er soll ihr das Huang Ting Jing (Huang ting nei jing jing) überreicht haben.

Folgender Ausspruch wird ihr zugrunde gelegt:

„Innerlich das vollkommen Aufrechte (zhengzhen) zu erleuchten, und äußerlich in den weltlichen Pflichten (shiye) aufgehen, zeigt ausgezeichnetes Talent. Dies pflegt den Weg von der Höchsten Vollkommenheit."

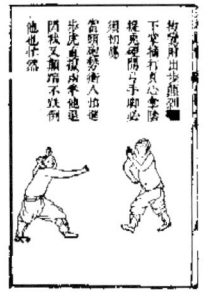 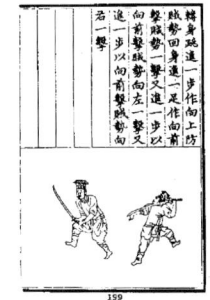 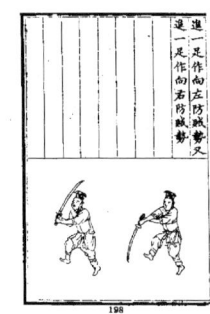

Abb. aus dem Ji Xiao Xin Shu

Im Alter von 83 Jahren soll sie spezielle Mixturen, die ihr u.a. von Wang Bao („der Vollendete der ursprünglichen Leere"), welcher einigen Quellen zu Folge als ihr Lehrer aufgeführt wird, eingenommen und von der Erde verschwunden sein. Den Instruktionen von Wang Bao folgend, schloss sie sich im Yangluo Berg ein und fastete dort 500 Tage. Wieder sollen ihr Unsterbliche erschienen sein und ihr weitere Schriften übergeben haben, nach deren Studium und Praktiken sie in den Himmel und den „Palast der höchsten Klarheit" aufgefahren sein soll (1). Auch wird erzählt, sie sei von den Himmeln herabgestiegen, um Yang Xi die Schriften zu übergeben (2).

In einigen Quellen erscheint sie nach der „Königinnenmutter des Westens", Xi-wang Mu, bereits an zweiter Stelle weiblicher himmlischer Rangordnung. Ob von den Heiligen des Himmels überreicht, aus alten Vorgaben zusammengestellt oder selbst verfasst, Wei Huacun ist die Person, die für die Heraugabe des Huangtingjing und der in diesem Werk beschriebenen Techniken verantwortlich ist. So ist es klar, dass der General Qi Jiguang als Mann die wichtigsten Kampfkunsttechniken seiner Zeit zusammengetragen und veröffentlicht hat, und Wei Huacun als Frau in gleicher Weise die Schwerpunkte daoistischer Energiearbeit und Lebensführung

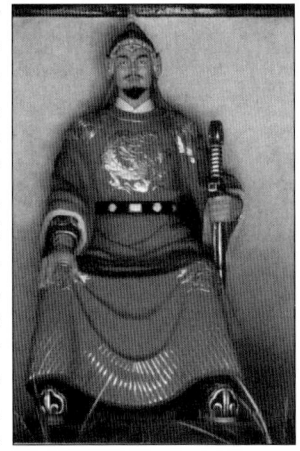

Qi Jiguang

zusammenfasste. Daher kann man sagen, dass das spätere Taijiquan sich in seiner ursprünglichen Quelle auf die Arbeit eines Mannes über die Kampfkunst und auf die Arbeit einer Frau über die innere Energiearbeit stützt. Diese Arbeiten wurden von Chen Wangting zu einem System zusammengefügt. Taijiquan war geboren. Schöpferisch zu gleichen Teilen von Mann und Frau.

Himmel, Erde, Mensch
Aus WCTAG Jahresheft 2004

„Taiji beschreibt den Menschen zwischen Himmel und Erde und gibt ihm seinen Sinn (Dao)"©

Der Mensch befindet sich innerhalb der Wechselwirkung von Himmel und Erde. Himmel und Erde sind in fortlaufender Kommunikation zu einander. Wir können den Begriff „Himmel und Erde" getrost weiter fassen und darin vorerst alle Erscheinungen des Universums verstehen, sprich, alles was wir kennen und arbeiten uns dann vor zu allen Dingen, die wir nicht kennen.
Wasser steigt zum Himmel auf und kehrt als Regen wieder herab. Die Sonne geht auf der einen Seite auf und auf der anderen wieder unter. Sonne und Mond bewegen sich zu uns im Wechselspiel. Ebbe und Flut folgt aufeinander. Alle Planeten, Sterne, Sonnensysteme und Galaxien - alles steht nicht nur durch die Gravitation in Beziehung zueinander und wirkt aufeinander. Zwischen allen diesen Kräften und noch unendlich vielen mehr steht der Mensch. Und damit nicht genug, er selbst trägt Himmel und Erde in sich und ist sich selbst dem Wechselspiel von Wohlbefinden und Leid jeglicher Art ständig unterworfen. Ob nun „Himmel und Erde" im Außen oder im Innern, alles steht in Beziehung zu einander, nichts ist voneinander zu trennen.
Dies ist die Situation, in der wir uns befinden.

Aber noch eine weitere Bedeutung verbirgt sich hinter diesem berühmten klassischen Ausdruck „tian, di, ren" (Himmel, Erde, Mensch).

Wenn wir uns Himmel und Erde im spirituellen Sinne vergegenwärtigen, so ist der Himmel das Göttliche, das Dao, die höchste Form von Existenz, nämlich die Existenz selber. In diesem Zusammenhang ist dann die Erde der Ort des Vergänglichen, des buddhistisch gesprochenen „Dukha", des ewig Unzulänglichen und daher nie zur Ruhe führenden, da ein jeglicher Zustand aufgrund seiner Wandlung nicht gehalten werden kann. Insofern befindet sich der „Erdenmensch" in einem fortwährenden Zustand des „Leidens".
Denn selbst bei Wohlgefühl kann er nicht zufrieden sein, aufgrund der Tatsache, dieses nicht permanent aufrecht halten zu können und immer Weiteres zu wollen. Kurzum: Die Erde symbolisiert hier den Zustand des Unbeständigen.

Der Mensch nun ist aufgrund seiner einzigartigen geistigen (seelischen) Kraft in der Lage, hiermit sowohl den Himmel, als auch die Erde zu berühren. Stehen seine Füße quasi auf der Erde, so ragt sein Kopf bis in den Himmel. Er ist das Bindeglied zwischen beiden und kann sich in beide Bereiche hineinbilden. Entwicklungen sind daher in beide Richtungen möglich.

Der daoistische Meister Ren Farong sagt:" Nur wer sehr viel „Gier" besitzt, erreicht das Dao"

Nun muss man den Begriff „Gier" in der Art deuten, wie er hier gebraucht wird. Es ist eine gewaltige Kraft, die es dem Menschen ermöglicht, die höchsten Ziele zu erreichen. Jedoch ist es dieselbe Kraft, die den Menschen auch in die niedersten Beweggründe zu zerren vermag. Wir kennen den Begriff in unserer Kultur aus der christlichen Mystik als „Eraszibilis", die „Zorneskraft" oder auch „aufstrebende Kraft", welche je nachdem, in welche Richtung sie sich neigt, zu Hoffnung aufsteigt oder zu Hochmut herabfällt.

Die nach Ren Farong dem Menschen innewohnende „Gier" nun lässt ihn angetrieben sein, seine Ziele zu verwirklichen. Mögen diese nun irdischer oder himmlischer Natur sein. Dies liegt in seiner eigenen Entscheidung. Das höchste Ziel im Daoismus ist die vollständige Vereinigung mit dem Dao. Hierzu ist viel Energie nötig, diesen Weg vollständig bis zum Ende beschreiten zu können. Dieselbe Energie ist es aber auch, die uns antreiben kann, irdische Ziele zu verwirklichen. Ob dies nun ein Auto, eine Ehe, viele Kinder, Luxus oder aber gar das ist, was wir eigentlich unter dem Wort Gier verstehen, nämlich den negativen, niemals endenden Durst nach Besitz und Macht.
So ist es nicht verwunderlich, wenn in der Geschichte des Buddha zur Stunde seiner Geburt weisgesagt wird, er könne ein vollendet Erleuchteter oder ein großer Weltanführer sein.
Eine ähnliche, große Energie mag die Heiligen aus dem Morgenland angezogen haben.
Denn ob nun ein erfolgreicher Autogroßhandel, ein ganzer Harem voller Frauen, eine Familie groß wie ein Dorf, ein Napoleon oder aber ein Erleuchteter: Es ist dieselbe Energie, die uns zu unseren Zielen führen kann. Es liegt an uns, zu entscheiden, in welcher Richtung es gehen soll. Und da war es beim Buddha auch nicht viel anders als bei uns: Die Eltern wollen, dass aus uns etwas „Vernünftiges", sprich etwas Weltliches

wird, wir wollen (zumindest noch als Kinder) dass aus uns zumindest etwas „Unvernünftiges", wenn nicht etwas Ewigliches, wird. Die Zeit der Sozialisation zeigt dann, welche Kraftrichtung sich durchsetzen kann und ob wir ewig „Kind" bleiben können oder nicht.

Doch ob die Kraft nun groß oder klein ist, ob wir uns von gesellschaftlicher Konvention freimachen können oder nicht - uns allen ist es freigestellt, hiermit den Himmel zu berühren oder dem irdischen Leben den Vorzug zu geben. Setzen wir diese Kraft der „Gier" nun zur Höherentwicklung und zur spirituellen Transformation ein, so muss sie jedoch geläutert und von ihrem negativen Aspekt der Anhaftung und des Egos befreit werden.

Taiji beschreibt den Menschen zwischen Himmel und Erde.

Es beschreibt ihn in seiner Situation, in dem Zustand, in dem er sich persönlich befindet, es zeigt ihm auf, wie der Zustand optimal für ihn sein könnte und sogar, wie er sich aus seinem „irdischen" Zustand befreien könnte.
Dies bedeutet auch, dass Taijiquan z.B. ein geeignetes Mittel sein kann, den Bereich des Dualismus, wie er hier auf der Erde herrscht, zu befrieden und Eintracht in die unendlichen Erscheinungen und Geschehnisse zu bringen. Der Daoist sagt: „Yin und Yang miteinander zu harmonisieren". Damit gelingt es, sich dem Weltgesetz anpassen zu können und ein ausgefülltes, seliges Leben führen zu können, ohne in das Leid der „Unwissenheit" zu versinken.
Ganz pragmatisch: Berühren wir mit den Füßen den Boden, finden wir durch unsere Praxis eine starke Verwurzelung mit der Erde. Gleichzeitig jedoch öffnet sich unser Körper für seine inneren Energien, der Geist öffnet sich und das Bewusstsein strebt in spirituelle Erkenntnis, steigt daher „in den Himmel". Daher heißt es auch in diesem Zusammenhang:
" In den Himmel gezogen, mit der Erde verwurzelt."
Und dies ist nicht nur durch die entstehende innerlich und äußerlich befreite, aufrechte Körperhaltung gesund.
Es stellt zudem eine hohe, notwendige Voraussetzung dar, den „Sprung in den Himmel" zu wagen. Denn: „Das Dao erreicht, wer Yin und Yang harmonisieren kann." – so wieder der Meister Ren Farong.
Denn mit zunehmender Harmonie stellt sich Ruhe ein. Aus Ruhe entsteht Stille. Stille führt zur Leere und damit zum Ursprung der Dinge selbst: Zum Wuji-Zustand.

Oder mit den Worten der daoistischen Nonne Dao Zhuangkang: „Die Praxis des Taiji führt zuerst zum Yangsheng, zur Gesunderhaltung von Körper und Geist. Von hier aus ist es möglich in den Bereich des „Dangong" einzutreten": Der Entwicklung des „goldenen Elixiers (bzw. Embrios)". Sprich dem Erwachen und Erkennen des Ewiglichen in uns selbst. Im Bild: Das Erreichen des Himmlischen.

Taiji beschreibt den Menschen zwischen Himmel und Erde und gibt ihm seinen Sinn (Dao).

Taiji – Himmel, Erde, Mensch - kann mir helfen, Yin und Yang wieder miteinander zu harmonisieren, wenn möglich sogar soweit, dass sie wieder ineinander zerfallen und zurückkehren, aus dem sie gekommen sind und aus dessen Gesamtsinn sie niemals gefallen sind: Dem Wuji. So ist es uns als Mensch bereits möglich, einzutauchen in die ewigliche, alles durchdringende Existenz, die sich selbst nicht wahrnimmt: Das Dao.

Zehn wichtige Thesen zum Taijiquan
Von Chen Changxing Übersetzt von Wang Ning

Li – die Theorie

Alle Dinge fließen auseinander, werden aber wieder zusammengeführt (fügen sich aber auch wieder zusammen); sie trennen sich und werden wieder vereinigt (vereinigen sich auch wieder). All diese Dinge zwischen Himmel und Erde haben ihre eigenen Quellen und Wurzeln. Daher heißt es, dass aus einer Wurzel tausende von Eigenschaften entstehen, und umgekehrt haben tausende einzelner Eigenschaften die gleiche Wurzel. Die Lehre der Faust folgt derselben Regel. Taijiquan umfasst tausende von Bewegungen, alle hängen von Kraft (jin) ab. Auch wenn deren Intensität unterschiedlich ist, wird die Kraft zurück zu dem Einen geführt.

Das benannte Eine ist die Einheit vom Scheitel bis zur Sohle, von inneren Organen, Muskeln und Knochen bis zur äußeren Haut, zwischen allen vier Gliedmaßen und hunderten von Knochen. Sie wird nicht durch „Po", Brechen, geöffnet, auch nicht durch „Zhuang", Stoßen, auseinander getrieben. Wenn das „Oben" sich zu bewegen beginnt, folgt gleich das „Unten. Wenn das „Unten" sich zu bewegen beginnt, führt gleich das „Oben" weiter. Wenn das „Oben" und das „Unten" sich zu bewegen beginnen, erwidert so gleich die „Mitte". Wenn die „Mitte" sich zu bewegen beginnt, stimmen das „Oben" und das „Unten" gleich ein. „Innen und Außen" verbinden sich, „Vorn und Hinten" brauchen sich, so entsteht eine Einheit.

Das alles soll nicht im Geringsten unfreiwillig geschehen und sich fortlaufend weiter entwickeln. „Dong", die Bewegung, muss wie ein herauschießender Drache oder Tiger, schnell wie der Blitz sein. „Jing", die Stille, muss ruhig und klar wie ein unbeweglicher Berg sein. „Jing" bedeutet gleichzeitig still von „Innen bis Außen", von „Oben bis Unten", „Dong" bedeutet Aktion ohne geringstes Zögern von „Vorn und Hinten" und von „Links und Rechts", wie ein Wasserfall, dessen Energie niemand Widerstand leisten kann. Wie ein inneres Feuer, dessen explosive Kraft nicht unterdrückt werden kann.

Es gibt keine Zeit zum Nachdenken oder Planen. Alles geschieht völlig natürlich. Wie wir wissen, nimmt die Kraft von Tag zu Tag zu, und der Gong, der Erfolg, wird durch dauerhaftes Trainieren erreicht. Liest man die heiligen Bücher, weiß man, dass man nur durch Hartnäckigkeit die Dinge erlernt und sich darüber Meinungen bilden kann, erst dann gelangt man zur Könnerschaft. Es gibt auf der Welt keine einfachen und auch keine schwierigen Dinge. Um zum Gong, dem Erfolg, zu gelangen, muss man ständig üben, nicht übertreiben, nicht zu eilig sein und der Reihenfolge nach kontinuierlich vorwärts schreiten. Danach sind hunderte von Knochen, Muskeln und Gelenke (Bindeglieder) miteinander verbunden.

„Oben und Unten" und „Außen und Innen" kommunizieren automatisch. Das bedeutet, dass alle Dinge auseinander fließen, aber wieder zusammengeführt werden (wieder zu einander finden); sie trennen sich und werden aber wieder vereinigt (vereinigen sich aber auch wieder). Letztendlich gehören alle Gliedmaßen und hunderte von Knochen zu einer gesamten Einheit.

Qi (Luft, Atem, Energie)

Es gibt nichts zwischen Himmel und Erde, das verschwindet, ohne in einer anderen Form zurückzukehren. Ebenfalls gibt es kein Gerade, wenn es kein Krumm gibt. Daher heißt es, dass alle Dinge ihre Gegenstücke haben und sich im Kreis bewegen. Diese Wahrheit existiert seit ewiger Zeit und wird bis alle Ewigkeit fortbestehen. Wenn wir über „Chui", mit der Faust schlagen, sprechen, sprechen wir auch oft über Qi. Eine Sache teilt sich aus Eins in Zwei.

Das Zwei ist in diesem Fall das Ein- und Ausatmen. Das Ein- und Ausatmen bedeutet Yin und Yang. „Chui", mit der Faust schlagen, kann nicht ohne „Dong" und „Jing", Bewegen und Stillsein, existieren. Qi kann nicht ohne Ein- und Ausatmen bestehen. Ausatmen ist Yang. Einatmen ist Yin. Nach oben steigen ist Yang, nach unten sinken ist Yin. Steigendes Yang Qi nach ist Yang, sinkendes Yang Qi ist Yin. Steigendes Yin Qi ist Yang, sinkendes Yin Qi ist Yin.

Das ist die Unterteilung in Yin und Yang. Was ist dann mit „Qing" und „Zhuo", Klar und Trübe, gemeint? Nach Oben steigen ist „Qing", Klar, nach unten sinken ist „Zhuo", Trübe. „Qing" ist Yang, „Zhuo" ist Yin. Wenn wir über die beiden Gegensätze einer Sache sprechen, sprechen wir von Yin und Yang.

Wenn wir diese zu einer Einheit zusammenfügen, nennen wir sie Qi. Qi kann nicht ohne Yin und Yang existieren, so wie ein Mensch nicht ohne „Dong" und „Jing", Bewegen und Stillsein, eine Nase nicht ohne Ein- und Ausatmen, ein Mund nicht ohne Essen und Ausspeien existieren kann. Dies ist das Wesen des „Kreislaufs". Qi besteht also aus zwei Teilen, die aber zu einem Einigen verbunden werden. Wer sich mit diesem Thema beschäftigt, muss diesen Punkt besonders beachten.

San Jie - Drei Abschnitte

Das Qi durchdringt den ganzen Körper. Der Körper besteht aus zahlreichen Teilen. Es entspricht nicht dem Sinn der Kampfkunst, jedes einzelne Körperteil zu erwähnen. Richtig ist, dass wir den Körper in „Drei Abschnitte" teilen. Die „Drei Abschnitte" werden als Oben, Mitte und Unten oder Wurzel, Mitte und Wipfel bezeichnet. Am ganzen Körper wird der Kopf als Oben, die Brust(Oberkörper) als Mitte und die Beine werden als Unten bezeichnet.

Am Kopf wird die Stirn als Oben, die Nase als Mitte und der Mund als Unten bezeichnet. Am mittleren Körper wird der Brustbereich als Oben, Bauch als Mitte und Dantian als Unten bezeichnet. Am Bein wird die Hüfte als Wurzel, das Knie als Mitte und der Fuß als Wipfel bezeichnet. Am Arm wird der Oberarm als Wurzel, der Ellenbogen als Mitte und die Hand als Wipfel bezeichnet. An der Hand wird das Handgelenk als Wurzel, die Handfläche als Mitte und die Finger als Wipfel bezeichnet. Wir können nachvollziehen, wie die Teilung am Fuß ist. Vom Scheitel bis zur Sohle gibt es bei jedem Teil „Drei Abschnitte". Zu beachten ist, wo genau der Abschnitt liegt, auf dem man seine mentale Energie konzentriert.

Wenn man den Oberen Abschnitt nicht genau kennt, kennt man seine Herkunft nicht, wenn man den Mittleren Abschnitt nicht genau kennt, hat man nur Leere im Bauch, wenn man den Unteren Abschnitt nicht genau kennt, wird ein Durcheinander geschehen. Deshalb dürfen die „Drei Abschnitte" des Körpers nicht unberücksichtigt bleiben. Wenn sich das Qi in Bewegung setzt, beginnt es am Wipfelabschnitt, dann folgt der Mittlere Abschnitt, der den Wurzelabschnitt antreibt. Das ist die Analyse der einzelnen Abschnitte, die man aber als eine Einheit betrachten kann.

Vom Scheitel bis zur Fußsohle, zwischen allen Vier Gliedmaßen und Hundert Knochen, ist der Körper ein einziger Abschnitt. In diesem Fall gibt es keine „Drei Abschnitte" und auch keine weiteren Unterteilungen mehr.

Si Shao – Vier Wipfel (Zweigspitzen)

Nachdem wir über den Körper gesprochen haben, müssen wir noch einen Schritt weiter gehen, nämlich über die Vier Wipfel zu sprechen. Was wir hier mit Vier Wipfeln meinen, sind die „übrig gebliebenen Enden" (Yü Xü). Wenn man über den Körper spricht, erwähnt man sie nicht. Wenn man über das Qi spricht, denkt man auch nur selten an sie. Aber „Chui" (mit der Faust schlagen) kommt von innen nach außen, wobei das Qi den ganzen Körper durchdringt und sich über die Faust entlädt. Nutzt man das Qi, ohne es den Körper durchdringen zu lassen, bezeichnet man es als „Xü" (leer, hohl oder Schein) und nicht als „Shi" (fest, massiv oder Sein);
Geht das Qi nicht durch die Wipfel, nennt man es sowohl „Shi" (fest, massiv oder Sein) als auch „Xü" (leer, hohl oder Schein). Sollte man die Wipfel nicht erwähnen? Neben Fingern und Füßen, die zu den Wipfeln des Körpers zählen, gibt es noch Teile, die als Wipfel außerhalb der Wipfel bezeichnet werden. Was sind Si Shao, also Vier Wipfel? Das Haar zählt dazu.

Was das Haar angeht, so zählt es nicht einmal zu den Wu Xing (5-Elementen), hat es auch mit allen Vier Gliedmaßen nichts zu tun. Es scheint tatsächlich unwichtig zu sein. Aber das Haar ist der Wipfel des Blutes, wobei das Blut das Meer vom Qi ist. Wenn wir das Haar zur Seite tun und nur über das Qi sprechen, so ist das Qi aber direkt mit dem Blut verbunden und aus ihm entstanden. Also können wir das Haar nicht vom Blut getrennt behandeln. Die Haare stehen zu Berge, weil der Blutwipfel mit Qi gefüllt ist. Die Zunge ist der Wipfel des Fleisches. Das Fleisch ist ein elastischer Qi-Behälter.

Wenn das Qi nicht bis zum Fleischwipfel vordringen kann, heißt das, dass nicht genug Qi vorhanden ist. Wenn die Zunge auf die Zähne stößt, ist der Fleischwipfel mit Qi gefüllt.

Was den Knochenwipfel angeht, so sind damit die Zähne gemeint. Was den Muskelwipfel angeht, so sind damit die Nägel gemeint. Das Qi stammt aus den Knochen und ist mit den Muskeln verbunden. Erreicht das Qi die Zähne nicht, bedeutet das, dass das Qi das Ende des Knochenwipfels nicht erreicht. Erreicht das Qi die Nägel nicht, bedeutet das, dass das Qi den Muskelwipfel nicht erreicht.

Und um beide zu füllen, müssen die Zähne die Muskeln und die Nägel die Knochen durchdringen. Wenn dies genau so geschieht, dann sind Si Shao, also Vier Wipfel gefüllt. Wenn Si Shao gefüllt sind, ist auch das Qi gefüllt. Dann wird es keinen solchen Fehler wie nur „Xü" (leer,

hohl oder Schein) und kein „Shi" (fest, massiv oder Sein) oder sowohl
„Shi" (fest, massiv oder Sein) als auch „Xü" (leer, hohl oder Schein)
mehr geben.

Wu Zang -Fünf Organe

Wenn es um „Chui", mit der Faust schlagen, geht, wird die Stärke
gemessen. Wenn es um die Stärke geht, wird das Qi gemessen. Der
Mensch erhält seine Gestalt durch die fünf Organe, diese fünf Organe
erzeugen das Qi. Deshalb sind die fünf Organe die Quelle des Lebens,
die Wurzel der Vitalitätsenergie (Sheng Qi). Sie heißen: Herz, Leber,
Milz, Lunge und Niere. Das Herz gehört zum Element Feuer, daher
zeigt es sich wie die Hitze.
Die Leber gehört zum Element Holz, daher nimmt sie krumme oder
gerade Gestalt an. Die Milz gehört zum Element Erde, daher besitzt sie
wirkliche Stärke. Die Lunge gehört zum Element Metall, daher enthält
sie das Talent zur Transformation. Die Niere gehört zum Element
Wasser, daher hat sie die Fähigkeit zu befeuchten. Das nämlich ist der
Sinn der fünf Organe, die sich nach dem Qi richten und miteinander
kommunizieren.
Diejenigen, die Kampkünste ausüben, müssen besonders darauf
achten. Im Brustbereich befinden sich die Lungen-Kanäle, die Lunge
ist wiederum die Elite (Hua) der fünf Organe. Daher, wenn sich die
Lungen-Kanäle in Bewegung setzen, beginnen auch alle anderen Organe
zu arbeiten. Das Herz befindet sich zwischen den beiden Brüsten
und wird von der Lunge umgeben. Unter dem Zwerchfell der Lunge
befinden sich die Herz-Kanäle. Das Herz ist Monarch. Wenn sich das
„Xin Huo", Herz-Feuer, bewegt, bewegt sich sogleich das „Xiang Huo",
Gegenseitige Feuer, mit. Unterhalb der Brüste befindet sich auf der
rechten Seite die Leber, auf der linken Seite die Milz, gegenüber dem
14. Wirbel die Niere. Die Taille ist der Stammplatz der beiden Nieren.
Sie werden als das Erste vom früheren Himmel und als der Ursprung
aller Organe bezeichnet.
Wenn die Nieren entsprechend gefüllt sind, ist Vitalitätsenergie für
Metall, Holz, Wasser, Feuer, und Erde vorhanden. Das ist also die Lage
der verschiedenen Organe. Die Orte, wo sich die fünf Organe genau
befinden, sind eigens gekennzeichnet. Es gibt im Körper spezielle
Stellen dafür. Da es zu viele sind, werden hier nicht alle einzeln genannt.
Im Großen und Ganzen gehört das Herz zur Mitte. Die Lunge gehört

zum „Wo" – Achselhöhle. Wo sich die Knochen zeigen, befinden sich die Nieren. Zwischen den Muskeln sitzt die Leber. Wo sich viel Fleisch anhäuft, findet man die Milz. Von ihrer Bedeutung her können wir das Herz wie ein Raubtier und die Leber wie einen Pfeil ausmalen. Die Milz wird als überkräftig beschrieben. Die Lungen-Kanäle sind am flinksten und das Nieren–Qi bewegt sich schnell wie der Wind. Jeder Einzelne muss dies am eigenen Körper erproben, da ich hier so viele Einzelheiten nicht erwähnen kann.

San He – Drei Zusammenschlüsse

Die Fünf Organe sind bereits deutlich erklärt worden, nun können wir über die San He, Drei Zusammenschlüsse, diskutieren. San He bedeutet, dass Herz und Verstand, Qi und Kraft, Muskeln und Knochen einig sind. Es sind die „Inneren Drei Zusammenschlüsse". Hand und Fuß, Ellenbogen und Knie, Schulter und Hüfte werden als „Äußere Drei Zusammenschlüsse" bezeichnet.

Wenn die linke Hand mit dem rechten Fuß, der linke Ellenbogen mit dem rechten Knie, die linke Schulter mit der rechten Hüfte, oder umgekehrt, sowie der Kopf mit den Händen, die Hände mit dem Körper, der Körper mit den Schritten einig sind, können wir das dann nicht als „Äußere Einigkeiten" bezeichnen? Wenn das Herz mit dem Auge, die Leber mit den Muskeln, die Milz mit dem Fleisch, die Lunge mit dem Körper, die Niere mit den Knochen einig sind, können wir das dann nicht als „Innere Einigkeiten" bezeichnen? Alles befindet sich in einem Veränderungsprozess. Im Grunde genommen heißt es, wenn sich einer bewegt, bleibt keiner stehen, und umgekehrt heißt es, wenn einer einig ist, bleibt keiner getrennt stehen. Hiermit sind auch alle Organe und Knochen gemeint.

Liu Jin – „6 Vorankommen"

Wenn wir die Drei Zusammenschlüsse erfasst haben, müssen wir noch die Liu Jin, „6 Vorankommen", betonen. Was sind überhaupt Liu Jin? Der Kopf wird als Zusammenführung der „6 Yang Kanäle" und als Herr des ganzen Körpers bezeichnet. Alle Organe und Knochen sind diesem untergeordnet, deshalb darf der Kopf nicht „nicht vorankommen". Die Hände sind die Vorhut, aber die Wurzeln sind die Füße, gehen die Füße nicht vorwärts, dann können die Hände auch nicht vorwärts gehen. Daher die dürfen die Füße nicht „nicht vorankommen". Das Qi sammelt sich im Handgelenk, der Motor liegt an der Taille, geht die Taille nicht vorwärts, ist das Qi ungesättigt, das heißt nicht „Shi" (fest, massiv oder Sein). Daher darf die Taille nicht „nicht vorankommen". Der Gedanke durchdringt den ganzen Körper, die Bewegung hängt von den Schritten ab, sind die Schritte nicht vorwärts gewandelt, nutzt auch der Gedanke nicht mehr. Daher müssen die Schritte „vorankommen". Um Links vorwärts zu bewegen, muss Rechts „vorankommen" und um Rechts vorwärts zu bewegen, muss Links „vorankommen".

Es sind insgesamt 6 „Vorankommen". Auf diese muss streng geachtet werden. Es soll (auch) darauf geachtet werden, dass sich der ganze Körper nicht im Geringsten zu bewegen beabsichtigt, wenn „nicht vorankommen" verlangt wird. Sobald das „Vorankommen" verlangt wird, darf der Körper ohne das geringste Zögern handeln. Das ist der Sinn der „6 Vorankommen".

Shen Fa – Körperbewegung (Prinzipien der Körperbewegung)

Was den Faustschlag angeht, so hängt er ganz von der Bewegung ab. Wie genau kann diese Bewegung aussehen? Es gibt nur acht verschiedene Bewegungen: Zong, Heng, Gao, Di, Jin, Tui, Fan und Ce. Zong heißt: Kraft freilassen und vorwärts ohne Rücksicht gehen. Heng heißt: die Kraft ordnen und alles beiseite stoßen. Gao heißt:den Körper nach oben strecken und damit groß werden. Di heißt: den Körper ducken, und dadurch klein werden. Jin heißt: mit voller Kraft vorwärts gehen. Tui heißt: rückwärts gehen und das Qi schonend sammeln. Fan heißt: den Körper nach hinten drehen, somit ist hinten vorne geworden. Ce heißt: links und recht sehen, damit keiner von den Seiten her angreift. Dabei soll man sich nicht starr auf eine Bewegung beschränken, sondern geschickt variieren.
Erkennt man die Stärke oder Schwäche eines Gegners, entwickelt man eigene Strategien, dann handelt man einmal mit Zong oder Heng ganz nach der Situation. Das kann man nicht festlegen. Mal kann Gao und mal auch Di richtig sein. Gao und Di können sich jeder Zeit abwechseln. Jede Situation ist anders. Manchmal passt die Lage für Jin, das Vorwärtsgehen, denn ansonsten schwächt in diesem Moment der Rückzug den Mut. Manchmal passt die Lage für Tui, den Rückzug, damit man sich dann

erneut nach vorne treiben kann. Daher bedeutet Jin eben Vorwärtsgehen, Tui, der Rückzug, ebenfalls Vorwärtsgehen. Wenn wir uns nach hinten drehen (Fan), dann fällt die Rückseite voll ins Auge und ist damit keine Rückseite mehr. Wenn wir die linke und rechte Seite beachten, dann kann von dieser Seite keine Gefahr mehr kommen. Kurz gesagt: Mit den Augen sehen, mit dem Herzen analysieren, den Schwerpunkt finden, gehört zum Prinzip der Bewegung. Geht der Körper voran, gehen alle Vier Gliedmaßen mit voran. Bekommt der Körper Angst, verstecken sich alle Hunderte von Knochen in einer verborgenen Lage. Daher muss Shen Fa, die Körperbewegung unbedingt, ausdiskutiert werden.

Bu Fa – Schritttechnik

Alle Vier Gliedmaßen und Hunderte von Knochen bestimmen die Bewegung, aber die Bewegung wird nur durch Schritte verwirklicht. Der Schritt ist die Wurzel und der Knotenpunkt der Körperbewegung. Wenn man seinen Körper zum Widersetzen oder zum Gegenschlag verwendet, sind die Schritte die wichtigste stützende Säule. Der wechselnden Situation entsprechend täuscht man den Gegner mit den Händen, was nur durch den Wechsel der Schritte möglich ist.

Bei Jin Tui und Fan Ce, vor- und rückwärts, umdrehen, sowie nach lins und nach rechts gehen, sind die Schritte die treibende Kraft. Bei sich ducken und sich strecken, verwirklichen die Schritte die perfekte Täuschung. Mit den Augen kann man beobachten, mit dem Herzen kann man analysieren und mit der Veränderung der Schritte erzeugt man unzählige Arten der Täuschung. Alles soll nicht im Geringsten unfreiwillig geschehen.

Eine Handlung soll aus „Nicht Überlegung" (Wu Xin) kommen, der Mut soll aus „Nicht Bewustsein" (Bu Jue) kommen. Mit den Schritten täuscht man den Feind, während der Körper zur Aktion (Dong) beginnt, mit den Schritten drängt man voran, während die Hände zum Schlag (Dong) ausholen. Die Täuschung ist dann perfekt, wenn man Sein und Schein sowie Bewegung und Stillstand nicht mehr unterscheiden kann. Das bedeutet im wahrsten Sinne: Wenn das „Oben" sich zu bewegen beginnt, folgt gleich das „Unten".

Die Schritte werden eingeteilt in Früh-Schritt und Spät-Schritt (Qian Bu und He Bu). Die Schritte werden sowohl auf bestimmte als auch auf unbestimmte Plätze gesetzt. Wenn der Früh-Schritt nach vorne geht, folgt sogleich der Spät-Schritt. Der Früh- und Spät-Schritt wird auf jeweils einen eigenen Platz gesetzt. Wenn der Früh-Schritt als Spät-Schritt, der Spät-Schritt als Früh-Schritt agiert, dann ist der Früh-Schritt der Spät-Schritt vor dem Früh-Schritt, und der Spät-Schritt der Früh-Schritt vor dem Spät-Schritt. Alle Schritte haben ihren bestimmten Platz. Kurz gesagt: Wenn der Schlag (Chui) von seiner Stärke abhängig ist, ist dann der Schwerpunkt von den Schritten abhängig. Flexibel oder nicht flexibel liegt an den Schritten. Effektiv oder nicht effektiv liegt ebenfalls an den Schritten. Daher ist Schritttechnik sehr wichtig.

Gang Rou – hart –weich

Es gibt nichts anders als das Qi und die Macht, was zählt. Es gibt ein starkes und ein schwaches Qi. Es gibt ebenfalls eine harte und eine weiche Macht. Wer ein starkes Qi hat, nutzt auch die harte Macht. Wer ein schwaches Qi hat, nutzt natürlich die weiche Macht. Der Stärkere erdrückt mit tausend Kilo Kraft denjenigen mit hundert Kilo Kraft, der Schwächere bricht mit hundert Kilo Kraft die tausend Kilo Kraft auseinander.

Kraft oder Geschicklichkeit kennzeichnen den Unterschied zwischen Gang und Rou, dem Harten und dem Weichen. Wenn wir den Unterschied kennen, so müssen wir unterschiedlich handeln. Vier Gliedmaßen fangen an, sich zu bewegen, dann verbreitet sich das Qi bis in das Äußere, das Innere bewahrt Ruhe. Das ist die Macht des Harten. Ruht das Qi im Inneren, erscheint es nach außen leicht und friedlich, das ist die Macht des Weichen.

Das Harte kann nicht ohne das Weiche angewendet werden. Ohne das Weiche ist man innerlich nicht wendig genug. Das Weiche kann nicht ohne das Harte angewendet werden. Ohne das Harte kann man den Feind nicht in die Enge treiben. Nur wenn das Harte und Weiche einander unterstützen, beherrscht man automatisch Nian, You, Lian, Sui, Teng, Shan, Zhe, Kong, Peng, Lü, Ji, Na. Das Harte und Weiche dürfen nicht isoliert genutzt werden. Wer auch immer kämpft, darf diesen Punkt nicht missachten.

Zeichen der Fachbegriffe zu den „10 Thesen" nach Chen Changxing

勁	Jin – die Kraft oder Energie
勢	Shi - die Stärke und Macht
氣	Qi – die Luft, der Atem, die Energie
呼吸	Hu Xi - ausatmen und einatmen
陰陽	Yinyang
捶	Chui – mit Faust schlagen
動	Dong – bewegen, beginnen zu handeln,
靜J	ing – Stille, stillhalten
上下	Shang Xia – Oben und Unten
表裡	Biao Li - außen und innen
內外	Nei Wai – innen und außen
前後	Qian Hou – Vorn und hinten oder früher und später
清濁	Qing Zhuo – klar und trüb
節Jie	Knotenpunkt
丹田	Dantian
虛Xü	Leer
實Shi	Fest
根梢	Gen Shao Wurzel und Wipfel
功	Gong- harte Arbeit
身法	Shenfa - Körperbewegung
縱	Zong - Kraft freilassen und vorwärts ohne Rücksicht gehen
橫	Heng - die Kraft ordnen und alles beiseite stoßen
高	Gao - den Körper nach oben strecken und damit groß werden
低	Di - den Körper ducken, und dadurch klein werden
進	Jin - mit voller Kraft vorwärts gehen
退	Tui rückwärts gehen und das Qi schonend sammeln
反	Fan - den Körper nach hinten drehen, somit ist hinten vorne geworden
側	Ce - links und recht sehen, damit keiner von den Seiten her angreift
應戰	Yingzhan – sich wehren
對戰	Duizhan – gegeneinander kämpfen
粘	Nian
游	You
連	Lian
隨	Sui

騰	Teng
閃	Shan
折	Zhe
空	Kong
掤	Peng
捋	Lü
擠	Ji
捺	Na (按An)

Schlusswort

Diese Welt war, ist und bleibt unergründlich. Seit tausenden von Jahren, ja solange der Mensch sich selbst bewusst ist, versucht er, sich und seine Umgebung zu ergründen. Und immer steht dahinter dieselbe Frage: Woher kommen wir, wer sind wir und wohin gehen wir, oder: Gehen wir überhaupt irgendwohin?

Religionen sind entstanden, philosophische und spirituelle Schulen sind entstanden, die Wissenschaft macht ihre Arbeit. Und doch, obwohl soviel erkannt und gesagt wurde, lebt die Menschheit noch immer in der Unsicherheit des Nicht-Wirklich-Wissens, des Glaubens oder Ignorierens. Einige wenige meinen zu wissen, aber es ist ihnen nicht möglich, es nach außen zu beweisen, ohne dass ein jeder selbst seine Erfahrung machen müsste.

Früher in vielen verschiedenen, ja scheinbar entgegengesetzten Erkenntnissen und Glaubensrichtungen, scheint die Welt jetzt langsam zusammen zu wachsen in ihrem Erkennen. Wissenschaften, Religionen und Mystik scheinen langsam verschiedene Fakultäten ein und derselben Universität zu sein. Es ist eine ganzheitliche Universität, in der Erkenntnis und Erfahrung sich treffen und einander nähren.

Wir, die wir Taijiquan als Medium unserer Lebenspflege, Gesunderhaltung und spiritueller Transformation gewählt haben, können ebenfalls wertvolle Beiträge liefern.

Für uns selbst und auch für andere. Nicht nur die Formen und Meditationen, sondern auch die Schiebenden Hände als Mittler zwischen innen und außen können hier wertvolle Erkenntnisse und Fähigkeiten zu Tage fördern, das innere Verständnis auch im Außen anwenden, ja übertragen zu können. Letztlich ist die spirituelle Transformation und dessen gelebte Weisheit nach außen das letztendliche Ziel einer jeden klassischen Kampfkunst und unterscheidet sich dadurch fundamental von dem, was man als Kriegshandwerk oder Militär bezeichnen würde. Ich hoffe daher, auch mit diesem Buch einen kleinen Beitrag zu dieser friedlichen Entwicklung liefern zu können und hoffe, es wird dem Leser zur Seite stehen bei seiner eigenen persönlichen Erkenntnissuche, von dessen Erfahrungen wir alle profitieren werden.

Jan Silberstorff, 23.2.07

Anhang

Wichtige Worte über Kampfanwendungen
(yong wu yao yan) von Chen Changxing

Chen Changxing, 14. Generation Chenfamilie (1771-1853), entwickelte
u.a. aus den überlieferten Formen Chen Wangtings die heute bekannte
erste und zweite Form Laojia (alter Rahmen). Er war der Lehrer von
Yang Luchan.

Übersetzt von:	Jarek Szymanski, Shanghai (englisch aus dem Chinesischen)
	Julia Maiwald, WCTAG-Ahrensburg (deutsch aus dem Englischen)
	Max Fischl, WCTAG-Zwiesel (deutsch aus dem Chinesischen)
	Jan Silberstorff (Zusammenstellung und Übersetzungskorrekturen)

In Klammern oder hinter Schrägstrichen stehen Erklärungen der
Übersetzer oder aber Worte, die ein besseres Verständnis ermöglichen,
sowie die chinesischen pinyin bei Fachausdrücken.

(1)
Eine wichtige Formel/Regel besagt: Die schlagende Faust kommt aus
dem Herzen (xin). Die Faust folgt der Intention, generell soll man sich
selbst und den Gegner kennen und sich wechselnden Bedingungen
anpassen.
Wenn Herz und Energie sich zusammen bewegen (xin qi yi fa), folgen
die vier Gliedmaßen in Einheit (si zhi jie dong).
Die Füße heben sich zu einem bestimmten Platz, die Bewegungen und
Windungen haben ihre bestimmten Positionen. Am Gegner haften
(zhan) oder lösen (you), sowohl verbinden (lian), als auch folgen (sui),
nach oben angreifen (teng) oder nach unten ausweichen (shan), den
Gegner winden (zhe) oder selbst leer werden (kong), sowohl aufrecht
erhalten (peng), als auch nachgeben (lu), teils drücken (ji) und teils
stoßen (an).

Faustschläge für Entfernungen über drei Fuß, (aber) unterhalb fünf Fuß,
für größere Entfernungen nicht den Ellbogen benutzen, im Nahbereich

nicht die Hand benutzen, egal ob man sich vorwärts, rückwärts, nach links oder rechts bewegt. Ein Schritt, ein Schlag - wenn man auf den Feind trifft, ist es Standard, ihn zu treffen, aber nicht die Form (deines Schlages) zu zeigen, ist Meisterschaft.

Die Methode, mit der Faust zu kämpfen, ist wie eine Militärtaktik, schlage, wo er nicht vorbereitet ist, greife an, wo er keine Achtsamkeit hat. Benutze das Schlagen, um anzugreifen, benutze das Angreifen, um zu schlagen. In der Leere (xu) ist die Fülle (shi) und in der Fülle ist die Leere. Weiche der Fülle aus und greife das Leere an. Nimm die Wurzel, wenn du die Spitze erreichen willst. Wenn du auf eine Vielzahl von Gegnern triffst, die dich einkreisen, erscheine stark wie ein lebender Drache oder Tiger, (dann) greife einen einzelnen Gegner an mit der Kraft einer großen Kanone, die gerade/direkt bombardiert.
Oben, die Mitte und Unten sollen von einer Energie (qi) geleitet sein. Körper, Hände und Füße (bewegen sich) in vorgeschriebener Entfernung (wie) durch ein Seil/Band verbunden. Die Hand soll weder leer steigen, noch sich leer senken, die agile essentielle Energie (jing) und der geschickte Geist (shen) befinden sich gemeinsam in vollständiger Lebendigkeit.

Die Vorfahren sagen: Gut in der Bewegung nach außen und im Zurückkommen, Härte und Weichheit, sich vorwärts- und zurückbewegen, (wenn er sich) nicht bewegt, (ist er) wie ein Berg, schwer zu wissen, ob Yin und Yang, grenzenlos wie der Himmel und die Erde, gefüllt und voller Substanz wie ein Kornspeicher, weit wie die vier Meere, tanzend wie die drei Lichter, die kommende Kraft beobachtend, um eine Gelegenheit (zu finden), in der Lage, die Schwächen und Stärken des Feindes abzuschätzen, die Bewegung (des Feindes) mit Ruhe abwarten, und Ruhe mit Bewegung zu begegnen (nur wenn diese Voraussetzungen gegeben sind), kann man über (wirkliche/echte) Methoden des Boxens sprechen. Eine wichtige Regel besagt: Die Methode, die (Kraft des Gegners) zu leihen, ist leicht, die Methode voranzugehen ist schwierig, wobei die Methode voranzugehen den Vorrang hat.

Schriften über Taktiken besagen: Die angreifende Hand soll kühn/mutig und kraftvoll sein, greife nicht die Extremitäten an, im Angesicht des Gegners/dem Gegner gegenüber stehend, nimm seine „Mittel-Halle", greife wie ein Tiger den oberen oder den unteren (Teil seines Körpers), ähnlich wie ein Adler oder Falke ein Huhn von oben schlägt. Man muss sich nicht beeilen, um Flüsse umzukehren und Meere aufzurühren, am kraftvollsten ist der Rote Phönix im Angesicht der Sonne; Wolken fliegen im Sonnen- und Mondlicht, der Himmel trifft die Erde, wenn Kampfkünste aufeinander treffen, zeigen sich starke und schwache Seiten.

Eine wichtige Regel sagt: Um einen Schritt zu tun und zu beginnen/ hereinzukommen, muss (man) den Körper vorbewegen, dies gelingt nur vollständig/die (Bewegung ist nur) wirklich, wenn der Körper und die Hände gleichzeitig ankommen, in der Methode gibt es eine Formel, wo man es herbekommen soll, (sobald) du dieses Prinzip verstehst, (wirst du erkennen), wie wundervoll es ist/was für ein Wunder es darstellt.

Von alten Zeiten an gab es Methoden für rasches Ausweichen (shan), Angreifen (jin), Schlagen (da) und Schützen (gu): Was Ausweichen genannt wird, was Angriff genannt wird, Angriff ist Ausweichen und Ausweichen ist Angriff, da ist keinerlei Notwendigkeit, beides weit voneinander weg zu suchen. Was als Schlagen bezeichnet wird, was als sich Schützen bezeichnet wird, sich Schützen ist Schlagen, Schlagen ist sich Schützen, nur eine Bewegung der Hand.

(2)
Die Alten sagten: Das Herz (xin) (ist) wie Zündpulver, die Hände (sind) wie Kugeln/Patronen. Ein Geistesblitz (und) der Vogel wird nicht leicht entkommen. Der Körper (ist) wie die Saite eines Bogens, die Hände wie Pfeile. Die Bogensaite vibriert und der Vogel fällt herunter, (dies) zeigt die wunderbaren (Fähigkeiten des Bogenschützen). Hebe die Hände (schnell) wie ein Blitzschlag, da ist (nicht einmal) Zeit, die Augen zu schließen/zu blinzeln, (wenn) der Blitz einschlägt. Schlage den Feind wie schneller Donner, da ist keine Zeit, die Ohren zu schützen, wenn der Donner auftrifft/ertönt.
Bewege dich nach links und greife von rechts an, gehe nach rechts und komme von der linken Seite, die Hände schlagen vom Innern des Herzens und sinken nach vorne fallend. Die Kraft steigt von den Füßen auf, die Füße bewegen sich nach oben/erheben sich, so wie Feuer steigt.
(Wenn du) mit der linken Seite vordringen (willst), (solltest du erst) rechts eindringen, wenn du mit der rechten Seite vordringen (willst), (solltet du erst) links eindringen. Macht man einen Schritt, soll die Ferse erst den Boden berühren, die zehn Zehen sollen Halt am Boden suchen,

Schritte sollen fest/gleichmäßig sein, der Körper ernst und schwer sein. (Wenn) man sich bewegt, soll man die Hände zurücknehmen/einziehen, wenn man den Gegner erreicht, (sollen die Hände) „Fäuste" bilden, oberes und unteres Qi soll ganz zum Halt kommen. Herauskommen und in den Körper eindringen sollen das Wichtigste sein, keine Gier, kein Mangel, kein Nähern, kein Entfernen.

Der Faustschlag kommt vom Herzen, die Hände werden durch den Körper vorangetrieben, eine der Extremitäten bewegt sich (und) hundert (alle) Knochen folgen; sobald (du) dich beugst (schließt), beugt sich der ganze Körper, sobald (du) dich ausdehnst/(öffnest), soll sich der ganze Körper ausdehnen; die Ausdehnung soll bis an das Äußerste gehen, das Beugen soll eng/fest sein. (Es ist) wie das Laden einer Kanone, je fester sie geladen wird, um so mehr Kraft wird die Explosion erreichen.

Die Schriften über Taktiken sagen: Egal (ob du) angreifst (schlägst), indem du anhebst (ti da), stößt (an da), schlägst (ji da), vorstürmst (chong da), mit Armen (bo da), Ellbogen (zhou da), Hüften (kua da), Beinen (tui da), dem Kopf (tou da), (oder) den Händen (shou da) schlägst, hoch schlägst (gao da), tief schlägst (di da), in der selben Richtung (shun da), (oder) diagonal schlägst (heng da), verbunden mit einem Vorwärtsschritt (jin bu da), oder mit einem Rückwärtsschritt schlägst (tui bu da), Qi stoppend (jie qi da), (oder) Qi leihend schlägst (jie qi da), wie auch mit hunderten Methoden hoch- und runter schlägst - allgemein (gesagt), soll (der ganze Körper) durch ein Qi verbunden sein (ein Ganzes bilden). Den Körper bewegend, nehme erst eine günstige (Position) ein, dies ist eine wichtige Taktikgrundregel.

Die Gelenke sollen ausgerichtet sein (dui), denn sonst ist da keine Stärke. Die Hände sollen mit Beweglichkeit greifen, sonst wird der Wandel geboren (könnte sich (die Situation) unerwartet ändern). Hände sollten sich schnell (bewegen), sonst werden sie verspätet auftreffen. Sei heftig entschlossen, wenn du angreifst/schlägst, sonst wird (der Schlag) keinen Gewinn bringen. Füße und Hände müssen lebendig sein, sonst (begibt man sich) in Gefahr. Sei im völligen Einklang mit deinem Vorhaben (cunxin), sonst wirst du fehlgeleitet sein.

Der Körperausdruck soll kraftvoll und mutig sein, wie das Aufsteigen des Adlers, auf gewaltige und tapfere (Art), Geistesgegenwart und Weisheit (sollen) verbunden (werden). Fürchte dich nicht und zögere nicht, wie Guan bei Baima, Zhao bei Changban (Anm.1), ehrfurchtgebietend mit unbesiegbarer/unschlagbarer Kraft, wellenbrechend, wie die Stille des Berges, wie Donner in Bewegung.

Eine wichtige Regel besagt: Sieh dir die kommende Bewegung des Gegners genau an/untersuche sie genau, (wie er) mit den Beinen tritt und seinen Kopf vor bewegt, mit den Fäusten schlägt und (seine) Arme ausbreitet, gehe dem Gegner mit (deiner) ihm zugewandten Seite entgegen, (dann) beuge erst den Körper, (dann) richte dich auf und schlage zu.

Wenn sich die Beine dir nähern, hebe dein Knie, wenn sich die Faust nähert, schiebe sie mit dem Ellbogen zur Seite (bo), greife horizontal (heng) an, (wenn der Gegner) gerade (zuschlägt) (shun), wehre ab (peng) und drücke einen horizontal geführten (Angriff) nieder (ya), wehre (einen Angriff), der von links kommt, mit (deiner) rechten Seite ab und (einen Angriff) von rechts mit (deiner) linken Seite, benutze auf einer weiten Distanz die Hand, auf einer kurzen Distanz die Ellbogen, auf weiten Distanzen trete, auf kurzen Distanzen (benutze) zusätzlich das Knie.

Wenn du im Kampf die Oberhand gewinnen willst, sieh dich um und untersuche die Beschaffenheit des Bodens/Untergrunds (auf dem du stehst), Hände müssen schnell sein (ji), die Füße leicht (qing), untersuche die Bewegungen (des Gegners) wie eine Katze, Herz (xin) (und Verstand (yi)) müssen geordnet und klar sein, (wenn) der Körper und die Hände gleichzeitig (am Ziel) ankommen, (ist dies) der Anfang vom Erfolg/Sieg, wenn die Hände ankommen, und der Körper nicht, (bedeutet dies) einen Schlag ohne Meisterschaft. Wenn die Hände ankommen und der Körper (zur gleichen Zeit) ankommt, dann ist der Sieg über den Feind wie das Zerschmettern eines Schwächlings/Ausreißen von Unkraut.

Die Schriften über Taktiken besagen: Die, die gut im Kämpfen sind, sehen erst auf die Fußarbeit (des Gegners) und greifen erst dann mit den Händen an. Schlage hoch auf die Kehle, schlage tief in die Leistengegend/den Unterleib, die linken und rechten Rippenbögen und auch in das Zentrum (die Linie). (Während) man nach vorne prescht, wird (eine Entfernung) von einem zhang (3,33 m) nicht als weit angesehen, Nahkampf findet innerhalb von einem cun statt.

Eine wichtige Regel sagt: Übe, als ob du einen Gegner vor dir hast, im Angesicht des Feindes aber, wenn du einem Gegner gegenüberstehst, (kämpfe als ob) dort niemand ist. Wenn eine Hand sich deinem Gesicht nähert, sieh sie nicht an, wenn sich ein Ellbogen deiner Brust nähert, sieh ihn nicht an. Wenn Hände aufsteigen (qi), sollen die Füße sinken (luo), wenn die Füße sinken, sollen die Hände aufsteigen.

Das Herz (xin) muss die Führung übernehmen, die Intention/der Wille (yi) muss den Gegner besiegen, der Körper muss ihn angreifen, die Schritte müssen durch ihn durchgehen, der Kopf muss aufrecht sein (yang), die Brust muss präsent sein (xian), die Hüfte muss aufrecht sein (shu), Dantian muss sich bewegen (yun), (der Körper) muss von den Füßen bis zum Nacken eine zusammenhängendes Ganzes bilden.

Die Schriften über Taktiken besagen: Die, die Angst haben, werden niemals einen Sieg erringen. Die, die die Situation nicht untersuchen können, werden (sich) niemals (selbst) schützen.
Sich als Erster zu bewegen (d. h. vor dem Gegner), wird Meisterschaft genannt, sich später (d. h. nach dem Gegner) zu bewegen, wird „junger Bruder" genannt, lehre voranzugehen/anzugreifen, nicht den Rückzug. Kühn/mutig, aber vorsichtig, die Geheimnisse der Bewegung und Anwendung, alles ist einfach in einem Herzen (xin). Eins geht in zwei Energien über (qi), überträgt sich in drei Gelenke (jie), erscheint in vier Extremitäten (shao), verbindet sich in fünf Elementen (wuxing). Übe immer, bewege dich und wandle dich jeden Tag, am Anfang ist das schwierig, (aber) nach einer langen Zeit wird es ganz natürlich/normal sein. Die Philosophie über den Faustkampf/ die Faustkunst ist hier zu Ende.

Anmerkung 1: „Guan bei Baima, Zhao bei Changban" - dieser Satz bezieht sich auf zwei Helden aus der beliebten Erzählung „Die Romanze der drei Königreiche" (San Guo Yanyi). Guan Yu tötete bei einem plötzlichen Angriff allein viele Feinde und enthauptete deren Führer Yan Liang bei Baima; Zhao Yun (Zhao Zilong) kämpfte allein gegen viele Feinde bei Changban und rettete/befreite Lui Beis Sohn.

Auszüge speziell zu den Schiebenden Händen aus den „5 Level des Taijiquan" nach Großmeister Chen Xiaowang

„Taijiquan zu lernen ist eine Ausbildung an sich selbst. Es ist wie langsam von der Grundschule bis zur Universität heranzuwachsen. Mit der Zeit kommt mehr und mehr Wissen dazu. Ohne das Fundament der Grund- und Mittelschule wird es einem nicht möglich sein, den Seminaren an der Universität folgen zu können. Um Taijiquan zu lernen muss man an der untersten Basis beginnen und sich Stück für Stück systematisch zu den mehr fortgeschrittenen Stufen empor arbeiten. Wenn man dies nicht akzeptiert und meint, eine Abkürzung nehmen zu können, wird man nicht erfolgreich sein."

1. Level

„Man wird sich selbst dabei wiederfinden, wie man steif zuschlägt oder stößt. Oder wie man plötzlich nach oben abhebt oder der Körper oder Rumpf in sich einstürzt. Die Kraft, die wir einsetzen, wird in sich gebrochen oder überanstrengt sein. Alle diese Fehler sind am Anfang normal."

„Das martialische Niveau, das mit dem ersten Level erreichbar ist, ist noch sehr limitiert. Das liegt daran, dass auf dieser Stufe die einzelnen Aktionen noch nicht sehr koordiniert und systematisch sind. Die einzelnen Figuren sind noch nicht korrekt. So ist die entwickelte Energie bzw. Kraft noch steif und gebrochen, schlaff oder auf der anderen Seite zu stark. Wenn wir die Form ausüben, erscheint sie uns noch zu leer oder eckig. Wir können die innere Energie zwar wahrnehmen, aber es ist uns noch nicht möglich, sie innerhalb einer Bewegung in jeden Teil des Körpers zu kanalisieren. Folglich ist es uns noch nicht möglich, die Energie und Kraft direkt aus den Fersen in die Beine zu führen, um sie dann unter der Kontrolle der Hüfte entsprechend zu entladen. Der Anfänger kann lediglich gebrochene Kraft von einer Sektion des Körpers in eine andere verlagern. Insofern ist das erste Level des Gongfu für die Aspekte der Selbstverteidigung noch nicht einsetzbar."

„Sollte jemand es jedoch an einer Person testen wollen, die keine Erfahrungen in der Kampfkunst hat, kann vielleicht bis zu einem gewissen Grad eine Wirkung erzielt werden. Vielleicht hat dieser Jemand die Anwendungen des Taijiquan noch nicht gelernt, aber durch Irreführung des Gegners mag es dem Schüler zeitweilig gelingen, ihn zu Boden zu werfen. Aber selbst dann wird es ihm in der Regel nicht möglich sein, sein eigenes Gleichgewicht dabei halten zu können."

„Während des ersten Level im Taiji-Gongfu ist es normal, an eine Grenze von 10% yin und 90% yang zu gelangen. Dies bedeutet, die eigene Kampfkunst ist noch mehr hart als weich und es herrscht ein Ungleichgewicht zwischen yin und yang. Der Lernende ist noch nicht fähig, Hart mit Weich zu ergänzen oder die Anwendungen mit Einfachheit und Leichtigkeit auszuführen. An dieser Stelle, da der Schüler sich noch in dem ersten Level befindet, sollte er die Anwendbarkeit der einzelnen Figuren noch nicht mit soviel Eifer verfolgen."

2. Level

„Es fällt dem Schüler schwer, die einzelnen Bereiche des Körpers gleichzeitig zu kontrollieren. Das kann dazu führen, dass z.B. ein Teil des Körpers sich schneller bewegt als der Rest. Dies könnte zu einer Überdosierung von Kraft führen. Oder ein Teil des Körpers bewegt sich im Gesamtzusammenhang zu langsam oder mit zu wenig Kraft. Auf diese Weise würde die Gesamtkraft zu unterentwickelt sein."

„..nach dem Eintritt in die Phase des zweiten Level des Taiji-Gongfu ... mag er das Gefühl haben, schon viel Kraft freisetzen zu können. Allerdings kann er dies in den „Schiebenden Händen" noch nicht umsetzen."

„Der einzige Weg, die Stufe zu erreichen, wo genügend Kraft entwickelt werden kann, nicht zu hart, nicht zu weich, wo bewusst Dinge verändert bzw. angewendet werden können und wo ich mich effektiv aber in Weichheit und Einfachheit bewegen kann – ist ausdauernd zu sein und strikt am Prinzip zu bleiben."

„Zu Beginn des zweiten Level sind die kämpferischen Fähigkeiten noch ähnlich eingeschränkt wie im ersten Level des Taiji-Gongfu. Das Können ist noch nicht ausreichend für eine tatsächliche Anwendbarkeit. Am Ende des zweiten und zu Beginn des dritten Level wird sich jedoch die martialische Fähigkeit bis zu einem gewissen Bereich eingestellt haben." „Das Training der Schiebenden Hände (tui shou) und das Praktizieren von Taijiquan (Formen) ist von einander nicht zu trennen. Was immer wir uns für Abkürzungen oder Vereinfachungen während des Formentrainings erlaubt haben, so werden sich diese bei den Schiebenden Händen als Schwachpunkte erweisen. Dies wiederum wird es dem Gegner erlauben, sich uns gegenüber einen Vorteil zu erringen."
„In den Schiebenden Händen sollte peng (abwehren), lu (nachgeben), ji (drücken) und an (stoßen) so präzise ausgeführt werden, dass der obere

und untere Teil des Körpers harmonisch zusammenarbeiten. So ist es für den Gegner sehr schwierig, anzugreifen."

„So sagt das Sprichwort: Ungeachtet wie viel Kraft aufgewandt wird, ich mobilisiere vier Unzen um eine Kraft von 1000 Pfund abzulenken."

„Das zweite Level des Taiji-Gongfu zielt darauf ab, durch Korrektur der einzelnen Figuren, einen sanften, gleichmäßigen qi-Fluss innerhalb des Körpers zu erreichen. Weiter zielt es darauf ab, die Stufe zu erreichen, wo das qi innerhalb des Körpers jedes einzelne Gelenk durchdringt. Ganz so, wie jede einzelne Sequenz es erfordert. Dieser Prozess des Justierens jeder einzelnen Bewegung involviert zwangsläufig den zeitweiligen Gebrauch von unwichtigen oder unkoordinierten Bewegungen. Daher ist es in dieser Phase noch nicht möglich, kontrolliert kampfkünstlerische Fähigkeiten während der Schiebenden Hände mit einbringen zu können. Der Gegner wird sich auf diese Schwachstellen konzentrieren. Oder er wird versuchen, den Schüler durch die Fehler der Überanstrengung, des Kollabierens, des Hinfallens oder der direkten Konfrontation von Kraft durch Kraft zu gewinnen.

Während der Schiebenden Hände wird das Vordringen des Gegners dem Schüler keine Zeit lassen, seine Bewegung auszukorrigieren. Der Gegner wird die Schwachpunkte des Schülers ausnutzen, um ihn durch einen Angriff aus der Balance zu bringen. Oder er wird ihn nötigen, zurückzuweichen, um der entgegenkommenden Kraft zu entgehen. Sollte der Gegner jedoch mit sanfterer Kraft angreifen und insgesamt langsamer agieren, so hat der Schüler eventuell die Zeit und die Möglichkeit, seinen Körper nach zu justieren.

So kann er den Angriff gegebenenfalls in einer mehr zufriedenstellenden Weise abwehren. Bezogen auf die vorangegangene Diskussion, ist es innerhalb des zweiten Level des Taiji-Gongfu daher noch nicht möglich, sowohl einen Angriff als auch eine Verteidigung ohne großen Aufwand auszuführen. Sehr oft ist es auf dieser Ebene ein Vorteil, als Erster einen Angriff zu starten. Die Person, die zu reagieren hat, wird im Nachteil sein. Auf dieser Stufe ist es einem noch nicht möglich, sich selbst zu „vergessen" oder dem Gegner in seiner Bewegung an zu haften. So kann kein Vorteil aus der Bewegung des Gegners erzielt werden, da man nicht fähig ist, dieser Wandlung entsprechend folgen zu können. Es wird einem zwar möglich sein, auszuweichen oder auch einen Angriff abzuwehren, aber man wird leicht Fehler begehen, wie z.B. hinzufallen, zusammenzubrechen, sich überanstrengen oder sich gegen die Kraft stellen. Aus diesen Gründen ist es dem Schüler noch nicht möglich, sich während der Schiebenden Hände gemäß dem Prinzip von peng, lu ji und an zu verhalten."

3. Level

„Wenn Deine Boxkunst Qualität erreichen soll, musst Du lernen, die Kreise kleiner zu machen!"

„Auf dieser Stufe ist es notwendig, weitergehend die kämpferischen Inhalte des Systems zu verstehen. Hier besonders in Bezug auf die Anwendbarkeit der einzelnen Formenelemente. Hierfür sollte man Schiebende Hände praktizieren, die einzelnen Formenelemente hierauf überprüfen, sowie das Entladen, aber auch das Auflösen von Energie erlernen. Wenn die eigene Form die Qualität erreicht, einem frontalen Stoß widerstehen zu können, wird man grundlegende Punkte, die es hierbei zu beachten gilt, gemeistert haben."

„Während eines direkten Stoßes und während eines Kampfes kann man den Angreifer, wenn seine Kraft noch weicher und langsamer ist, in seiner Aktion begleiten und einen entsprechenden Wechsel einleiten. Der Schüler sollte jede Möglichkeit ergreifen, um seinen Angreifer in eine unvorteilhafte Situation zu bringen. Vermeide die Konfrontation mit der starken Bewegung des Angreifers, aber attackiere ihn, wenn da eine Schwäche ist. Steuere dies mit Leichtigkeit.

Trifft man in diesem Stadium jedoch auf einen stärkeren Gegner, mag der Schüler feststellen, dass seine peng-Kraft (abwehren) noch unzureichend ist. Es fühlt sich an, als würde unsere Stellung eingedrückt werden und sei dabei, zusammenzubrechen. Die Stellung ist noch nicht so, wie sie sein sollte: Fortwährend im Lot und unüberwindbar durch ihre Rundheit. Wir können in dieser Lage unseren Körper nicht so manövrieren, wie wir es gerne wollten.

Der Schüler kann noch nicht darüber verfügen, was in den klassischen Texten beschrieben wird, als: „Schlage mit den Händen, ohne dass sie gesehen werden. Sind sie (dann) sichtbar, kann nichts mehr dagegen unternommen werden." Für das Nachgeben und das Hinwegschleudern ist noch ein großer Aufwand erforderlich. Der Körper ist noch zu steif."

4. Level

„Dies ist das Level, wo wir uns dem Erfolg annähern. Und dieser Erfolg ist ein sehr hohes Level an Gongfu."

„Man sollte alle Anwendungen und kämpferischen Konzepte, die in den Bewegungen verborgen liegen, verstanden haben."

„Jede Bewegung in der Form sollte jetzt mit der Vorstellung eines angreifenden Gegners in Verbindung gebracht werden. Oder: Man sollte sich vorstellen, von einer Vielzahl von Angreifern umkreist zu werden."

„Man sollte die Form ausführen, `als stünde ein Gegner vor mir, obwohl tatsächlich niemand vorhanden ist.´ Wenn wir dann tatsächlich mit einem Angreifer konfrontiert sind, sollten wir ruhig, aber aufmerksam sein. Ganz so, `als wäre niemand da, obwohl der Gegner vor mir steht´."

„In Bezug auf die kämpferischen Fähigkeiten unterscheidet sich das vierte Level von dem dritten erheblich. Das dritte Level zielt darauf ab, die Kraft des Gegners aufzulösen, sowie sich der Konflikte, die sich innerhalb der eigenen Bewegung ergeben können, zu entledigen. Das ermöglicht es einem, die aktive Rolle zu übernehmen und den Gegner in die Passivität zu zwingen. Das vierte Level befähigt den Schüler nicht nur, die Kraft des Gegners aufzulösen, sondern zusätzlich noch die eigene Kraft gezielt ausstoßen zu können.
Denn nun hat der Schüler genügend innere Energie und es ist ihm möglich, in seiner Aufmerksamkeit und Energie entsprechend der Handlung zu folgen und flexibel zu sein. Der Körper bildet nun innerhalb seiner Bewegungen ein in sich geschlossenes System. Daher stellt jetzt der Angriff des Gegners keine große Bedrohung mehr dar. Einmal in Kontakt mit dem Gegner fällt es dem Schüler leicht, entsprechend der Kraft sich in sich zu wandeln und so die auf ihn eindringende Kraft mit Leichtigkeit aufzulösen. Im Wahrnehmen der speziellen Ausrichtung der Kraft des Gegners ist es möglich, dieser Kraft zu folgen und sich beständig so zu wandeln, dass der Aktion des Gegners entgegengewirkt werden kann.
Der Schüler ist fähig, die richtige Kraft ausstoßen, sowie sich immer richtig justieren zu können. Er kann die Absichten des Gegners

voraussagen, selber in Ruhe agieren, sowie die eigene Kraft präzise ausrichten. Dadurch kann er den Gegner auf das Genaueste treffen."

5. Level

„Es ist unbedingt notwendig, täglich hart an sich zu arbeiten, bis der Körper wirklich flexibel und anpassungsfähig genug geworden ist, um sich facettenreich wandeln zu können. Der Körper sollte innerlich wandlungsfähig sein und zwischen dem Wesentlichen und Unwesentlichen unterscheiden können. Dies sollte von außen unsichtbar sein.
Nur dann ist das fünfte Level des Taiji-Gongfu erreicht."

„In Bezug auf die kämpferischen Fähigkeiten sollte das Harte (gang) das Weiche (rou) ergänzen. Die Form sollte entspannt, dynamisch, elastisch und lebendig sein. Jede Bewegung und jeder emotionsloser Moment ist in Übereinstimmung mit dem Prinzip des Taijiquan. Die Bewegungen kommen ungebrochen aus dem ganzen Körper. Das bedeutet, dass jeder Teil des Körpers sehr sensitiv sein sollte und sofort agieren kann, wann immer es nötig ist. Dies sollte soweit gehen, dass jeder Teil des Körpers wie eine Faust angreifen kann, wann immer dieser Teil in Berührung mit dem Gegner kommt. Auch sollte jetzt ein konstanter Austausch stattfinden zwischen dem nach außen Richten von Kraft und seiner Konservierung. Der Stand sollte fest sein, so als sei er von allen Seiten gestützt."

„Die Person, die diese Fähigkeit besitzt, gilt als ein guter Meister. Ein guter Meister bringt jede Bewegung in Übereinstimmung mit dem Taiji-Prinzip, was bedeutet, dass die (eigentliche) Bewegung unsichtbar geworden ist."
„Nach der Vervollständigung des fünften Level des Taiji-Gongfu hat sich eine starke Verbindung zwischen der Koordination des Geistes, der Kontraktion und Entspannung der Muskeln, der Bewegung der Muskeln und der Funktionen der inneren Organe entwickelt. Auch wenn wir überraschend einen starken Angriff erleben, wird diese erreichte Koordination nicht dadurch behindert und wir bleiben flexibel und wandlungsfähig.
Aber auch an diesem Punkt angelangt sollten wir kontinuierlich weiter üben, um immer weitere Höhen zu erreichen."

Die WCTAG-FAMILIE

Großmeister Chen Xiaowang

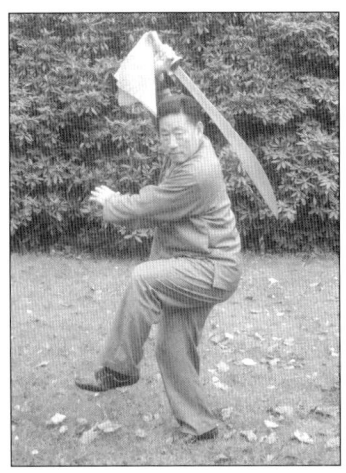

Jhg. 46, geb. in Chenjiagou, dem Ursprungsort des familiären Taijiquan in der Volksrepublik China, ist als direkter Familiennachkomme in der 19. Generation offizieller Hauptvertreter und Erbe der Chentaijiquan-Tradition in der Welt. Der heute weltreisend lebende Großmeister gilt als offizieller "Staatsschatz der VR China". Er gibt weltumfassend regelmäßig Seminare, so auch in Deutschland. Großmeister Chen Xiaowang gilt bereits als lebende Legende. Sein Anliegen ist nicht nur die globale Verbreitung des Taijiquan, sondern die Erhaltung der authentischen Lehre. Die von ihm unter der Mithilfe von Jan Silberstorff gegründete WCTA ist weltweit der größte Taijiquan-Verband.

Ausbildungsleiter Jan Silberstorff

Jhg. `67, ist der direkte Schüler seines Shifu Chen Xiaowang. 1989 absolvierte er die staatliche Lehrerprüfung für Taijiquan in der VR China,

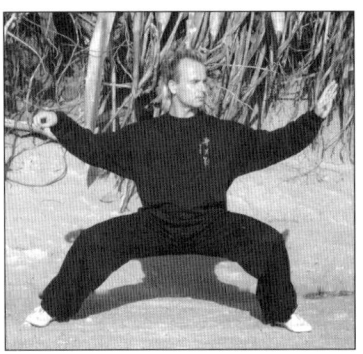

wo er mehrere Jahre bei Meister Shen Xijing in Chenjiagou und Xian lebte und lernte. 1994 wurde er der westliche Meisterschüler von Großmeister Chen Xiaowang und in die Generationsfolge der Chenfamilie aufgenommen. In dem selben Jahr gründete er zusammen mit Großmeister Chen Xiaowang den Taiji Weltverband WCTA, dessen deutsche Abteilung WCTAG er übernahm. Jan Silberstorff spricht fließend chinesisch und wurde bekannt durch seine zahlreichen Turniersiege in Europa und der VR China sowie seine regelmäßigen Publikationen über Taijiquan in Fernsehen und Presse. Er leitet und koordiniert Lehrgänge innerhalb ganz Deutschlands und unterrichtet weltweit in über 15 Ländern. Er führt eine Taiji-Schule in Hamburg, gründete mit seinen Schülern zusammen erfolgreich über 150 Taijiquan-Gruppen und Schulen in über 35 Städten Deutschlands und ist Prüforgan der Ausbildungsgrade. Er vertritt die WCTA in Deutschland (WCTAG) und lehrt Taijiquan in der 20. Generation. Die chinesische Regierung zeichnete ihn allein mit der höchsten Duangraduierung innerhalb der WCTA aus. Die von ihm gegründete WCTAG ist der größte Taijiquan-Verband Europas.

AusbilderInnen

Gerhard Milbrat, Ralf zum Felde, Hermann Koffend, Kai Schlupkothen, Frank Marquardt, Claudia Mohr, Ralf Anlauf

LehrerInnen

Almut Schmitz, Robert Waag, Thilo Papen, Frido Hoting, Harald Bundschuh, Hadmut Mühlendyck, Sun Pill Yang Milbrat, Thorsten Tesch, Michael Schaaf, Sonja Waag, Ingolf Peters, Christoph Eichhorn, Xenia Boettcher, Sasa Krauter, Petra Henninges, Jens Frieling, Regina Klömpken, Holger Samlowski

KursleiterInnen

Annette Jonas, Juliane Beyer, Thomas Vogg, Markus Ludwig, Beata Oleszkiewicz, Thomas Rienth, Andreas Dittebrandt, Andre Koslow, Bernd Fischer von Mollard, Marion Hövener, Hans Karrer, Wolfgang Lucas, Helmut Hagen, David Lipp, Martina Dettke, Andreas Laske-Schmidt, Tobias Rautenberg, Rainer Bohnenstengel, Miriam Zibell, Heiderose Hezler, Jörg Venzke, Anya Kurka, Frank Hagedorn, Jörg Schüler, Klaus Handke-Prompan, Ursula Hesse, Ilka Stoedtner, Heike Mümken, Peter Henselder, Ulrike Samlowski, Dietrich Lacker, Ulrike Mitas, Ulrich Brodde, Joachim Stuhlmacher, Astrid Kilian-Diekmann, Sven Trepte, Holger Neumeyer, Katja Oanh Bach, Wolfgang Müller, Heike Jeske, Benita Neubauer, Rainer Schönfeld, Tanja Perke, Dr. Philipp Lichtenauer, Dirk Schwab, Olaf Lukowski, Jochen Köhler,

Armin Fabian, Regina Sander, Martina Lawatsch, Heike Michael-Murmann, Jochen Pieper, Michael Barth, Dr. Konrad Klarr, Tina Baylis, Jürgen Lauermann, Maik Böttcher, Vytas Huth, Helga Greiner, Erwin Boldt, Jördis Wollschläger, Claudia Stoye, Dunja Drückhammer, Martin Krebs, Maren Scheible, Peter Jütten, Nabil Ranne, Guido Stefanec, Jens Kurbjuhn, Carolin Melcher, Mario Meißgeier, Christina Klawitter, Rüdiger Schramm, Konstantin Berberich, Thomas Laub, Andrea Lauer, Karin Buttenhofer, Anke Hauerstein, Claudia Patzig, Michael Fritsche, Jürgen Brammer, Angelika Requardt, Mahesha Kodikara, Mirko Lorenz, Sigrid Sommer, Ingeborg Steiner, Oliver Bollmann, Dr. Markus Lapp, Günter Oelgemöller, Benjamin Konrad, Andreas Patriok, Sonja Hilke, Andrea Hofmann, Heike Wichmann, Kerstin Geiger, Marion Senger, Niklas Schmidt, Rainer Brandt, Dr. Monika Brantzen, Ulf Stenzel, Lambert Klos, Hans Werner Rössing, Manuela Schönfeld, Tibor Barabyi, Björn Hinderlich, Reinhard Bügel, Christian Dohse, Jürgen Grote, Michael Liese, Gerlinde Gundlach, Rike Strech, Alexander Cornelius

ÜbungsleiterInnen

Maria Milchereit, Alexander Hümmeke, Rosa Parucha, Walter Dauer, Jürgen Herkt, Hans Elmar Schach, Verena Neumann, Imke Krüger, Simon Eichmüller, Pamela Kalinowski, Dennis Ziegert, Katrin Jurisch, Axel Reissig, Carsten Kreher, Cornelia Keller, Sabine Margraf, Regina Brodde, Günter Frick, Andreas Schäfer, Gülay Schaaf, Biljana Lüling, Sara Rogoisch, Regina Wolf, Hans Weber, Annette Düchting, Ingrid Kerber, Frauke Sander, Detlef Sohns, Udo Werner, Helmut Fuchs, Manuel Drockner, Sebastian Bühring, Gerhard Dornbach, Andree Giesemann, Michael Marx, Tanja Bobsien, Wolfgang Köppe, Mandy Eidtner, Jörg Fröhlich, Minh Huu Nquyen, Cornelia Rau, Angelika Maisch, Jörg Gaiser, Monika Brodersen, Christiane Drewling, Andrea Rogausch, Astrid May, Christian Feltes, Dragomir Rakinic, Swanhild Maaß, Imme Krauskopf, Simone Frost, Uwe Kelm, Frederik Wahl, Sabine Dräger, Carl Michael Schlüsselburg, Till Gröschner, Helmut Genthner, Karsten Köster, Thomas Horn, Monika Loretta Michel, Gabriele Laritz, Claus Wichmann, Jürgen Seilbold, Annette Rixen, Oliver Spott, Marius Leszkiewicz, Birgit Möller, Ingo Schwietzer, Andreas Haberlach, Klaus Tychsen, Birgitta Fried, Thilo König, Marco Geißmann, Martin Wieland, Falk Heinisch, Mark Schönfeld, Peter Klump, Veronika Kergassner, Patrick Seiffart, Sylvana Fudulea, Katja Uhlisch, Ines Brachmann, Thomas Dispan, Jürgen Leischner, Marco Mayer, Marika Bergmann,

Karin Zinsel, Günter Schack, Heike Theilmeier, Olaf Quiring, Felicitas Lang, Birgit de Bruyn, Monika Pirklbauer, Wolfgang de Bruyn, Natalie Au, Gilbert Plugowski, Hannelore Thielke, Peter Geier, Rene Stoll, Helen Wyrostek, Alexandra Hoppe, Brigitte Lietzmann, Anne Coblenz, Christian Laspeyres, Lothar Birke, Richard Konzel, Angelika Laurent, Anja Schmidt, Patrik Schlüsselburg, Jens Howe, Christine Söchting, Nobert Tengler, Notker Hilbrenner

Die Schülerschaft

Glossar

Bagua	die acht Trigramme, Kombinationsausdruck von Yin und Yang
Baihui	oberster Energiepunkt des Körpers, Scheitelpunkt
Cansigong	Seidenfaden-Übungen, Seidenübungen (reeling silk)
Cansijin	Kraft des Seidenfadens, Energie aus den Seidenübungen
Chenjiagou	Wohnort der Chen-Familie im Landkreis Wen, Provinz Henan, VR China
Cun	chinesische Maßeinheit von 1,5 cm (volkstümlich eine »Daumenbreite«)
Dantian	Energiezentrum unter dem Nabel, Zentrum aller Bewegungen im Taijiquan
Daodejing	Werk des Laotse, daoistischer Klassiker, auch Tao Te King
Daoyin	alte, energetische, gymnastische Übungen. Fallen heute unter Qigong.
Dumai	Körpermeridian, verläuft vom Gaumen über den Scheitel und Rücken bis zum Huiyin-Punkt
Fajin	Kraft, Energie nach außen bringen, Explosionsbewegung im Chen-Taijiquan
Fangshenshu	Selbstverteidigung
Gong	wörtl.: Arbeit

Gong fu	wörtl.: Zeit, Mühe; Fähigkeit, chinesischer Begriff für wahres Können
He-Taijiquan	Stilrichtung des Chen-Taijiquan, hervorgegangen aus dem Xiaojia
Hongtongbeiquan	Kampfkunst aus dem Bezirk Hongtong, Shanxi Provinz
Huang ting jing	Altes klassisches Werk über innere Energiearbeit. Ist dem Daoismus zuzuordnen
Huiyin-Punkt	»Dammpunkt«, zwischen Anus und Geschlecht
Kongjia	Leerer Rahmen, Bezeichnung für Bewegungen ohne Inhalt
Kungfu	Gong fu, heute hauptsächlich im Westen benutzter Begriff für chinesische Kampfkunst, s.a. gong fu
Laogong	Energiepunkt in der Mitte der Handfläche
Laojia Erlu	2. Form, Alter Rahmen des Chen-Taijiquan nach Chen Changxing
Laojia Yilu	1. Form, Alter Rahmen des Chen-Taijiquan nach Chen Changxing
Laotse	Urvater des Daoismus
Liang Yi	wörtl.: »die zwei Erscheinungen«, die ursprünglichen polaren Kräfte
Meridian	Energiebahn im menschlichen Körper
Mingmen	Energiepunkt im unteren Rückenbereich
Nei san he	die »drei inneren Harmonien«, Begriff innerer Zusammenhänge im Taijiquan
Paochui	Kanonen-Hammer, Bezeichnung für die 2. Form des Chen-Taijiquan
Paoquan	Kanonen-Faust, Bezeichnung für die 2. Form des Chen-Taijiquan
Pekingform	eine 1956 von der chinesischen Regierung vereinfachte Kurzform des Taijiquan
Pin yin	chinesische Buchstabenschrift
Qi	chinesischer Begriff für Energie, bezogen unter anderem auf Taijiquan
Qigong	wörtl.: »Arbeit mit der Energie«, Sammelbegriff für innere Übungen
qi xie tao lu	chinesischer Begriff für Waffenformen
Renmai	Körpermeridian, verläuft vom Huiyin-Punkt vorne am Körper bis zum Gaumen

Rou	wörtl.: Weich
Si Xiang	wörtl.: »vier Bilder«, Kombinationsausdruck von Yin und Yang
Shifu	wörtl.: »Vater-Lehrer«, traditionelle Bezeichnung für den Lehrer in einer direkten Lehrer-Schüler-Beziehung
Shigong	Shifu des Shifu, also »Großvater-Lehrer«
Taolu	Bezeichnung für einen zusammenhängenden Bewegungsablauf, Form
Tuishou	Schiebende Hände, Partnerübungen des Taijiquan
Tuna	alte, energetische Atemübungen; fallen heute unter den Begriff Qigong
Wai san he	»Die drei äußeren Harmonien«, strukturorientierter Begriff im Taijiquan
Wushu	chinesischer Begriff für Kampfkunst
Xiaojia	Kleiner Rahmen, Stilrichtung des Chen-Taijiquan von Chen Youben
Xinjia	Neuer Rahmen, Bezeichnung für eine Stilrichtung des Chen-Taijiquan nach Chen Fake, ebenfalls ehemalige Bezeichnung für Xiaojia
Yijing	auch I Ging, »Das Buch der Wandlung«, klassisches Werk über die Yin/Yang-Theorie. Auch zur Herstellung von Orakeln bekannt
Yongquan	Energiepunkt in der Fußsohle
Zhanzhuang	Stehender Pfahl, Stehende Säule, meditative Standübung des Chen-Taijiquan
Zhenqi	»wahres Qi«, die umfassende Energie

Danksagung

Allen, die dieses Buch lesen, möchte ich danken. Denn die Verbreitung einer so wundervollen Sache, wie die des Taijiquan, erscheint mir gerade in einer Zeit, wo Menschen wieder beginnen, sich nach tieferen Inhalten und spirituellen Werten zu sehnen, als außerordentlich hilfreich.

Unsere Welt wieder in einen Zustand der Harmonie, einer inneren und äußeren gesunden Natur und Wohlbefindens aller Lebensarten zu führen – gerade hier kann Taijiquan einen großen Beitrag leisten.

Meinem Verleger Joachim Stuhlmacher und seiner ganzen Mannschaft von Lotus press sei nicht zuletzt auch für ihre Geduld mit meinen vielen Versäumnissen gedankt. Ebenso meinen Schülern Nabil Ranne und Frank Marquardt, die sehr wertvolle Beiträge zu diesem Buch geliefert haben. Auch natürlich meinem Büro, insbesondere Claudia Mohr, aber auch Imke Krüger, dass sie mir durch ihre Arbeit den Rücken frei halten (auch wenn ich diese Zeit noch nicht gelernt hab, diszipliniert genug umzusetzen...). Claudia Mohr danke ich auch für die Hilfestellung bei der Erstellung von Beschreibung und Bebilderung der fünf angegebenen Routinen der Schiebenden Hände. Natürlich möchte ich an dieser Stelle auch wieder all meinen Schülern und Schülerinnen danken, die mir ein nun schon jahrzehntelanges gemeinsames Üben möglich machen!

Fotos:

Seite 42 von Jan Silberstorff,
Darsteller: Christian Dohse (links), Jan Silberstorff (rechts)

Seite 98 - 103,
    131 - 136,
    150 - 158 und
    161 von Claudia Mohr,
Darsteller: Verena Neumann (links), Claudia Mohr (rechts)

Seite 123 von Jan Silberstorff,
Darsteller: Rudi Heilmann (links), Christian Dohse (rechts)

Seite 140 von Jan Silberstorff,
Darsteller: Christian Dohse (links), Jan Silberstorff (rechts)

Seite 185 - 190 von Ronnie Robinson,
Darsteller: Claudia Richter (links), Helmut Oberlack (rechts)

Seite 278 von Jan Silberstorff,
Darsteller: Jan Silberstorff (links), Hermann Koffend (rechts)

Anmerkungen:

(1) mehr Informationen hierzu vom Autor in dem Buch „Chen",
erschienen im Verlag Random House (Heyne).

(2) die Darstellungen der einzelnen Themenbereiche in diesem Buch
basieren auf den Erfahrungen des Trainings und dem Unterricht,
den der Autor erhalten durfte. Er gibt hierzu an, dass es zu vielen
Themenbereichen auch andere Darstellungsmöglichkeiten, und dies
auch innerhalb seiner eigenen Familientradition Chen, gibt, die auf
Richtigkeit beruhen.

Das Taiji-Prinzip - Yin und Yang im Taijiquan

Das Taiji-Prinzip erläutert und dargestellt am Chenstil-Taijiquan

Der bekannte Chenstil-Meister Jan Silberstorff, einer der wenigen wirklichen Meister hier im Westen, erläutert das Prinzip der "Arbeit aus Dantian" an vielen verschiedenen Aspekten der alten inneren Kampfkunst "Taijiquan". Meditatives Sitzen, Stehende Säule, Seidenübungen, Form,Waffen, Partnerübungen bis hin zur Anwendung in der Selbstverteidigung kommen zur Darstellung. Eine wahre Fundgrube an Informationen und praktischen Erläuterungen für den Einsteiger genauso wie für den Fortgeschrittenen.

ISBN: 3-935367-19-8

DVD **29,00 €**

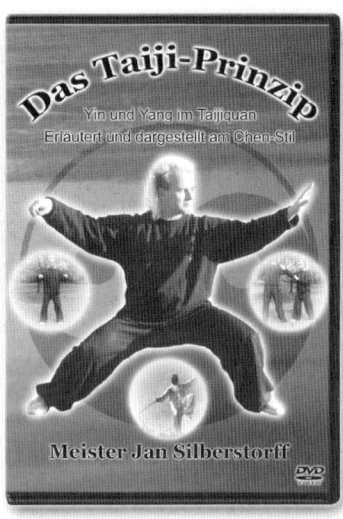

Zhan Zhuan-

die "Stehende Säule" im Taijiquan
Eine Übungsanleitung mit Meister Jan
Silberstorff & Musik von Hilmar Hajek

ISBN: 3-935367-28-7
ISBN: 3-935367-29-5 (engl. Version)

jede CD **19,90 €**

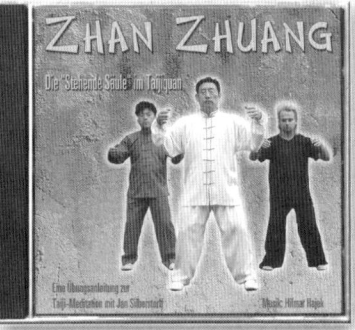

326

Die 8 Brokate

Die 8 Brokate Methode des Qigong wird seit mehr als 1200 Jahren geübt und hilft so den Menschen, körperliche Beschwerden, emotionale Probleme und generell geistig - seelisches Leid zu lindern oder gar ganz zu beseitigen. Die Übungen sprechen alle Organe an, regen die Entgiftung an und stärken den Körper in seiner Ganzheit. Wir werden emotional ausgeglichener und ruhiger im Geiste.

Wer nur die Zeit hat, eine Qigongreihe täglich zu praktizieren, und dennoch das gesamte Wirkspektrum des Qigong erfahren möchte, der liegt bei den Brokaten genau richtig.

Mit Einführungsvortrag (45 Min.),
Unterricht (130 Min.) und
Teil zum täglichem Mitüben (36 Min.)

DVD **29,00 €**

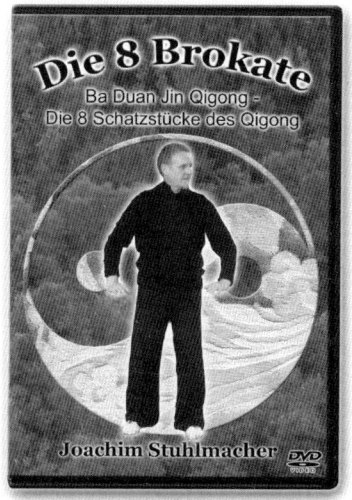

Blind vor Wut? Galle läuft über? Laus über die Leber gelaufen?

Qigong-Übungen zur Stärkung der Wandlungsphase Holz und Reinigung der Organsysteme Leber und Galle.

Bei Frust, Mutlosigkeit, Ärger, Seiten-kopfschmerz, Menstruationsbeschwerden, Augenproblemen, Hüfterkrankungen, Unterleibsproblemen.

ISBN: 978-3-935367-06-6

CD **19,90 €**

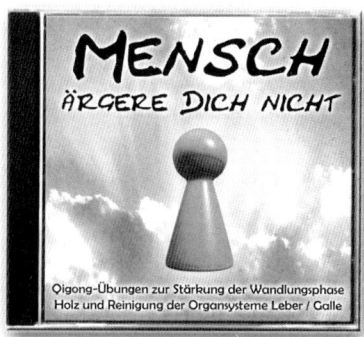

Den Rücken stärken

Dieses Übungsprogramm stärkt den Rücken und ist für Menschen mit oder ohne Qigong - Erfahrung geeignet. Die Übungen werden im Sitzen bzw. Liegen ausgeführt, können also auch bei starken Rückenproblemen durchgeführt werden. Durch regelmäßiges Üben erreichen Sie Schmerzlinderung, eine allgemein bessere Gesundheit und: mehr Lebensfreude!

ISBN: 978-3-935367-38-1

CD **19,90 €**

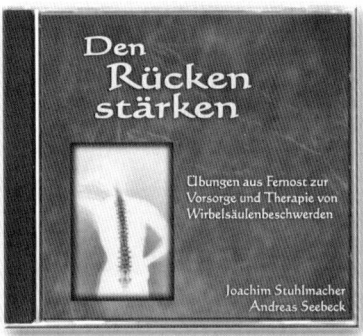

Den Rücken stärken

Übungen aus Fernost zur Vorsorge und Therapie von Wirbelsäulenbeschwerden

Joachim Stuhlmacher
Andreas Seebeck

Kennen Sie das Gefühl, nicht ganz in der (Lebens-) Spur zu sein?

Die Tibet-Meditation für ein erfüllteres Leben. Angst überwinden und Sinn finden - eine Abenteuerreise.

Audio-CD mit Trance-Meditation.

ISBN: 978-3-935367-34-1

CD **19,90 €**

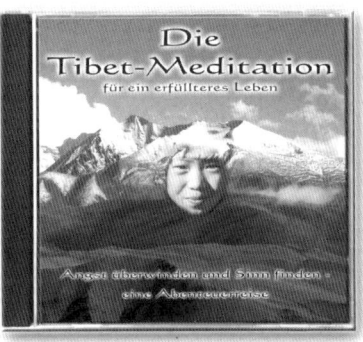

Die Tibet-Meditation
für ein erfüllteres Leben

Angst überwinden und Sinn finden - eine Abenteuerreise

Den Zwang abstellen

Waschzwänge, Kontrollzwänge, Zwangsgedanken - alle Arten von Zwängen haben eins gemeinsam: quälende Gefühle, die einen immer wieder die Zwangshandlungen ausführen lassen, und Zweifel am eigenen Denken und Gedächtnis.

Eine kurze Klopfakupressur, auch bekannt als EFT, kann hier Wunder wirken, indem die unangenehmen Emotionen einfach 'weggeklopft' werden. So muss dem Zwang immer seltener und auf Dauer gar nicht mehr nachgegeben werden. Spezielle Qigong-Übungen aus der Klassischen Chinesischen Medizin zur Beruhigung des Geistes beschleunigen die Rückkehr zu einem selbstbestimmten Leben nochmals erheblich.

Mit DVD zum sofort Mitklopfen und Mitüben

Buch mit DVD **29,80 €**

Gabriele Raubart
Andreas Seebeck

Den Zwang abstellen

schnell und effektiv mit Klopfakupressur und Qigong

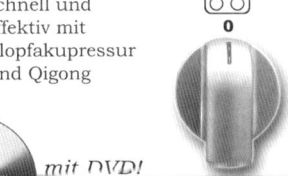

mit DVD!

ISBN 978-3-935367-42-4